青光眼微小切口手术

Minimally Invasive Glaucoma Surgery
A Practical Guide

Brian A. Francis ［美］

Steven R. Sarkisian, Jr. ［美］ **主编**

James C. Tan ［美］

陈君毅　陈雪莉　**译**

孙兴怀　**审**

上海科学技术出版社

图书在版编目（CIP）数据

青光眼微小切口手术 /（美）布赖恩·弗朗西斯
（Brian A. Francis），（美）史蒂芬·萨尔基西安（Steven
R. Sarkisian, Jr.），（美）詹姆士·坦（James C. Tan）主编；
陈君毅, 陈雪莉译. — 上海：上海科学技术出版社, 2019.8
ISBN 978-7-5478-4419-9

Ⅰ. ①青… Ⅱ. ①布… ②史… ③詹… ④陈… ⑤陈
… Ⅲ. ①青光眼-眼外科手术 Ⅳ. ①R779.6

中国版本图书馆CIP数据核字（2019）第070650号

Copyright 2017 of the original English language edition by Thieme Medical Publishers, Inc., New York, USA
Original title: Minimally Invasive Glaucoma Surgery: A Practical Guide by Brian A. Francis / Steven R. Sarkisian,
Jr. / James C. Tan

上海市版权局著作权合同登记号　图字：09-2018-450号

医学是一门不断发展的科学。科研经历和临床经验使我们的认识不断拓展，尤其在最适治疗方案和药物使用方面。至于本书中提及的有关药物剂量和产品应用方面的观点，请读者们相信，这是基于作者、译者和出版者在编写这本书当时的认识，并竭尽所能参考既往知识得出的结论。

尽管如此，本书不对涉及的任何剂量指导和产品应用方式做保证。应用者应该自行核对检查厂家提供的所有药物的使用说明书，对于与此书中提到的药物剂量方案或禁忌证有出入的地方，必要时应咨询医师或专家。尤其对于临床应用还较少或新近投放市场的药物，这种反复核对非常重要。对于药物使用剂量方案和装置的应用情况完全应由使用者自行承担风险和责任。

本书中的一些商品名称、注册的专利和设计虽然在文中并没有完全特意地予以指出，但事实上已经是市场上注册的商标或专利。因此，一些没有特别强调为专利的产品并不代表已经向公众领域开放。

青光眼微小切口手术

Brian A. Francis ［美］　Steven R. Sarkisian, Jr. ［美］　James C. Tan ［美］　主编
陈君毅　陈雪莉　译
孙兴怀　审

上海世纪出版（集团）有限公司
上海科学技术出版社　出版、发行
（上海钦州南路71号　邮政编码200235　www.sstp.cn）
上海盛通时代印刷有限公司印刷
开本 889×1194　1/16　印张 13.25　插页 4
字数 370千字
2019年8月第1版　2019年8月第1次印刷
ISBN 978-7-5478-4419-9/R·1832
定价：198.00元

本书如有缺页、错装或坏损等严重质量问题，请向工厂联系调换

内容提要

本书由美国青光眼领域 3 位知名专家 Brian A. Francis, Steven R. Sarkisian, Jr. 和 James C. Tan 组织编写，就目前世界先进国家已经进入临床应用的最新青光眼手术模式——青光眼微小切口手术（MIGS）进行了全面介绍。本书共 40 个专题：首先通过临床病例介绍了青光眼手术治疗的新选项。后分两部分，第一部分是与青光眼发生有关的眼解剖和生理，包括房水生成与外流的生理路径，通过各种手术途径降低眼压后的变化，以及这些改变带给临床和科研的思考；第二部分是临床手术，通过实例开篇来讨论每一种新术式，包括患者选择、操作处理、并发症的预防，以及相关文献报道的治疗效果评价。

本书内容丰富、技术前沿、图文并茂、可读性强，对眼科医师特别是青光眼专业医师具有指导价值。

献给我们亲爱的妻子和儿女们

感谢他们在我们写作此书过程中

给予的极大鼓励和支持

编者名单

主编

Brian A. Francis, MD, MS
Professor of Ophthalmology
Director of Glaucoma Services
Glaucoma Fellowship Director
Doheny Eye Institute
Rupert and Gertrude Stieger Endowed Chair
Department of Ophthalmology
University of California–Los Angeles
David Geffen School of Medicine
Los Angeles, California

Steven R. Sarkisian, Jr., MD
Clinical Professor
Glaucoma Fellowship Director
Dean McGee Eye Institute
University of Oklahoma
Oklahoma City, Oklahoma

James C. Tan, MD, PhD
Associate Professor of Ophthalmology
Doheny Eye Institute
Department of Ophthalmology
University of California–Los Angeles
David Geffen School of Medicine
Los Angeles, California

编者

Iqbal Ike K. Ahmed, MD
Prism Eye Institute
Department of Ophthalmology and Vision Sciences
Trillium Health Partners
University of Toronto
Mississauga, Ontario, Canada

Handan Akil, MD
Research fellow
Ophthalmologist
Doheny Eye Institute
Los Angeles, California

Rachel Alburquerque, MD
Centro Laser
Santo Domingo, Dominican Republic

Evan Allan, MD
Fellow
Dean McGee Eye Institute
Oklahoma City, Oklahoma

Husam Ansari, MD, PhD
Board Certified Ophthalmologist
Ophthalmic Consultants of Boston
Boston, Massachusetts

Esdras Arrieta, MD
Ophthalmic Biophysics Center Bascom Palmer Eye Institute
University of Miami Miller School of Medicine
Miami, FL

Andrew K. Bailey, MD
Clinical Assistant Professor
Department of Ophthalmology
Dean McGee Eye Institute
Oklahoma City, Oklahoma

Juan F. Batlle Pichardo, MD
President

Laser Center in Santo Domingo
Chairman of Blindness Prevention
International Agency for the Prevention of Blindness
  (IAPB)–Vision2020 Latin America
Chief Ophthalmology
Dr. Elias Santana Hospital
Calle Duarte, Dominican Republic

John P. Berdahl, MD
Associate Professor
Vance Thompson Vision
University of South Dakota School of Medicine
Sioux Falls, South Dakota

Michael S. Berlin, MD
Founder and Director
Glaucoma Institute–Beverly Hills
Los Angeles, California

Reay H. Brown, MD
Founder
Atlanta Ophthalmology Associates
Atlanta, Georgia

Igor I. Bussel, MD, MHA
Resident Physician
Department of Ophthalmology
University of Pittsburgh
Eye Center
University of Pittsburgh Medical Center
Pittsburgh, Pennsylvania

Joseph Caprioli, MD
Chief
Glaucoma Division
Professor of Ophthalmology
David May II Chair
University of California–Los Angeles Health
University of California–Los Angeles David Geffin
  School of Medicine
Glaucoma Division
Los Angeles, California

Jessica E. Chan, MD
Metropolitan Ophthalmology Associates
Chevy Chase, Maryland

Anjum Cheema, MD
Department of Ophthalmology
Southeast Permanente Medical Group
Atlanta, Georgia

Vikas Chopra, MD
Doheny Eye Center
University of California–Los Angeles
Arcadia, California

Anne L. Coleman, MD, PhD
Fran and Ray Stark Professor
Department of Ophthalmology
Stein Eye Institute
University of California–Los Angeles
Los Angeles, California

Michael A. Coote, MBBS, FRANZCO
Associate Professor
Center for Eye Research Australia
Royal Victorian Eye and Ear Hospital
Centre for Eye Research Australia (CERA)
Melbourne Australia

Minas Theodore Coroneo, AO, MD, MS, MSc, FRACS
Professor and Chairman
Department of Ophthalmology
University of New South Wales
Prince of Wales Hospital
Sydney, Australia

Francisco Fantes, MD (deceased)
Ophthalmic Biophysics Center
Bascom Palmer Eye Institute
University of Miami Miller School of Medicine
Miami, Florida
Anne Bates Leach Eye Hospital
University of Miami
Miami, Florida

Ronald L. Fellman, MD
Attending Surgeon and Clinician
Glaucoma Associates of Texas
Dallas, Texas

Brian A. Francis, MD, MS
Professor of Ophthalmology

Director of Glaucoma Services
Glaucoma Fellowship Director
Doheny Eye Institute
Rupert and Gertrude Stieger Endowed Chair
Department of Ophthalmology
David Geffen School of Medicine
University of California–Los Angeles
Los Angeles, California

B'Ann T. Gabelt, MS (retired)
Distinguished Scientist
Department of Ophthalmology and Visual Sciences
University of Wisconsin
Madison, Wisconsin

Ivan Goldberg AM, MBBS (Syd), FRANZCO, FRACS
Clinical Associate Professor
Discipline of Ophthalmology
University of Sydney
Head, Glaucoma Unit
Sydney Eye Hospital
Director, Eye Associates
Sydney, Australia

Davinder S. Grover, MD, MPH
Attending Surgeon and Clinician
Glaucoma Associates of Texas
Dallas, Texas

Mohammad Hamid, MD
Glaucoma and Anterior Segment Surgeon
PreciVision Montreal
Saint–Laurent, Quebec, Canada

Paul Harasymowycz, MD, FRCSC
Chief of Glaucoma
University of Montreal
Medical Director
Montreal Glaucoma Institute
Department of Ophthalmology
University of Montreal
Montreal, Quebec, Canada

Melchior Hohensinn, MD
Universidad Miguel Hernández de Elche
Elche, Valencia, Spain

Chi–Hsin Hsu, MD
Director, Glaucoma Service
Department of Ophthalmology
Taipei Medical University
Shuang Ho Hospital
New Taipei City, Taiwan, China

Alex Huang, MD, PhD
Assistant Professor
Department of Ophthalmology
Doheny Eye Centers
Doheny and Stein Eye Institutes
University of California–Los Angeles
Los Angeles, California

Mark Johnson, PhD
Professor
Departments of Biomedical Engineering, Mechanical Engineering, and Ophthalmology
Northwestern University
Evanston, Illinois

Murray Johnstone, MD
Clinical Professor
Department of Ophthalmology
University of Washington
Swedish Hospital Medical Center
Seattle, Washington

Malik Y. Kahook, MD
Slater Family Endowed Chair in Ophthalmology
Vice Chair, Clinical and Translational Research
Chief, Glaucoma Service and Director, Glaucoma Fellowship
Professor of Ophthalmology
University of Colorado Anschutz Medical Campus
Department of Ophthalmology
Aurora, Colorado

Kevin Kaplowitz, MD
Assistant Professor
Department of Ophthalmology
Loma Linda University
Loma Linda, California

Yasushi P. Kato, PhD
Vice President of Research and Development
Innovia LLC

3

Miami, Florida

Paul L. Kaufman, MD
Ernst H. Bárány Professor of Ocular Pharmacology
Department Chair Emeritus
Department of Ophthalmology and Visual Sciences
School of Medicine and Public Health
University of Wisconsin–Madison
Madison, Wisconsin

Mahmoud A. Khaimi, MD
Clinical Associate Professor
Dean McGee Eye Institute
University of Oklahoma
Oklahoma City, Oklahoma

Paul A. Knepper, MD
Associate Professor
Ophthalmology
Northwestern Medicine
Ann and Robert H. Lurie Children's Hospital of Chicago
Chicago, Illinois

Christine L. Larsen, MD
Attending Surgeon
Minnesota Eye Consultants
Minneapolis, Minnesota

Peng Lei, MD
Clinician
Department of Ophthalmology
Kaiser Permanente
Los Angeles, California

Markus Lenzhofer, MD
Fellow
Department of Ophthalmology
Paracelsus Medical University/SALK
Salzburg, Austria

Ridia Lim, MBBS, MPH, FRANZCO
Ophthalmic Surgeon
Glaucoma Service
Sydney Eye Hospital
Sydney, Australia

Shan C. Lin, MD
Professor

University of California, San Francisco
San Francisco California

Nils A. Loewen, MD, PhD
Associate Professor
Department of Ophthalmology
University of Pittsburgh
Pittsburgh, Pennsylvania

Don S. Minckler, MD, MS
Emeritus Professor
Ophthalmology and Glaucoma Service Director
Clinical Professor
Laboratory Medicine (Ophthalmic Pathology)
University of California–Irvine
Orange, California

Peter A. Netland, MD, PhD
Vernah Scott Moyston Professor and Chair
Department of Ophthalmology
University of Virginia School of Medicine
Charlottesville, Virginia

Robert Noecker, MD, MBA
Ophthalmologist
Ophthalmic Consultants of Connecticut
Fairfield, Connecticut

Paul Palmberg, MD, PhD
Professor of Ophthalmology
Bascom Palmer Eye Institute
University of Miami Miller School of Medicine
Miami, Florida

Jean–Marie Parel, PhD
Ophthalmic Biophysics Center Bascom Palmer Eye
    Institute
University of Miami Miller School of Medicine
Miami, Florida

Richard K. Parrish Ⅱ, MD
Edward W. D. Norton, MD, Chair in Ophthalmology
Professor
Associate Dean for Graduate Medical Education
Director, Glaucoma Service
Bascom Palmer Eye Institute
University of Miami Miller School of Medicine
Designated Institutional Official–Jackson Health

System/Jackson Memorial Hospital
Miami, Florida

Adalgisa Corona Peralta, MD
Centro Laser
Santo Domingo, Dominican Republic

Leonard Pinchuk, PhD, DsC, NAE
Founder and Chairman Emeritus
InnFocus, Inc.
Ophthalmic Biophysics Center Bascom Palmer Eye
    Institute
University of Miami Miller School of Medicine
Miami, Florida

Herbert A. Reitsamer, MD
Professor and Chairman
Director Research Program Experimental Ophthalmology
Department of Ophthalmology
Paracelsus Medical University/SALK
Salzburg, Austria

Douglas J. Rhee, MD
Chairman
Department of Ophthalmology and Visual Sciences
University Hospital Case Medical Center
Visiting Professor, Ophthalmology
Case Western Reserve University School of Medicine
Director, Eye Institute, University Hospitals
Department of Ophthalmology
Cleveland, Ohio

Grace M. Richter, MD, MPH
Assistant Professor of Ophthalmology, Glaucoma Division
University of Southern California Roski Eye Institute
Keck School of Medicine
University of Southern California
Los Angeles, California

Isabelle Riss, MD
Pôle Ophtalmologique de la Clinique Mutualiste
Cedex, France

Sruthi Sampathkumar, MD
Research Associate
Department of Ophthalmology
Case Western Reserve University
Cleveland, Ohio

John R. Samples, MD
Glaucoma Consultant
Eye Clinic
Portland, Oregon

Thomas W. Samuelson, MD
Founding Partner and Attending Surgeon
Minnesota Eye Consultants
Adjunct Associate Professor of Ophthalmology
University of Minnesota
Minneapolis, Minnesota

Steven R. Sarkisian, Jr., MD
Clinical Professor
Glaucoma Fellowship Director
Dean McGee Eye Institute
University of Oklahoma
Oklahoma City, Oklahoma

Kurt Scavelli
Research Fellow
Department of Ophthalmology
University Hospitals Case Medical Center
Cleveland, Ohio

Joel S. Schuman, MD, FACS
Chairman
Eye Center
University of Pittsburgh Medical Center
Pittsburgh, Pennsylvania

Donald Schwartz, MD
Assistant Clinical Professor
Department of Ophthalmology
University of Southern California Keck School of Medicine
Long Beach, California

Manjool Shah, MD
Clinical Instructor
Department of Ophthalmology and Visual Sciences
Glaucoma, Cataract, and Anterior Segment Disease
Kellogg Eye Center
University of Michigan
Ann Arbor, Michigan

Arsham Sheybani, MD
Assistant Professor

Department of Ophthalmology
Washington University of Medicine
St. Louis, Missouri

Kuldev Singh, MD
Professor
Department of Ophthalmology
Stanford University Medical Center
Stanford Byers Eye Institute
Stanford, California

Arthur J. Sit, SM, MD
Consultant
Department of Ophthalmology
Associate Professor
College of Medicine
Mayo Clinic
Rochester, Minnesota

Joel M. Solano, MD
Associate Professor
Vance Thompson Vision
University of South Dakota School of Medicine
Sioux Falls, South Dakota

James C. Tan, MD, PhD
Doheny Eye Center University of California–Los Angeles
Arcadia, California

Carol B. Toris, PhD
Professor
Department of Ophthalmology
Case Western Reserve University
Cleveland, Ohio

Ramya N. Swamy, MD, MPH
Assistant Professor

Ophthalmology
University of California–Los Angeles Health
Los Angeles, California

Vanessa Vera, MD
Department of Ophthalmology and Vision Sciences
University of Toronto
Toronto, Ontario, Canada

Steven D. Vold, MD
Founder
Vold Vision
Fayetteville, Arkansas

Bruce A. Weber, MBA
InnFocus, Inc.
Miami, Florida

Robert N. Weinreb, MD
Chairman and Distinguished Professor of Ophthalmology
Director of the Shiley Eye Center
Director of the Hamilton Glaucoma Center
Morris Gleich, MD, Chair of Glaucoma
University of California–San Diego
La Jolla, California

Tony Wells, MBBS FRANZCO
Wells Orthodonics, LLC
Evansville (East), Indiana

Amy D. Zhang, MD
Assistant Professor
Glaucoma Service, University Hospitals Eye Institute
Case Western Reserve University School of Medicine
Cleveland, Ohio

中文版前言

随着材料技术的发展、科学理论的更新，青光眼手术的进展近年来在世界范围内可谓日新月异，虽然经典小梁切除术在青光眼手术领域具有不可撼动的地位，但不得不承认其不够完美。每次参加国内外学术年会后，按捺不住的感慨是：我们的学术交流虽然进步很快，但总觉得原创性还是欠缺了一些。在探索针对青光眼这一不可逆性终身疾病的治疗过程中，我们眼科医师，尤其是青光眼领域医师，需要不断更新认识、终身学习、深入探究、勇于创新，承载对患者"尽可能保护视功能，并尽可能改善生存质量"的使命。因此，近年来不少创新的青光眼微小切口手术技术在需求中不断出现！

随着当代信息社会的高速发展，医师们获取信息的途径众多，比如海量的文献、各种学术会议、纷繁的多媒体等，但零星的信息常会使人有"盲人摸象"的烦恼，对各式各样青光眼微小切口手术的认识也零散而片面。有幸在第一时间读到 *Minimally Invasive Glaucoma Surgery：A Practical Guide*，便有心将其翻译出版，这对于中国眼科医师能运用母语阅读，进而系统了解有所裨益。

鉴于本书中介绍的有关青光眼的手术治疗为最新术式，一些在等待 FDA 审批中、一些术式当时还在临床验证中，读者应该以发展的视角去阅读理解，在伦理批准的前提下去临床试验验证，并以呵护新技术的眼光来对待，在实践中不断完善评价，最终以临床疗效和安全性的结果来决定其生命力。

我们在翻译此书以飨读者的同时，还希望引发更多的思考。我国患者的青光眼种类和严重程度、就诊时间和条件、治疗和随访的依从性、支付能力和医疗保障等均与国外的状况有所不同，如何更好地制订适合我们国情的个性化治疗方案，需要消化、吸收、再创新！在医疗实践中积累经验，对现有手术进行改良创新使其更具可实施性，甚至从中得到启发，创造出新的术式或相关设备……若真如此，善莫大焉！

衷心感谢上海科学技术出版社对此书翻译出版给予的大力支持！感谢上海市重中之重临床医学中心"上海市眼部疾病临床医学中心"项目的支持，感谢檀宸、乔云圣同学在译稿过程中的校对工作。由于新技术的日益更新和对其理解的局限，翻译中难免有欠妥之处，希望各位读者不吝指正。

陈君毅　陈雪莉

2019 年 4 月

英文版前言

本书旨在帮助眼科医师加深对青光眼手术治疗的认识。青光眼专科医师（包括会接触到较大比例青光眼患者的眼科医师）都需要熟悉现有各项新的青光眼治疗手段。同时眼科全科医师可能会发现此书更有帮助，因为他们处在青光眼防盲的第一线，在青光眼治疗的早期阶段更可能选择施行青光眼微小切口手术（MIGS）。针对患者选择适合的手术治疗方案时，需要用到本书中讨论的各种方法进行综合判断。

本书第 1 个专题概述了青光眼治疗领域的新观点。然后，讨论了我们目前对于房水生成和流出生理性途径的基础科学问题，以及降低眼内压手术后发生的变化。手术在多方面推动科学的发展，技术的进步已经使手术更加小量化、操作更加简易化；试图建立新的引流途径，比如脉络膜上腔、Schlemm 管，将房水引流到眼球内部结构；还有一些新的手段将房水引流到我们所熟悉的结膜下间隙。这些进步提出了一些新的（一些是很早就提出的）关于房水体系的问题：在接受了小梁旁路手术增加了房水外引流后，集液管如何做出反应？瘢痕化——这一青光眼手术最古老的对手，如何对脉络膜上腔发生作用？房水是如何在结膜下间隙排出的？在接受睫状体光凝术数年后房水分泌情况和血-房水屏障会发生什么样的变化？尽管许多问题还缺乏完美的解释，但有一大批专家收集并解释了他们的证据，分享他们的想法，讨论一些他们在手术中发现的重要问题。

最后一个部分内容是临床专题，对新的治疗手段进行了逐一讨论：从病例的选择到手术技巧、手术施行和并发症的预防，同时还对医学文献中的疗效报道进行了评估。

青光眼手术治疗是一个快速进步的领域。本书为大家对新技术的理解和评估奠定基础，从而使青光眼专家在医疗实践活动中，可以根据既往经验和熟知设备、基于人体对手术治疗和房水流动反应的合理科学理解，选择最得心应手且有效的治疗手段。

目　录

索引：上海科学技术出版社官网（http://www.sstp.cn）"课件/配套资源"

视频目录

30.1　Hydrus 植入术
https://www.thieme.de/de/q.htm?p=opn/tp/293520101/video_30-1&t=video

32.1　开角型青光眼黏小管成形术
https://www.thieme.de/de/q.htm?p=opn/tp/293520101/video_32-1&t=video

33.1　VISCO360
https://www.thieme.de/de/q.htm?p=opn/tp/293520101/video_33-1&t=video

33.2　内路黏小管成形术
https://www.thieme.de/de/q.htm?p=opn/tp/293520101/video_33-2&t=video

35.1　CyPass 植入术
https://www.thieme.de/de/q.htm?p=opn/tp/293520101/video_35-1&t=video

35.2　CyPass Vx
https://www.thieme.de/de/q.htm?p=opn/tp/293520101/video_35-2&t=video

35.3　iStent Supra
https://www.thieme.de/de/q.htm?p=opn/tp/293520101/video_35-3&t=video

36.1　ECP 睫状体前部光凝
https://www.thieme.de/de/q.htm?p=opn/tp/293520101/video_36-1&t=video

36.2　ECP 过度光凝
https://www.thieme.de/de/q.htm?p=opn/tp/293520101/video_36-2&t=video

36.3　ECP-Plus
https://www.thieme.de/de/q.htm?p=opn/tp/293520101/video_36-3&t=video

36.4　ECP 较少的炎症反应
https://www.thieme.de/de/q.htm?p=opn/tp/293520101/video_36-4&t=video

36.5　高褶虹膜的 ECP 睫状体成形术
https://www.thieme.de/de/q.htm?p=opn/tp/293520101/video_36-5&t=video

37.1　Aquesys Xen 凝胶植入术
https://www.thieme.de/de/q.htm?p=opn/tp/293520101/video_37-1&t=video

1 青光眼治疗领域新观点
New Options in the Treatment of Glaucoma

Brian A. Francis, Steven R. Sarkisian, Jr., and James C. Tan

病 例 报 道

病例 1

71岁女性患者，原发性开角型青光眼病史，严重视神经萎缩和视野缺损，在最大量药物使用情况下眼压仍控制不良。C/D=0.9～0.95，上、下盘沿窄，且对应视野的上、下方弓形暗点，视力20/30，对侧眼视力仅20/400，因此她为单眼视。在3种局部降眼压药物（前列腺素类衍生物、β受体阻滞剂和碳酸酐酶抑制剂）使用下，眼压在19～21 mmHg。患者对α受体激动剂过敏。视野情况在近3年有缓慢而持续的进展，平均视野缺损（mean deviation, MD）斜率为−1.6。在充分告知患者后决定施行小梁切除联合使用丝裂霉素手术。

手术过程顺利，术后3个月在不用青光眼降眼压药物情况下随访眼压为12～14 mmHg。结膜下滤过泡弥散，但滤泡边缘囊变且苍白。在手术后第3年，患者视力下降伴眼球红、痛，于急诊被诊断为滤过泡炎、眼内炎可疑（玻璃体细胞阳性）。视力为20/400，少量前房积脓。患者于急诊行经睫状体扁平部玻璃体切割术并联合玻璃体腔加强抗生素注射（庆大霉素和头孢唑林）。培养结果显示为链球菌感染，对治疗用的抗生素敏感。尽管如此，视力仍下降至光感，2周后患者再次接受了眼内镜引导下玻璃体切割术，因为此时角膜已经混浊。内镜下见整个玻璃体腔浓厚的纤维蛋白渗出，除了与黄斑部致密粘连部分，其余都予以清除。尽管最终感染得以控制，但视力仅存光感。

病例 2

78岁高加索女性开角型青光眼患者，中−重度视神经损害和视野缺损，在最大耐受量药物使用下，眼压仍控制不良。视力20/70，3+硬度核性白内障（图1-1）。在一种前列腺素类衍生物和一种固

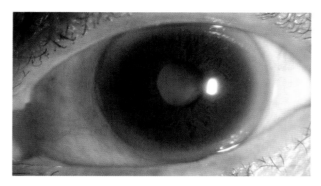

图1-1 联合房水引流管植入与白内障手术前眼前节裂隙灯照片（视力：20/70，眼压24 mmHg）

定复方制剂（β受体阻滞剂与碳酸酐酶抑制剂）使用下，眼压为24 mmHg。患者接受了Baerveldt 350青光眼植入物（Abbott Medical Optics, Santa Ana, CA）联合白内障超声乳化手术。

手术后6周，结扎管缝线断开后，患者发生低眼压和浅前房。超声波图像显示脉络膜渗漏和出血。中央部并未接触，但视力降至20/400，眼压25 mmHg。给予患者局部使用激素眼药水和1%阿托品眼药水。尽管药物治疗使脉络膜上腔液体最终吸收，但前房始终很浅。患者失访2个月后来复诊，角膜失代偿，发生大泡性角膜炎，眼压5 mmHg。故进行了引流管置换手术，将Baerveldt植入物移除，置换为Ahmed青光眼引流管（New World Medical, Rancho Cucamonga, CA），以升高眼压至生理水平。后来患者拒绝接受进一步手术，直到2年后进行了穿透性角膜移植术。最终随访眼压在使用一种固定复方制剂（β受体阻滞剂与碳酸酐酶抑制剂）的情况下为15 mmHg，但角膜植片出现排斥，视力仅存光感（图1-2）。

最新青光眼治疗手术介绍

传统的青光眼滤过手术依赖于将房水分流到结

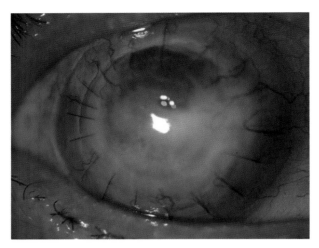

图 1-2 术后裂隙灯照片：显示失败的穿透性角膜移植术后、浅前房、周边虹膜-角膜接触及 Ahmed 管（视力仅为弱光感，眼压 15 mmHg）

膜下间隙，通过角巩膜缘的开口（小梁切除术），或通过一个引流管将房水引流到赤道部形成房水池。这些手术目前已经发展成熟，能够安全有效地降低眼压。然而，正如上文所列的病例，术后还是明显存在风险：迟发性滤过泡感染或眼内炎、低眼压性黄斑病变、脉络膜渗漏或出血、浅前房、角膜损害、复视和白内障形成[1]。

当为了避免进展期青光眼和视野缺损发展迅速的患者失明而不得已采取传统手术治疗时，这些风险还可被患者接受；但传统手术并不适合早中期病程患者，以及那些希望减少药物用量的患者。近来，一类新的青光眼术式正在发展——青光眼微小切口手术（minimally invasive glaucoma surgery, MIGS）[2]，也被称为微切口、微侵入式青光眼手术。

MIGS 操作的基本原则就是从小切口经由前房内部的手术路径，而不干扰球结膜和巩膜（表 1-1）。手术在最小化创伤和最少的组织破坏下进行。与传统的青光眼滤过手术相比，这类手术安全性非常高，恢复迅速，能较好地保存视力。眼压通常下降到"生理性水平"，也就是 10 ～ 20 mmHg（表 1-2）。

表 1-1 MIGS 操作基本原则

- 手术入路：经由内路、小切口、不干扰球结膜；
- 最小化创口与组织破坏；
- 安全性高；
- 视力恢复快；
- 易于与白内障超声乳化手术联合；
- 中等强度的降眼压能力

表 1-2 MIGS 降低术中眼压的方法

- 通过小梁网 /Schlemm 管流出经典途径手术：NeoMedix 公司的小梁切开刀；Glaukos 公司的 iStent；Sight Sciences 公司的 Trab360；GATT；准分子激光小梁造口术（ELT）；Ivantis 公司的 Hydrus；
- 脉络膜上腔流出途径手术：Transcend 公司的 CyPass*；Glaukos 公司的 Supra*；Solx 公司的 Gold Shunt*；
- 减少房水生成的手术：内镜下睫状体光凝术；Beaver Visitec International；
- 球结膜下滤过手术：Aquesys 公司的 XEN*；Innfocus 公司的 Micro Shunt*

注：* 还未获 FDA 批准。

当我们要重新定义现有的及新的青光眼手术技术时，根据作用原理对其重新分类很有必要。本书中我们将阐述 4 种不同的最小化手术切口来使房水流出，从而降低眼压：通过小梁网或 Schlemm 管经典途径、通过脉络膜上腔的葡萄膜巩膜途径、减少房水生成和球结膜下间隙引流途径。图 1-3 展示了从 Schlemm 管或者脉络膜上腔不同的途径增大房水流出量。

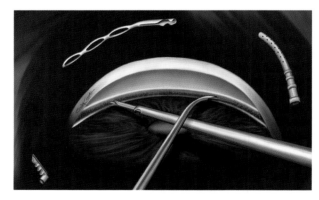

图 1-3 目前所有的 MIGS 装置：图示眼球外的装置从左顺时针方向依次为一代 iStent、Hydrus 和 CyPass；图示眼球内朝向左方的为内路穿入管腔的小梁切开刀、朝向右方的为 TRAB 360

通过小梁网流出经典途径手术

经由 Schlemm 管路径的手术包括一些 FDA 批准的设备：可以是前房内部路径的小梁切开术，或者保留在 Schlemm 管内小梁网旁路的微引流装置。两类手术都旨在减小病态小梁网的房水流出阻力。一种方法就是使用一把特制的小梁消融刀（NeoMedix, Tustin, CA）经由内路实现小梁切开，用等离子热熔手柄将 90° ～ 180° 的小梁网切开。其他的经由内路的小梁切开包括：房角镜辅助下的小梁切开术（gonioscopy-assisted transluminal trabeculotomy, GATT)、TRAB 360 设备（Sight Sciences, Inc., Menlo Park, CA）。另外，还有另一种技术不施行小梁切开，但其使用激光在小梁网上凿孔，被称为准分子激光小梁造口术（Coherent, Santa Clara, CA）。

目前唯一通过 FDA 认证的穿过小梁网增加经典途径房水引流的装置为 iStent（Glaukos, Laguna Hills, CA）。iStent 是穿过小梁网放置的一个小的钛支架，使房水从前房引流入 Schlemm 管。另有一种越过小梁网旁路引流的装置为 Hydrus（Ivantis, Irvine, CA）。

这类经典的小梁网途径手术用于治疗早中期青光眼，以期目标眼压控制在 15 mmHg 上下。

这些操作易于与白内障手术联合，也是为联合手术而设计的；它也能单独施行，不过是说明书适应证外使用。Schlemm 管手术改变了过去青光眼手术的路径后，将手术时机提前到疾病病程的更早期。

将来此领域的发展将聚焦于支架的设计、多支架放置和更大支架以开放管道，还可根据个人小梁网流出系统的特点来个性化设计放置集液管支架，辅以药物，将可调节纤维化过程和保持引流通道远端的持续开放。

脉络膜上腔流出途径手术

脉络膜上腔是增加房水外流的另一潜在途径，前房与脉络膜上腔的压力差使液体这一方向的流动成为可能。尽管目前此领域还没有被 FDA 通过的设备，美国目前有两个设备正在研发过程中：Glaukos 公司的 Supra 和 Transcend（Menlo Park, CA）公司的 CyPass。这一手术包括将一个小的支架置于巩膜突与睫状体带平面，以建立前房与脉络膜上腔的沟通。与前面提到的经典小梁网途径一样，它也是经由内路完成，不干扰球结膜，并能较好地与白内障手术联合。患者人群也相类似，定位于轻中度青光眼患者人群，目标眼压定于 15 mmHg 上下。将来研究的方向同样也是包括支架的设计、瘢痕化的调节和防止支架末端的关闭。

减少房水生成的手术

经睫状体的激光治疗（或称睫状体光凝术）能降低房水的生成。透巩膜路径是将手柄置于角膜缘，通过外部使用能量，由于周围组织会同时破坏，因此这一路径的手术不算作 MIGS 之列。

与此相反，内镜下睫状体光凝术（endoscopic cyclophotocoagulation, ECP）（Beaver Visitec International, Waltham, MA）则为经由内路的内镜直视下对睫状上皮进行激光光凝。由于所需能量相对较小、减少了组织损伤，许多手术医师将其算作 MIGS 的一类。

当与白内障手术联合施行时，ECP 一般经颞侧角膜切口处理 270° 或更大范围的睫状体，能量设置通常较低，降眼压效果轻微但具有较高安全性以利于快速恢复。ECP 也可采用更强破坏力去治疗滤过性手术后的难治性青光眼。这时，通常需要处理 330° ~ 360° 睫状体，并且给予更高的能量。为了增强降眼压效果，ECP 也可经睫状体平坦部进入并同时处理睫状体平坦部组织（ECP-Plus 手术），安全性仍然很高，不过术后会有更大炎症反应，需要更长的时间恢复。

结膜下滤过手术

结膜下间隙是经典小梁滤过性手术的房水流出途径，因此对于此类手术是否归于 MIGS 还有争议。这个取决于对 MIGS 的定义，滤过泡的形成是否被排除在外。目前在这一类中还没有 FDA 批准的装置，但现有几个正在研究中：AqueSys 公司的 XEN 植入物（Aliso Viejo, CA）是一个穿过前房到球结膜下间隙的胶原分流装置，它可联合或不联合抗瘢痕药物（丝裂霉素 C）经由内路植入。InnFocus 公司的 Micro Shunt（Miami, FL）是一种小型多聚物支架，由苯乙烯-异丁烯-苯乙烯（SIBS）制成。它也是连通前房与球结膜下间隙的，不过是经由球结膜切口的外路植入，并且要联合抗瘢痕药物使用。

这些手术的目的效仿了经典的小梁切除术，不过降低了浅前房和滤泡相关性感染的发生率。因此，它们更适用于更晚病程的青光眼患者，以达到更低的目标眼压。

总的来说，MIGS 的出现使我们对青光眼患者的治疗方案有了质的转变。有了这些治疗装置的多样选择，我们可以在更早期采用手术的方法治疗青光眼，使手术与药物和激光治疗一起成为较早期备选方案，而不是到最后无路可走时不得已才为之。这样，青光眼治疗能根据患者的疾病特征和治疗需求更加个性化。我们可以在这四类青光眼手术治疗方案中基于患者解剖、疾病状态和治疗史选择最适合的途径，并且我们可以对不同术式进行联合以达到更高的降眼压幅度。比如，将经典小梁途径与脉络膜上腔分流或减少房水生成的术式相联合。

结 论

此书将从一些我们目前已知的房水生成/引流途径基本科学理论开始探索，继而阐述经历了降眼压手术后眼球可能发生的变化。手术从各个方面推动科学的发展，技术进步使手术小型化、简单化成为可能，还探寻出新的引流途径，比如脉络膜上腔和Schlemm管，同时发明新的装置将房水引流到我们所熟知的球结膜下间隙。这些技术的进步又对房水系统提出了或新或旧的问题：在接受了小梁旁路手术增加了房水外引流后集液管如何做出反应？瘢痕化，这一青光眼手术最古老的难题如何对脉络膜上腔产生作用？房水是如何在球结膜下间隙排出的？在接受睫状体光凝术数年后房水分泌情况和血-房水屏障（blood-aqueous barrier, BAB）会发生什么变化？尽管许多问题还缺乏完美的解释，但有一大批专家收集并诠释了他们的证据，分享他们的想法，讨论一些他们在手术中发现的重要问题。

我们会将目前存在的新技术做一全面介绍，使读者有完整概念，从患者的合理选择到手术技巧、预防和处理并发症，以及分享一些医学文献中涉及的认识。

这是一个快速发展的领域，我们希望通过此书能为大家提供一个宽大的根基，而枝叶的繁茂有待于各项技术的发展成熟。我们的目的是帮助读者更好地了解这些新技术的原理；认识到机体在人为做出房水流向的改变时做出的反应，更好地预测手术疗效；在新技术不断推出并商业化的过程中，能有一种开放、博采众长的态度，与传统手术一起，将更加灵活的选择运用于临床青光眼患者的个性化治疗中。

参考文献

[1] Gedde SJ, Schiffman JC, Feuer WJ, Herndon LW, Brandt JD, Budenz DL; Tube versus Trabeculectomy Study Group. Treatment outcomes in the Tube Versus Trabeculectomy (TVT) study after five years of follow-up. Am J Ophthalmol 2012;153:789–803.e2

[2] Saheb H, Ahmed II. Micro-invasive glaucoma surgery: current perspectives and future directions. Curr Opin Ophthalmol 2012;23:96–104

I

眼的解剖学和生理学

Eye Anatomy and Physiology

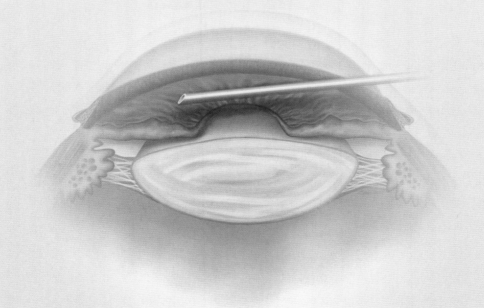

IA
小梁网流出途径
Trabecular Outflow

2 小梁网途径的结构与机制
Structure and Mechanisms of Trabecular Outflow

Kurt Scavelli, Amy D. Zhang, Carol Toris, and Douglas J. Rhee

小梁网流出途径是房水外流的主要途径，它依据年龄和眼部健康状况的不同，担负了人眼 $60\% \sim 95\%$ 的房水引流；其余部分则通过葡萄膜巩膜途径。小梁网通道位于房角部位，由小梁网（trabecular meshwork, TM）、Schlemm 管内皮细胞层、集液管和房水静脉组成（图 2-1）。此途径为眼压调节的关键部位，也是原发性开角型青光眼（primary open-angle glaucoma, POAG）的病变部位。

小梁网

前房内的房水经过小梁网途径时，它首先要穿过三层小梁网结构。小梁网是位于巩膜突内面的环形凹槽样结构，其前部附着于角膜周边部的 Schwalbe 线，往后插入巩膜突内[1]。小梁网与睫状肌的附着关系对于房水调节至关重要，因为当睫状肌收缩时可以加宽小梁网孔。小梁网类似于一个海绵样网状结构，里面由交错连接的小梁柱组成，每根小梁柱内部为一个胶原核心，外被弹力纤维。将小梁柱排列起来的是位于其外层的小梁网内皮细胞，再外层是具有吞噬功能的细胞，被认为能清除

房水中的细胞残骸[1]。

小梁网有两大主要功能：首先，过滤房水，将房水中的细胞成分以及色素颗粒清除掉，因为它们会影响房水的外引流；其次，它作为一个阻力部位，影响房水流出易度，从而可以调节眼压。组织学上，小梁网能被分为 3 个区域：葡萄膜小梁网、角巩膜小梁网和邻管组织（juxtacanalicular tissue, JCT）。

葡萄膜小梁网

葡萄膜小梁网位于最内层，它起自睫状体前表面，插入周边角膜；由 $1 \sim 3$ 层小梁柱组成，细胞间隙相对较大，是房水外流阻力最小的部位[2]。

角巩膜小梁网

角巩膜小梁网是小梁网的中间层，从巩膜突延伸至 Schwalbe 线。这个区域有 $8 \sim 15$ 层小梁柱，较葡萄膜小梁网厚，由于具有较小的细胞间隙，因此对房水外流有较大的阻力作用[2]。

邻管组织

邻管组织是小梁网最外也是最薄（ $2 \sim 20\ \mu m$ ）

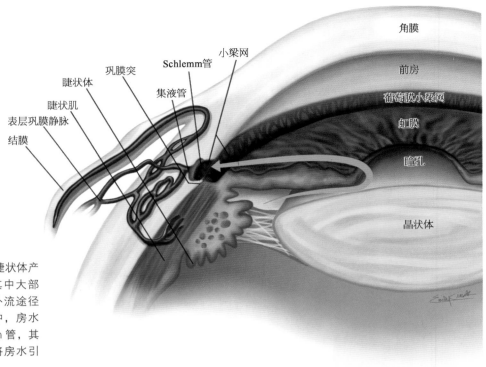

图 2-1 房水从位于后房的睫状体产生，经过瞳孔进入前房，其中大部分经过位于房角的小梁网外流途径流出。在小梁网外流途径中，房水穿过小梁网引流至 Schlemm 管，其外壁有集液管流出通道，将房水引流至巩膜表层静脉

的一个部分，它直接与 Schlemm 管内皮细胞紧邻。与小梁网其他结构有不同，它并没有小梁柱结构，但它具有主动调节力，由松散的结缔组织形成复杂区域，被一层不完整的基底膜支撑，又被一层纤维性的细胞外基质（extracellular matrix, ECM）包围[1, 3]。与小梁网其他部位相比，它孔洞更少，是房水外流的主要阻力部位。邻管组织的 ECM 内具有被称为基质细胞蛋白的无结构成分，比如 SPARC蛋白和血小板反应素-1（TSP-1）。基质细胞蛋白由ECM 细胞分泌，辅助与 ECM 的细胞连接[4-6]。在POAG 患者的小梁网，一个显著的改变就是邻管组织中 ECM 的纤维成分增加[7]。由于 ECM 在 POAG患者中的增多，加之 ECM 在房水外流中所起的重要作用，现在基质细胞蛋白是 POAG 病理改变的重要研究焦点。

Schlemm 管

穿过小梁网后，房水流入 Schlemm 管，这是一个位于小梁网深部，在巩膜沟内的积液管道。其内壁由一层内皮细胞组成，房水是穿细胞运输进入内壁的内皮细胞的，先形成大的液泡，而后突入管腔内[8, 9]（图 2-2）。目前认为 Schlemm 管内的大液泡参与了房水外流的阻力调节。Schlemm 管的外壁

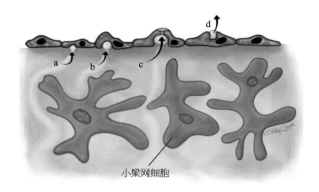

图 2-2 房水进入 Schlemm 管是通过穿细胞运输进入内侧壁的内皮细胞的，当房水进入内皮细胞（a，b）时，先形成液泡，而后突入管腔内。（c）液泡与内皮细胞基底膜融合而形成房水的穿细胞路径进入 Schlemm 管。（d）当房水进入Schlemm 管后，液泡逐渐消失

有一层内皮细胞，并有直接流出至表层静脉的流出通道。

小梁网流出途径的生理学

房水的小梁网流出途径是压力依赖性的。在眼压稳定状态下，房水通过小梁网途径和葡萄膜巩膜途径流出的速率与睫状体产生房水的速率是一致的[9]。而在病理状态下，比如在衰老和 POAG 患者中，眼压稳定状态可能发生变化，这时小梁网流

出途径的阻力增高就会导致眼压的升高[10, 11]。小梁网途径的3种主要机制管理着房水外流的阻力：① 穿细胞过程——房水离开邻管组织进入 Schlemm 管内壁内皮细胞内的液泡。② 细胞旁过程——房水从 Schlemm 管内壁内皮细胞旁流出。③ 邻管组织区域的细胞外基质（ECM）代谢[12]（图2-3）。由于许多结构成分的电荷存在，邻管组织的 ECM 对水和电离子能产生阻力。

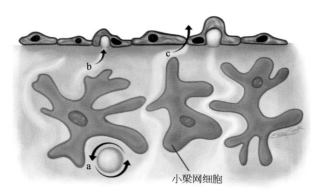

小梁网细胞

图2-3　小梁网途径的3种主要机制存在房水外流的阻力：（a）邻管组织区域的 ECM 翻转。（b）穿细胞过程——房水离开邻管组织进入 Schlemm 管内壁内皮细胞内的液泡，液泡具有房水外流阻力。（c）细胞旁路径——房水从 Schlemm 管内壁内皮细胞间流出

细胞外基质代谢

房水经由小梁网的流出是一个主动的过程，需要流出阻力的调节机制来维持稳定的眼压。现在认为流出阻力的自我平衡调节是受小梁网的伸展或收缩来控制细胞的变化，然后细胞信号改变小梁网 ECM 的代谢，从而通过提高或降低阻力来调节平衡[9, 13]。SPARC 一类的基质细胞蛋白可能是调节 ECM 代谢的关键介质，因为它们在细胞应激状态下高表达，并且在其他组织的 ECM 调节中也广泛参与。ECM 代谢调节性的改变被认为是 POAG 病理性改变的关键。POAG 患者小梁网的邻管组织区域会呈现特征性的 ECM 沉积增多。多项研究表明，POAG 患者 TGF-β_2 的水平升高，而 TGF-β_2 能增加 ECM 的合成[14, 15]。

小梁网流出途径的收缩性影响

小梁网流出途径会受到来自睫状体和巩膜突的收缩力。睫状肌肌腱往前延伸附着于巩膜突，与小梁网的 ECM 是一体的。因此，睫状肌向后部的收缩会牵引巩膜突，并加宽小梁网，使小梁网的孔洞增大，降低房水流出的阻力（图2-4）。巩膜突细胞受副交感神经的调节也有收缩现象[16, 17]。由于小梁网附着于巩膜突，因此巩膜突细胞的张力也就易于影响房水流出阻力。而且，还有证据表明小梁网细胞本身也有收缩现象，有研究发现小梁网细胞可以通过改变细胞状态和邻管组织——Schlemm 区域的收缩特性来调节流出阻力[18, 19]。

节段性流出

尽管小梁网在前房角全周都有，但房水并不是在房角那里360°整齐划一地流出。相反，有些区域选择性地有较大比例的房水流出，而有些区域很少甚至没有房水流出，这被称作"节段性流出"[20, 21]。房角镜下，可以通过观察到节段性的色素沉积来推测房水节段性流出的证据。而在离体眼球和动物模型中观察碱性铁蛋白或荧光素微粒的排出试验中也能观察到这种节段性流出[21, 22]。有假说认为房水易于在多孔的小梁网区域以及与集液管孔道接近的区域流出。然而并没有证实存在独特的节段性流出途径，因此也说明主动调节参与到此过程。当在决定为眼球安装一个小梁网旁路房水引流装置或者分流房水至 Schlemm 管时，充分理解房水的这种节段性流出状况非常重要。

小梁网的衰老

老龄化是 POAG 的重要危险因素。在60岁以上高加索人和40岁以上的非洲裔美国人和西班牙人

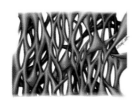
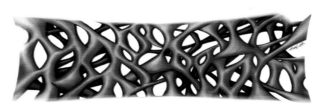

图2-4　睫状肌收缩引起巩膜突向后移位。由于小梁网起自巩膜突，这种移动会导致小梁网孔洞的加宽，而使房水流出易度增加

中，POAG 的发病率大大增高[10]。因此不难推测在人体老龄化过程中小梁网会发生特征性改变。在组织学检查中发现，随着年龄增加，小梁网正常细胞成分减少，而衰老细胞增加[23, 24]；而且小梁柱的厚度增加，细胞外蛋白聚糖沉积增多[7]。因此推测小梁网细胞的老龄化伴随着细胞成分的减少，而功能的减退导致吞噬细胞清除废物的能力随之下降，同时伴有小梁网 ECM 功能低下。小梁网这些结构的变化就会导致小梁间隙的变小、房水外流阻力的增高，最终导致眼压升高。

POAG 患者的小梁网

小梁网是 POAG 患者的解剖学病变部位。从形态学上看，POAG 患者的外部小梁网与年龄匹配的对照相比类似[7]，但邻管组织显示出 ECM 的调节不足，尤其表现在弹力纤维的鞘源性斑块增加。有趣的是，邻管组织斑块的数量与 POAG 患者视神经损伤的严重程度相关，但与眼压升高无关[25]。其他 POAG 患者小梁网途径的特征包括小梁网硬度增加和 Schlemm 管内皮细胞层多孔性的降低[26, 27]。这些病理性改变都会增加 POAG 患者房水流出的阻力。

POAG 患者 ECM 调节不足的一个关键因子是 TGF-β_2。这个因子在 POAG 患者房水中浓度显著增高，被认为是异常 ECM 沉积/纤维化的介导因子[14, 15, 28, 29]。在人尸眼体外灌注中发现，TGF-β_2 能升高眼压。SPARC 也被证实为一种 TGF-β_2 介导的眼压升高过程中的下游调节因子[30]。由于已知 SPARC 在 ECM 调节中起作用，因此推断它在小梁网的正常生理状态和 POAG 患者病理状态下均起作用。其他蛋白，如结缔组织生长因子、cochlin 蛋白、gremlin 重组蛋白和卷曲蛋白都有一些调节作用[31-35]。

调节小梁网流出途径

如何调节小梁网途径来降低房水外流阻力、改变疾病病理状态是现代青光眼治疗研究领域的焦点。小梁网最大阻力部位被认为位于 Schlemm 管内壁和邻管组织区域。组织学上，有研究通过打断小梁网 ECM 的部分微丝来降低小梁网阻力。测试了许多物质，如细胞松弛素、EDTA 和能打断肌动蛋白细胞骨架的 H-7[36]。巯基物、碘乙酰胺、乙基马来酰亚胺（NEM）、依他尼酸，它们能改变 Schlemm 管内皮细胞层的细胞膜结构来降低房水外流阻力[37-39]。新的药物聚焦于不同的 ECM 成分，来降低小梁网外流阻力，尚在临床试验中。

Rho 相关激酶（ROCK）抑制剂作用于肌动蛋白细胞骨架。它们通过影响小梁网收缩性和肌动球蛋白调节来降低房水外流阻力。目前有 4 个降眼压幅度在 3.7 ～ 6.2 mmHg 的化合物正在临床 II 期和 III 期试验，而它们的主要副作用为眼部充血[40]。

latrunculins 为大环内酯类药物，能阻止小梁网细胞的肌动蛋白聚合。推测它们能通过增大小梁网胶原柱和 Schlemm 管内壁之间的间隙，以及内壁细胞间的间隙起作用。latrunculin B 复合物（Inspire Pharmaceuticals, Raleigh, NC; INS-115622 药物）正在临床 I 期试验，报道能降低 4 mmHg 眼压，并具有良好的药物耐受性[41]。

腺苷受体激动剂被认为能通过收缩细胞容积、改变细胞外基质结构来增加小梁网外流。trabodenoson（Inotek Pharmaceuticals, Lexington, MA; INO-8875 药物）为一种选择性腺苷-1 激动剂，正在临床 I / II 期试验，它显示出较好的药物耐受性并能显著降低眼压[42]，被认为是增加蛋白酶上调、消化掉阻塞小梁网房水外流部位蛋白来起作用。

MIGS 提供了无须长期使用局部药物降低眼压的方法。一些方案通过小梁网旁路，将房水直接引流至 Schlemm 管，而避开青光眼阻力部位（如 iStent, Glaukos, Laguna Hills, CA; Hydrus, Ivantis, Irvine, CA）。其他一些方法包括移除部分小梁网降低阻力（小梁消融术，NeoMedix, Tustin, CA），还有扩张 Schlemm 管降低外流阻力以控制眼压（管成形术）。

参考文献

[1] Tamm ER. The trabecular meshwork outflow pathways: structural and functional aspects. Exp Eye Res 2009;88:648-655

[2] Shaarawy T, Sherwood MB, Crowston JG. Glaucoma: Medical Diagnosis and Therapy. New York: Saunders/Elsevier; 2009:40-46

[3] Acott TS, Kelley MJ. Extracellular matrix in the trabecular meshwork. Exp Eye Res 2008;86:543-561

［ 4 ］ Bornstein P. Thrombospondins as matricellular modulators of cell function. J Clin Invest 2001;107:929–934

［ 5 ］ Flügel-Koch C, Ohlmann A, Fuchshofer R, Welge-Lüssen U, Tamm ER. Thrombospondin-1 in the trabecular meshwork: localization in normal and glaucomatous eyes, and induction by TGF-beta1 and dexamethasone in vitro. Exp Eye Res 2004;79:649–663

［ 6 ］ Rhee DJ, Fariss RN, Brekken R, Sage EH, Russell P. The matricellular protein SPARC is expressed in human trabecular meshwork. Exp Eye Res 2003; 77:601–607

［ 7 ］ Tektas OY, Lütjen-Drecoll E. Structural changes of the trabecular meshwork in different kinds of glaucoma. Exp Eye Res 2009;88:769–775

［ 8 ］ Garron LK, Feeney ML, Hogan MJ, McEwen WK. Electron microscopic studies of the human eye. I. Preliminary investigations of the trabeculas. Am J Ophthalmol 1958;46(1 Pt 2):27–35

［ 9 ］ Levin LA, Adler FH. Adler's Physiology of the Eye. Edinburgh: Saunders/Elsevier; 2011:274–307

［10］ Caprioli J. Glaucoma: a disease of early cellular senescence. Invest Ophthalmol Vis Sci 2013;54:ORSF60-7

［11］ Gabelt BT, Kaufman PL. Changes in aqueous humor dynamics with age and glaucoma. Prog Retin Eye Res 2005;24:612–637

［12］ Chatterjee A, Villarreal G Jr, Rhee DJ. Matricellular proteins in the trabecular meshwork: review and update. J Ocul Pharmacol Ther 2014;30:447–463

［13］ Bradley JM, Vranka J, Colvis CM, et al. Effect of matrix metalloproteinases activity on outflow in perfused human organ culture. Invest Ophthalmol Vis Sci 1998;39:2649–2658

［14］ Picht G, Welge-Luessen U, Grehn F, Lütjen-Drecoll E. Transforming growth factor beta 2 levels in the aqueous humor in different types of glaucoma and the relation to filtering bleb development. Graefes Arch Clin Exp Ophthalmol 2001;239:199–207

［15］ Tripathi RC, Li J, Chan WF, Tripathi BJ. Aqueous humor in glaucomatous eyes contains an increased level of TGF-beta 2. Exp Eye Res 1994;59:723–727

［16］ Tamm E, Flügel C, Stefani FH, Rohen JW. Contractile cells in the human scleral spur. Exp Eye Res 1992;54:531–543

［17］ Tamm ER, Koch TA, Mayer B, Stefani FH, Lütjen-Drecoll E. Innervation of myofibroblast-like scleral spur cells in human monkey eyes. Invest Ophthalmol Vis Sci 1995;36:1633–1644

［18］ Tian B, Geiger B, Epstein DL, Kaufman PL. Cytoskeletal involvement in the regulation of aqueous humor outflow. Invest Ophthalmol Vis Sci 2000; 41:619–623

［19］ Wiederholt M, Thieme H, Stumpff F. The regulation of trabecular meshwork and ciliary muscle contractility. Prog Retin Eye Res 2000;19:271–295

［20］ Swaminathan SS, Oh DJ, Kang MH, et al. Secreted protein acidic and rich in cysteine (SPARC)-null mice exhibit more uniform outflow. Invest Ophthalmol Vis Sci 2013;54:2035–2047

［21］ Hann CR, Bahler CK, Johnson DH. Cationic ferritin and segmental flow through the trabecular meshwork. Invest Ophthalmol Vis Sci 2005;46: 1–7

［22］ Swaminathan SS, Oh DJ, Kang MH, Rhee DJ. Aqueous outflow: segmental and distal flow. J Cataract Refract Surg 2014;40:1263–1272

［23］ Alvarado J, Murphy C, Polansky J, Juster R. Age-related changes in trabecular meshwork cellularity. Invest Ophthalmol Vis Sci 1981;21:714–727

［24］ Grossniklaus HE, Nickerson JM, Edelhauser HF, Bergman LA, Berglin L. Anatomic alterations in aging and age-related diseases of the eye. Invest Ophthalmol Vis Sci 2013;54:ORSF23-7

［25］ Gottanka J, Johnson DH, Martus P, Lütjen-Drecoll E. Severity of optic nerve damage in eyes with POAG is correlated with changes in the trabecular meshwork. J Glaucoma 1997;6:123–132

［26］ Johnson M, Chan D, Read AT, Christensen C, Sit A, Ethier CR. The pore density in the inner wall endothelium of Schlemm's canal of glaucomatous eyes. Invest Ophthalmol Vis Sci 2002;43:2950–2955

［27］ Last JA, Pan T, Ding Y, et al. Elastic modulus determination of normal and glaucomatous human trabecular meshwork. Invest Ophthalmol Vis Sci 2011;52:2147–2152

［28］ Inatani M, Tanihara H, Katsuta H, Honjo M, Kido N, Honda Y. Transforming growth factor-beta 2 levels in aqueous humor of glaucomatous eyes. Graefes Arch Clin Exp Ophthalmol 2001;239:109–113

［29］ Ochiai Y, Ochiai H. Higher concentration of transforming growth factor-beta in aqueous humor of glaucomatous eyes and diabetic eyes. Jpn J Ophthalmol 2002;46:249–253

［30］ Kang MH, Oh DJ, Kang JH, Rhee DJ. Regulation of SPARC by transforming growth factor β2 in human trabecular meshwork. Invest Ophthalmol Vis Sci 2013;54:2523–2532

［31］ Abreu JG, Ketpura NI, Reversade B, De Robertis EM. Connective-tissue growth factor (CTGF) modulates cell signalling by BMP and TGF-beta. Nat Cell Biol 2002;4:599–604

［32］ Browne JG, Ho SL, Kane R, et al. Connective tissue growth factor is increased in pseudoexfoliation glaucoma. Invest Ophthalmol Vis Sci 2011; 52:3660–3666

［33］ Bhattacharya SK, Gabelt BT, Ruiz J, Picciani R, Kaufman PL. Cochlin expression in anterior segment organ culture models after TGFbeta2 treatment. Invest Ophthalmol Vis Sci 2009;50:551–559

［34］ Wordinger RJ, Fleenor DL, Hellberg PE, et al. Effects of TGF-beta2, BMP-4, and gremlin in the trabecular meshwork: implications for glaucoma. Invest Ophthalmol Vis Sci 2007;48:1191–1200

［35］ Wang WH, McNatt LG, Pang IH, et al. Increased expression of the WNT antagonist sFRP-1 in glaucoma elevates intraocular pressure. J Clin Invest 2008;118:1056–1064

［36］ Kaufman PL. Enhancing trabecular outflow by disrupting the actin cytoskeleton, increasing uveoscleral outflow with prostaglandins, and understanding the pathophysiology of presbyopia interrogating Mother Nature: asking why, asking how, recognizing the signs, following the trail. Exp Eye Res 2008;86:3–17

［37］ Epstein DL, Hashimoto JM, Anderson PJ, Grant WM. Effect of iodoacetamide perfusion on outflow facility and metabolism of the trabecular meshwork. Invest Ophthalmol Vis Sci 1981;20:625–631

［38］ Epstein DL, Patterson MM, Rivers SC, Anderson PJ. N-ethylmaleimide increases the facility of aqueous outflow of excised monkey and calf eyes. Invest Ophthalmol Vis Sci 1982;22:752–756

［39］ Lindenmayer JM, Kahn MG, Hertzmark E, Epstein DL. Morphology and function of the aqueous outflow system in monkey eyes perfused with sulfhydryl reagents. Invest Ophthalmol Vis Sci 1983;24:710–717

［40］ Wang SK, Chang RT. An emerging treatment option for glaucoma: Rho kinase inhibitors. Clin Ophthalmol 2014;8:883–890

［41］ Ritch R, Zink RC, et al. Latrunculin B (ins115644) reduces intraocular pressure (IOP) in ocular hypertension (OHT) and primary open angle glaucoma (POAG). Invest Ophthalmol Vis Sci 2010;51:6432

［42］ Kim N, Supuran C, et al. INO-8875, an adenosine A1 agonist, lowers intraocular pressure through the conventional outflow pathway. Invest Ophthalmol Vis Sci 2010;51:3238

3 小梁旁路如何影响 Schlemm 管压和表层巩膜静脉压的关系

How Does Trabecular Bypass Affect the Relationship Between Schlemm's Canal Pressure and Episcleral Venous Pressure?

Arthur J. Sit

存在于前房的房水通过小梁网流出途径（经典通路）要经过2个主要的阻力部位：① 小梁网（TM）和Schlemm管内壁。② 流出系统的末端，包含集液管末梢、房水静脉，最终到表层巩膜静脉。对流出系统末端而言，Schlemm管与表层巩膜静脉的压力梯度是房水外流的驱动力。通过降低小梁网外流阻力，小梁网旁路手术可能改变这种压力梯度，而对手术后长期效果产生影响。

与此相关的问题涉及：总的液体外流阻力接近多少？集液管末端与Schlemm管内压力差之间又有多少？在非人类的灵长类动物中，对Schlemm管压力和表层巩膜静脉压（episcleral venous pressure，EVP）直接测量显示：仅10%的阻力位于末端[1]。在人尸眼中，Grant[2, 3]证实75%的外流阻力位于Schlemm管近端。然而，Rosenquist等[4]报道，Grant在他们的试验中用的灌注压过高，而非生理性眼压状况，假定尸眼EVP为0的话，采用25 mmHg灌注压会导致前房到表层巩膜静脉的压力骤降，而大大高于生理状况。假设眼压（intraocular pressure，IOP）在15 mmHg，而EVP在7～8 mmHg，压力梯度仅7～8 mmHg，而不是25 mmHg。当高于7 mmHg的灌注压时，一个完全360°的小梁切开仅降低总阻力的50%。因此，预测Schlemm管内压力在正常眼中约等于IOP和EVP的平均值。

理论上讲，小梁旁路手术能使前房到Schlemm管的阻力减小。如果成功，Schlemm管内阻力至少

在手术区域应接近于前房内压力。如果末端阻力和EVP是一致的，Schlemm管和表层巩膜静脉间的压力差应该在大多病例中有所升高。例如，如果EVP为7 mmHg，IOP为21 mmHg，50%的外流阻力在Schlemm管，那么Schlemm管内压力与EVP压力差预测为IOP－EVP差的一半，也就是7 mmHg。如果减少小梁网阻力的一半，将会导致减少约33%的IOP－EVP压力差，产生16.3 mmHg的眼压。Schlemm管内压力与EVP压力差则升高至9.3 mmHg，这样升高的压力差的结果不得而知。然而，有可能外流系统末端阻力和EVP像小梁网阻力一样，是动态调节的，这样MIGS就可能产生长期效果。

有充分的证据表明小梁网途径存在自稳机制调节眼压[5]。因此有可能在房水外流途径末端也存在这种机制以防止低眼压的发生。从一个小节段范围的外流增加有可能引起剪切力诱导的血管收缩[6]。由于血管直径的变化能产生4倍的阻力变化，因此哪怕很小的血管直径变化，阻力都能产生显著变化。在此例中，Schlemm管与EVP压力差增加，也可能外流引起局部EVP的改变。表层巩膜血管网富含较多的动静脉吻合[7]，这些连接能够在一定范围调节EVP基线而调节眼压。在本例中，Schlemm管和表层静脉压力差将能得以维持，但后部压力将会升高。对MIGS后Schlemm管压与EVP的真正关系还有待进一步研究，这将在我们观察这些装置和手术的有效性中起到重要作用。

参考文献

[1] Mäepea O, Bill A. Pressures in the juxtacanalicular tissue and Schlemm's canal in monkeys. Exp Eye Res 1992;54:879–883

[2] Grant WM. Further studies on facility of flow through the trabecular meshwork. AMA Arch Opthalmol 1958;60(4 Part 1):523–533

[3] Grant WM. Facility of flow through the trabecular meshwork. AMA Arch Opthalmol 1955;54:245–248

[4] Rosenquist R, Epstein D, Melamed S, Johnson M, Grant WM. Outflow resistance of enucleated human eyes at two different perfusion pressures and different extents of trabeculotomy. Curr Eye Res 1989;8:1233–1240

[5] Acott TS, Kelley MJ, Keller KE, et al. Intraocular pressure homeostasis: maintaining balance in a high-pressure environment. J Ocul Pharmacol Ther 2014;30:94–101

[6] Segal SS. Regulation of blood flow in the microcirculation. Microcirculation 2005;12:33–45

[7] Kiel JW. The ocular circulation. In: Granger DN, Granger JP, eds. Synthesis Lectures on Integrated Systems Physiology: From Molecule to Function to Disease. San Rafael, CA: Morgan & Claypool Life Sciences; 2010

集液管在决定小梁旁路手术疗效中起到怎样的作用

What Role Do Collector Channels Play in Determining Outcomes of Trabecular Bypass Surgery?

Mark Johnson and Joel S. Schuman

在青光眼特征性眼压升高的病理过程中，现在的研究较多聚焦于小梁网和Schlemm管内壁的内皮细胞层，而集液管和房水静脉较少受到关注，因为这些管道被认为与青光眼的房水流出动力学关系不大[1, 2]，然而这些部位的阻力有可能在某些小梁旁路手术后的效果中起到重要作用。

房水流出阻力的最大部位位于小梁网和Schlemm管内壁。因此那些越过小梁网的旁路手术（例如经由内路的小梁切除术和小梁旁路手术）预期能将眼压降至比表层巩膜静脉压略高的水平，然而这些手术并不能将眼压降到预期的程度，这很可能就是由于集液管和房水静脉处存在阻力。

当房水从Schlemm管流出后进入集液管，集液管连接了房水和表层巩膜静脉以从静脉回流。集液管和房水静脉直径只有几微米，根据Poiseuille定律，可得出这些管道对流出阻力几乎不产生作用的结论[3]。然而，实验室结果对这一结论产生怀疑。Mäepea和Bill[4, 5]测量了灵长类动物眼Schlemm管内压力，发现其与表层巩膜静脉压几乎没有不同，这与Poiseuille定律一致。而另外一些研究者通过在360°小梁切开前、后灌注灵长类动物和人类的离体

眼球，预期能消除所有外流阻力使其接近于集液管和房水静脉的压力[6-11]；可结果发现至少还有25%外流阻力依然存在。这也在窦切开术中被证实[12]。可能在这些管道周围存在收缩细胞[13]，它们能改变局部管腔大小来增大流出阻力。

这种集液管的阻力作用在部分小梁切开术或在Schlemm管内插入一个支架后被放大。在此过程中，大量的房水通过小梁网旁路直接进入Schlemm管，甚至直接暴露于集液管口。在Schlemm管接近开口处节段的流速远高于生理状态下的流速，由于集液管存在潜在的流出阻力，所有的液流无法通过一两个集液管流出，从而使Schlemm管原先的流出范围增加到更大范围的集液管，这样才能使Schlemm管内压力快速降下来，而在正常生理状况下[14]，Schlemm管的流出阻力是可忽略不计的，这种阻力作用也可在集液管内继续产生。这就不难理解为什么在使用小梁切开刀或在Schlemm管内放置支架后的实际眼压会高于预期的眼压了。

因此，当在寻求通过消除或绕开小梁网阻力来降低房水外流阻力的同时，也应该考虑降低集液管和房水静脉的末端阻力来达到效果。

参考文献

[1] Johnson M, Erickson K. Mechanisms and routes of aqueous humor drainage. In: Albert DM, Jakobiec FA, ed. Principles and Practice of Ophthalmology. Philadelphia: Saunders; 2000:2577–2595

[2] Johnson M. What controls aqueous humour outflow resistance? Exp Eye Res 2006;82:545–557

[3] Rosenquist R, Epstein D, Melamed S, Johnson M, Grant WM. Outflow resistance of enucleated human eyes at two different perfusion pressures and different extents of trabeculotomy. Curr Eye Res 1989;8:1233–1240

[4] Mäepea O, Bill A. The pressures in the episcleral veins, Schlemm's canal and the trabecular meshwork in monkeys: effects of changes in intraocular pressure. Exp Eye Res 1989;49:645–663

[5] Mäepea O, Bill A. Pressures in the juxtacanalicular tissue and Schlemm's canal in monkeys. Exp Eye Res 1992;54:879–883

[6] Grant WM. Further studies on facility of flow through the trabecular meshwork. AMA Arch Opthalmol 1958;60(4 Part 1):523–533

[7] Grant WM. Experimental aqueous perfusion in enucleated human eyes. Arch Ophthalmol 1963;69:783–801

[8] Ellingsen BA, Grant WM. Trabeculotomy and sinusotomy in enucleated human eyes. Invest Ophthalmol 1972;11:21–28

[9] Van Buskirk EM, Grant WM. Lens depression and aqueous outflow in enucleated primate eyes. Am J Ophthalmol 1973;76:632–640

[10] Peterson WS, Jocson VL. Hyaluronidase effects on aqueous outflow resistance. Quantitative and localizing studies in the rhesus monkey eye. Am J Ophthalmol 1974;77:573–577

[11] Van Buskirk EM. Trabeculotomy in the immature, enucleated human eye. Invest Ophthalmol Vis Sci 1977;16:63–66

[12] Schuman JS, Chang W, Wang N, de Kater AW, Allingham RR. Excimer laser effects on outflow facility and outflow pathway morphology. Invest Ophthalmol Vis Sci 1999;40:1676–1680

[13] deKater A, Shahsafaei A, Epstein D. Localization of smooth muscle and nonmuscle actin isoforms in the human aqueous outflow in the human aqueous outflow pathway. Invest Ophthalmol Vis Sci 1992;33:424–429

[14] Johnson MC, Kamm RD. The role of Schlemm's canal in aqueous outflow from the human eye. Invest Ophthalmol Vis Sci 1983;24:320–325

5 节段性房水外流与小梁旁路
Segmental Aqueous Outflow and Trabecular Bypass

Alex Huang

房水从睫状体产生，进入前房，经由小梁网进入Schlemm管、集液管，穿过巩膜静脉网，最后流入表层巩膜静脉，最终进入全身静脉循环[1-3]。这样经典流出通路体系的二维观点给我们的印象是，房水流出是围绕着Schlemm管一周，均匀而逐渐离开角膜缘的过程，但事实并非如此。MIGS将房水引流到与小梁网不相关联的区域，使得我们对房水的节段性外流的理解具有更重要的临床意义，在这个时候房水通过经典通路和围绕眼周的不同区域的流出速率会有变化。

房水外流时呈节段性流出已经在不同生物种类中、用不同的方法被报道。在啮齿类动物、牛和人类利用前房中注入标记微粒的方法追踪房水流出中发现，通过小梁网途径的房水是节段性排出的[4-12]。这就提示在小梁网部位存在高流量和低流量区域，它们受细胞外基质——蛋白聚糖和它们的调节因子的影响[10,11]，甚至在Schlemm管内壁就可能因Rho激酶抑制的影响而存在节段性[12]。均匀的"漏斗"理论在房水通过小梁网和Schlemm管区域的节段性流出动力学中被提出[13]。然而，考虑到水分子量与微粒是不同的，后者很有可能通过不同的分子机制产生作用，例如通过吞噬穿过细胞或细胞旁路运动。尽管目前对于微粒流出的路径与液体或者房水的外流通路有多接近，但它的确向我们显示了小梁网节段性流出的可能性。

为了研究小梁网之后的路径，实时的脉管造影技术已经开展起来，主要操作是在人体的青光眼手术过程中在Schlemm管内插管后注入示踪剂[14-16]。尽管在这种方法中采用的示踪剂是在压力下运输，其路径可能不同于生理状况，但无论如何它也揭示了从Schlemm管以后的流出通路，与我们对经典通路中小梁网远端后的理解是一致的。

理想状况下，想要获取生理性相关的节段性外流，其显影应该是活体下、实时的，并且是相对生

理状况下的灌注压。围绕眼角膜缘一周的房水外流通道应该是能被观察到的，这样的发现能反映从前房到表层巩膜静脉的整个房水经典外流路径。

我们发展出一种房水显影技术，是一种新的房水实时外流显像方法[17]。它基于常规的视网膜静脉内造影技术原理，造影剂（或其他示踪剂）通过注入周围静脉来研究视网膜和脉络膜血流。而在房水造影中，2.5%荧光素（美国眼科学会曾将其定义为白内障手术的囊膜染色剂[18]）在生理压力下被注入前房。在离体猪眼球（图5-1）、牛眼球和人眼球中的房水血管造影中都显示有阳性和阴性信号，反映出在这种方式下存在节段性房水外流。荧光素显示路径可以穿过包括小梁网在内的整个经典的房水外流路径。我们正在利用此项技术在体外和体内测量眼球全周的相对外流速率，并有望用于人体。

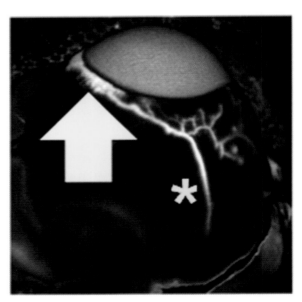

图5-1　猪眼球中的房水造影：在角膜缘区域可观察到房水的节段性外流（箭头），该处的集液管将房水引流到远端至表层巩膜静脉（星号）。本荧光素显影由 Heidelberg Spectralis 完成

MIGS 的小梁旁路手术通常是将手术区域选在患者鼻侧，但目前不清楚是否这个位置适合所有眼球，因为外流系统末端的分布和组织结构在每个眼球都是有差异的，这也就部分地解释了为何这种手术的成功率存在较大的差异。因此有可能将此旁路的位置个体化，使其更适合每只眼球节段性外流的特征，这样有可能提高此项手术的成功率。

财务声明

Alex Huang 从 Glaukos 公司和 Heidelberg 公司以研究材料的形式得到过经费支持。

参考文献

[1] Johnson M. What controls aqueous humour outflow resistance? Exp Eye Res 2006;82:545–557

[2] Swaminathan SS, Oh DJ, Kang MH, Rhee DJ. Aqueous outflow: segmental and distal flow. J Cataract Refract Surg 2014;40:1263–1272

[3] Ashton N. Anatomical study of Schlemm's canal and aqueous veins by means of neoprene casts. Part I. Aqueous veins. Br J Ophthalmol 1951;35:291–303

[4] Chang JY, Folz SJ, Laryea SN, Overby DR. Multi-scale analysis of segmental outflow patterns in human trabecular meshwork with changing intraocular pressure. J Ocul Pharmacol Ther 2014;30:213–223

[5] Battista SA, Lu Z, Hofmann S, Freddo T, Overby DR, Gong H. Reduction of the available area for aqueous humor outflow and increase in meshwork herniations into collector channels following acute IOP elevation in bovine eyes. Invest Ophthalmol Vis Sci 2008;49:5346–5352

[6] Swaminathan SS, Oh DJ, Kang MH, et al. Secreted protein acidic and rich in cysteine (SPARC)-null mice exhibit more uniform outflow. Invest Ophthalmol Vis Sci 2013;54:2035–2047

[7] Ethier CR, Chan DW. Cationic ferritin changes outflow facility in human eyes whereas anionic ferritin does not. Invest Ophthalmol Vis Sci 2001;42:1795–1802

[8] Lu Z, Overby DR, Scott PA, Freddo TF, Gong H. The mechanism of increasing outflow facility by rho-kinase inhibition with Y-27632 in bovine eyes. Exp Eye Res 2008;86:271–281

[9] Gong H, Francis A. Schlemm's canal and collector channels as therapeutic targets. In: Samples JR, Ahmed I, eds. Surgical Innovations in Glaucoma. New York: Springer; 2014

[10] Vranka JA, Bradley JM, Yang YF, Keller KE, Acott TS. Mapping molecular differences and extracellular matrix gene expression in segmental outflow pathways of the human ocular trabecular meshwork. PLoS ONE 2015;10:e0122483

[11] Keller KE, Bradley JM, Vranka JA, Acott TS. Segmental versican expression in the trabecular meshwork and involvement in outflow facility. Invest Ophthalmol Vis Sci 2011;52:5049–5057

[12] Sabanay I, Gabelt BT, Tian B, Kaufman PL, Geiger B. H-7 effects on the structure and fluid conductance of monkey trabecular meshwork. Arch Ophthalmol 2000;118:955–962

[13] Overby DR, Stamer WD, Johnson M. The changing paradigm of outflow resistance generation: towards synergistic models of the JCT and inner wall endothelium. Exp Eye Res 2009;88:656–670

[14] Aktas Z, Tian B, McDonald J, et al. Application of canaloplasty in glaucoma gene therapy: where are we? J Ocul Pharmacol Ther 2014;30:277–282

[15] Grieshaber MC, Pienaar A, Olivier J, Stegmann R. Clinical evaluation of the aqueous outflow system in primary open-angle glaucoma for canaloplasty. Invest Ophthalmol Vis Sci 2010;51:1498–1504

[16] Grieshaber MC. Ab externo Schlemm's canal surgery: viscocanalostomy and canaloplasty. Dev Ophthalmol 2012;50:109–124

[17] Saraswathy S, Tan JCH, Francis BA, Hinton DR, Weinreb RN, Huang AS. Aqueous angiography: a real-time, physiologic, and comprehensive aqueous humor outflow imaging technique. Manuscript in submission

[18] Jacobs DS, Cox TA, Wagoner MD, Ariyasu RG, Karp CL; American Academy of Ophthalmology; Ophthalmic Technology Assessment Committee Anterior Segment Panel. Capsule staining as an adjunct to cataract surgery: a report from the American Academy of Ophthalmology. Ophthalmology 2006;113:707–713

6 脉冲式房水外流方式对青光眼手术的指导
Pulsatile Aqueous Outflow Observations to Guide Glaucoma Surgery

Murray Johnstone

房水外流呈现脉冲式，这一简单而被广泛认可的观点[1, 2]，为手术医师提供了非常宝贵的信息[3-5]：用于控制房水外流机制的观察[6]、青光眼中的异常房水外流[3, 7]、手术方式的选择[8]、影响外引流手术的效果[9]等。利用有效的工具将此观点应用于手术中，包括使用裂隙灯、仔细且耐心的检查[4, 5]。脉冲式的房水外流为外流系统的功能特征以及全周自小梁网至表层巩膜静脉之间的外流途径是否健康提供了重要的线索（图6-1）。

脉冲流的起源和含义

脉冲式房水外流[10, 11]与起源于Schlemm管内（图6-1a）眼部脉冲同步[5]。这种脉冲具有明确的

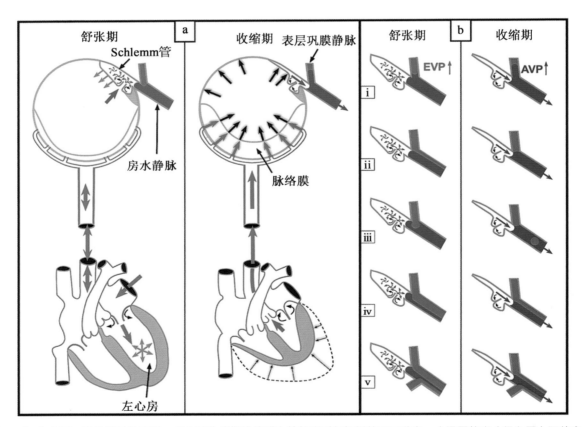

图6-1 （a）右图：液体脉冲的来源。在心脏收缩期脉络膜血管扩张引起短暂的眼压升高，小梁网扩张（绿色圈）驱使房水外流至Schlemm管，而形成一个房水脉冲进入房水静脉（海军蓝色）。（a）左图：心脏舒张期眼压下降，由双箭头显示。小梁网回弹，Schlemm管内压力降低，使前房里的房水得以进入Schlemm管。（b）（左图和右图）显示了在心脏舒张期（左）和心脏收缩期（右）的不同脉冲式房水（海军蓝色）表现情况（i～v）。（b）左图：在心脏舒张期，表层巩膜静脉压略高于房水静脉压，导致相对性表层巩膜静脉压升高，引起血液（红色）从表层巩膜静脉支流向房水静脉分叉口（i），或者混合入房水中（ii～v）。（b）右图：在心脏收缩期，房水静脉相对高压，引起短暂的房水运动（海军蓝色）流向表层巩膜静脉支（i），短暂的血液层消失（ii），朝房水流中拉出一个血液团（iii），在持续的房水层中形成一个摆动增加的层流（iv），或在房水静脉进入两条表层静脉时形成摆动的三层液流（v）

要求[12, 13]：① 有Schlemm管这样的储水池或腔。② 有小梁网这样的变形组织，能改变储水池的容积。③ 有眼部的脉搏（图6-1a）、眨眼和眼球运动所产生的摆动式压缩力，这样每一次的力量均能产生小梁组织的变形。

脉冲式房水外流在临床中可表现为：小梁网有足够的伸缩性和顺应性[14-16]，能通过它的变形来改变Schlemm管的容积[17]；集液管能开放[18]；巩膜内管道是独特的；前房内压与Schlemm管内压同表层巩膜静脉压之间存在微妙的动态平衡。

在青光眼患者中，很难见到脉冲式房水外流，而在进展期青光眼可以完全没有这种脉冲式房水外流，很可能是由于小梁网失去弹性导致的[7]，而这也与房水外流病理性减少相关。在这种情形下，由于小梁网对房水动力驱动的脉冲式外流的反应缺失或者不足而导致眼压的变化更大。

通常状况下，脉冲式房水外流是节段性的，在眼部全周的某些区域见到，而在另一些地方又可能没有。这种节段性脉冲式外流所在部位在一个人一生中常是不变的[3]。而在青光眼中，脉冲特征的迟滞提示这些部位的房水静脉功能仅能发挥部分作用，而用微创小梁旁路手术使重新开发利用这些脉冲式节段成为可能。相反，如果这些区域没有脉冲式外流，MIGS后则很可能不会成功。

如何发现房水静脉

房水静脉的分布非常不均匀，87%存在于下方象限，58%在鼻下象限的中线附近或以下（图6-2）[4, 19]。通常一眼仅1～3条房水静脉，这点并不奇怪，因为房水静脉的平均流量为1 μL/min，每条房水静脉的引流量能解释为何只需2条房水静脉即够用于房水的小梁通道外流[5, 20]。房水静脉有时主要以运输房水为主（图6-1b中ⅰ～ⅲ），这时它们几乎是透明的；而有时也运输血液（图6-1b中ⅳ，ⅴ），这时它们显示为红色（图6-3）；而这两种情况房水静脉其实都是很难被识别的[4]。

通过短暂的轻压下睑来稍微提高眼压以显示巩膜静脉的所在是可行的。在先前还是仅含血液的血管中经常能见到房水液团进入（图6-1b中ⅳ，ⅴ和图6-3）。在快速动态响应中，血液在数秒内快速

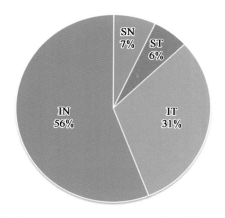

图6-2　房水静脉在各眼部象限的分布概率：鼻上（SN），颞上（ST），颞下（IT）和鼻下（IN）（引自De Vries S. De Zichtbare Afvoer Van Het Kamerwater. Amsterdam: Dukkerij Kinsbergen; 1947: 90）

充盈入房水静脉。这种快速地从血液充盈变为水充盈，而后又变回血液充盈的管道特征为房水静脉所特有。

在主要为房水的脉管中（图6-1b中ⅰ～ⅲ），前面提到的轻微压力促使一部分房水通过小梁网进入静脉集合系统流出眼球，可使眼压短暂降低；当眼压降至动态调节点以下时[7]，房水不再流入房水静脉，这时血液反流入之前透明的房水静脉中；然而在几秒后，眼压回到动态调节点时，逐渐积存的压力又驱动房水流出至房水静脉，房水静脉中的血液再次被透明的水液所取代。

一旦确认了房水静脉（图6-3），许多脉冲式房水外流的特征就易于被观察到，包括从静脉侧支来的间断血流团、脉冲式液体层流和三层液流（图6-1和图6-3）。

手术的价值

在临床中观察到的这些线索对于在MIGS放置旁路装置的位置选择时具有预测价值，在具有节段性外流区域放置装置使房水远端外流系统更接近于生理状态[8]，因此认为在这些节段性外流区域进行小梁旁路手术会更有效。

在植入了小梁旁路装置后，压迫眼球可观察到房水进入房水静脉，即可确认此时已与静脉系统建立了直接联系[9]；在此区域观察到手术后房水流出至房水静脉，即可确认手术达到了既定目的且能确保疗效。

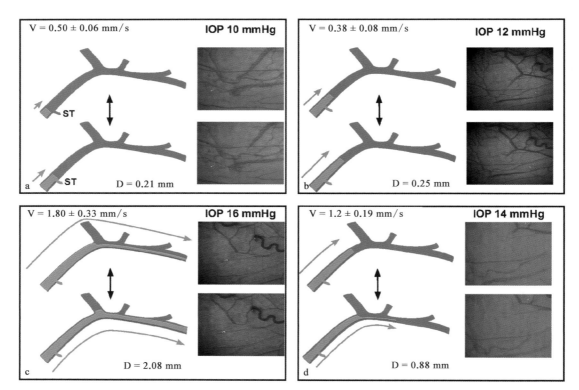

图 6-3　序贯图显示了一名 59 岁男性在饮水试验后眼压改变引起的脉冲式房水外流入房水静脉的反应。由于眼压升高（加逗号），随着房水的运动，房水静脉中的液柱长度增加，沿着混合了之前包含血液的静脉一起向前运动。而且，每次脉冲流的增加，导致更多的房水［增大每搏输出量（V）］随着每一次心脏收缩进入静脉。这种增大每搏输出量的方式在使用了促进房水引流药物后也存在，这样便会使房水流出的总量增加，从而降低眼压。（a）IOP 基线为 10 mmHg，房水柱长（D）显示了每一次心脏收缩房水静脉的波前移动的距离，仅在每次心脏收缩期，长时间的切向力作用才能引起液体进入小静脉分支（ST）。（b）IOP 升高至 12 mmHg，在心脏收缩期产生更大的房水柱长，沿着房水静脉的巩膜穿出点向更远端移动，而分支静脉（ST）无论在心脏舒张期还是收缩期都有房水充盈。（c）在 IOP 为 14 mmHg 时，房水脉冲速率和房水柱长都在每次心脏收缩期增加。（d）这一趋势一直延续到眼压升高至 16 mmHg

参考文献

［1］ Ascher KW. Aqueous veins. Am J Ophth 1942;25:31–38

［2］ Goldmann H. Abfluss des Kammerwassers beim Menschen. Ophthalmologica 1946;111:146–152

［3］ Ascher KW. The Aqueous Veins: Biomicroscopic Study of the Aqueous Humor Elimination. Springfield, IL: Charles C. Thomas; 1961:251

［4］ Johnstone M, Jamil A, Martin E. Aqueous veins and open angle glaucoma. In: Schacknow PN, Samples JR, eds. The Glaucoma Book. New York: Springer; 2010:65–78

［5］ Johnstone M, Martin E, Jamil A. Pulsatile flow into the aqueous veins: manifestations in normal and glaucomatous eyes. Exp Eye Res 2011;92:318–327

［6］ Johnstone MA. The aqueous outflow system as a mechanical pump: evidence from examination of tissue and aqueous movement in human and non-human primates. J Glaucoma 2004;13:421–438

［7］ Johnstone MA. A new model describes an aqueous outflow pump and explores causes of pump failure in glaucoma. In: Grehn H, Stamper R, eds. Essentials in Ophthalmology: Glaucoma II. Heidelberg: Springer; 2006

［8］ Saheb H, Ahmed II. Micro-invasive glaucoma surgery: current perspectives and future directions. Curr Opin Ophthalmol 2012;23:96–104

［9］ Fellman RL, Grover DS. Episcleral venous fluid wave: intraoperative evidence for patency of the conventional outflow system. J Glaucoma 2014;23:347–350

［10］ Coleman DJ, Trokel S. Direct-recorded intraocular pressure variations in a human subject. Arch Ophthalmol 1969;82:637–640

［11］ Phillips CI, Tsukahara S, Hosaka O, Adams W. Ocular pulsation correlates with ocular tension: the choroid as piston for an aqueous pump? Ophthalmic Res 1992;24:338–343

［12］ LaBarbera M, Vogel S. The design of fluid transport systems in organisms. Am Sci 1982;70:54–60

［13］ Zamir M, Ritman E. The Physics of Pulsatile Flow. Biological Physics Series. New York: AIP Press, Springer-Verlag; 2000:174

［14］ Johnstone MA, Grant WG. Pressure-dependent changes in structures of the aqueous outflow system of human and monkey eyes. Am J Ophthalmol 1973;75:365–383

［15］ Li P, Reif R, Zhi Z, et al. Phase-sensitive optical coherence tomography characterization of pulse-induced trabecular meshwork displacement in ex vivo nonhuman primate eyes. J Biomed Opt 2012;17:076026

［16］ Li P, Shen TT, Johnstone M, Wang RK. Pulsatile motion of the trabecular meshwork in healthy human subjects quantified by phase-sensitive optical coherence tomography. Biomed Opt Express 2013;4:2051–2065

［17］ Johnstone MA. Intraocular pressure regulation: findings of pulse-dependent trabecular meshwork motion lead to unifying concepts of intraocular pressure homeostasis. J Ocul Pharmacol Ther 2014;30:88–93

［18］ Hariri S, Johnstone M, Jiang Y, et al. Platform to investigate aqueous outflow system structure and pressure-dependent motion using high-resolution spectral domain optical coherence tomography. J Biomed Opt 2014;19:106013

［19］ De Vries S. De Zichtbare Afvoer Van Het Kamerwater. Amsterdam: Dukkerij Kinsbergen; 1947

［20］ Stepanik J. Measuring velocity of flow in aqueous veins. Am J Ophthalmol 1954;37:918–922

7 超声波对房水动力学的影响作用
The Effect of Ultrasound on Aqueous Dynamics

Donald Schwartz

超声波在医学治疗中有许多应用潜力。众多眼科医师对白内障超声乳化非常熟悉，主要是超声可用于乳化粉碎晶状体核。除了它的震动效应，超声波还有一些非常重要的作用，比如它所具有的超声相关热效应，在白内障手术中需要引起重视并快速消除；此外在低频超声波中发现可能存在一种效应，可通过小梁网内牵拉作用来激发细胞间活动[1]。

利用超声波来治疗青光眼，最早的工作是在Cornell[2, 3]的Jackson Coleman团队开展的。这一装置在20世纪80年代商业化，成为超声波在医学中的首次应用之一，被称为"治疗性超声系统"（Sonocare, Ridgewood, NJ），这一治疗方法采用高能聚焦超声（high-intensity focused ultrasound, HIFU）。这种超声聚焦于睫状体，通过睫状体的热效应破坏力来减少房水生成。后来，有人认为除此以外，由于其将巩膜壁打薄了，在促进房水外流中也起了作用。而难治性葡萄膜炎、巩膜壁变薄甚至眼球痨等并发症导致这一装置在临床被弃用。

近来，法国Lyon的EyeTechCare公司利用HIFU发明了更精准减少房水生成的装置[4]，该装置（EyeOP1）采用了更精确消融睫状体的技术治疗难治性青光眼。它有一个接触眼球的环，具有6个压电装置可精确定位于传感器上而控制组织的治疗量，因此减少了严重副作用的发生。

非聚焦超声利用其震动效应来清除小梁网间碎屑的设想20世纪90年代在瑞典的Bjorn Svedbergh实现过，但对眼压只有有限且短暂的效果[5]。一个机械性摆动装置——深层波动小梁成形术（deep wave trabeculoplasty, DWP），利用了外部音频（而非超声）来拉开小梁网[6]，目前处于早期研究阶段。

从2006年开始，我在研发一种低能量、低频率的聚焦超声装置来降低眼压[7, 8]（图7-1）。这种青光眼超声治疗设备（TUG; EyeSonix, Long Beach,

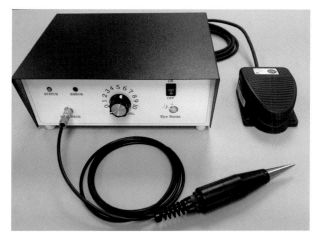

图 7-1 工作状态的青光眼超声治疗设备（TUG）原型

CA）预期能在小梁网部位产生组合的振动和温和的、受控的热疗效果。产生的热量较少，低于45℃，因为高于此温度就可能造成组织损伤，并且会产生疼痛[9]；略低于此温度时，仅产生轻微的炎症反应，而这种热效应引起的炎症反应可能激活细胞因子链[10-12]，从而降低眼压，在白内障超声乳化手术后可能发生了类似情况[13-17]。

这种方法可用于治疗早期到中期的开角型青光眼，提高房水外流量降低眼压（图7-2）。早期的临

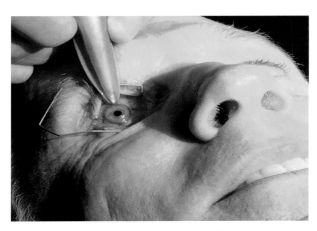

图 7-2 用 TUG 设备在角巩膜缘进行治疗

床研究表明，在超过80%的治疗患者中有至少20%的眼压降幅[7]，其中包含了一些单用药物不够控制到理想状态眼压的患者，对他们的治疗效果可持续至少6个月。对80名治疗患者的检查发现该治疗很少有副作用，最常见的为治疗后1天炎症反应，与选择性激光小梁成形术（selective laser trabeculoplasty, SLT）后相似。这时，轻微的眼部刺激症状裂隙灯下检查表现为中度结膜充血和轻微前房闪辉而不伴有细胞[18]。

尽管最初设想提高房水外流主要是通过热效应对小梁网微观解剖学的影响，来增大房水外流[8]，与氩激光小梁成形术（argon laser trabeculoplasty, ALT）效果相似[19, 20]。可最近的研究表明，超声引起的眼压下降通过类似于SLT的原理（或者它的前身ALT），激发细胞因子链作用产生[21]，这种效应可能通过增加基质蛋白酶、促进巨噬细胞活动和改变邻管组织的细胞间连接来降低眼压[22-25]。或许TUG超声与SLT治疗青光眼都是通过相同的细胞因子途径介导眼压降低。

财务声明

Donald Schwartz 为 EyeSonix 公司的创立者和所有人。

参考文献

[1] Wang N, Chintala SK, Fini ME, Schuman JS. Ultrasound activates the TM ELAM-1/IL-1/NF-kappaB response: a potential mechanism for intraocular pressure reduction after phacoemulsification. Invest Ophthalmol Vis Sci 2003;44:1977–1981

[2] Silverman RH, Vogelsang B, Rondeau MJ, Coleman DJ. Therapeutic ultrasound for the treatment of glaucoma. Am J Ophthalmol 1991;111:327–337 Erratum in: Am J Ophthalmol 1991;112:105

[3] Valtot F, Kopel J, Haut J. Treatment of glaucoma with high intensity focused ultrasound. Int Ophthalmol 1989;13:167–170

[4] Aptel F, Charrel T, Lafon C, et al. Miniaturized high-intensity focused ultrasound device in patients with glaucoma: a clinical pilot study. Invest Ophthalmol Vis Sci 2011;52:8747–8753

[5] Svedbergh B, personal communication

[6] Ocutherix. www.ocutherix.com. Accessed January 23, 2015

[7] Schwartz D, Samples J, Korosteleva O. Therapeutic ultrasound for glaucoma: clinical use of a low frequency, low power ultrasound for lowering intraocular pressure. J Ther Ultrasound 2014;2:15

[8] Samples JR, Ahmed IIK, eds. Surgical Innovations in Glaucoma. New York: Springer; 2014:227

[9] Roti Roti JL. Cellular responses to hyperthermia (40-46 degrees C): cell killing and molecular events. Int J Hyperthermia 2008;24:3–15

[10] Haveman J, Geerdink AG, Rodermond HM. Cytokine production after whole body and localized hyperthermia. Int J Hyperthermia 1996;12:791–800

[11] Katschinski DM, Wiedemann GJ, Longo W, d'Oleire FR, Spriggs D, Robins HI. Whole body hyperthermia cytokine induction: a review, and unifying hypothesis for myeloprotection in the setting of cytotoxic therapy. Cytokine Growth Factor Rev 1999;10:93–97

[12] Robins HI, Kutz M, Wiedemann GJ, et al. Cytokine induction by 41.8 degrees C whole body hyperthermia. Cancer Lett 1995;97:195–201

[13] Poley BJ, Lindstrom RL, Samuelson TW. Long-term effects of phacoemulsification with intraocular lens implantation in normotensive and ocular hypertensive eyes. J Cataract Refract Surg 2008;34:735–742

[14] Bowling B, Calladine D. Routine reduction of glaucoma medication following phacoemulsification. J Cataract Refract Surg 2009;35:406–407, author reply 407

[15] Shingleton BJ, Laul A, Nagao K, et al. Effect of phacoemulsification on intraocular pressure in eyes with pseudoexfoliation: single-surgeon series. J Cataract Refract Surg 2008;34:1834–1841

[16] Pohjalainen T, Vesti E, Uusitalo RJ, Laatikainen L. Phacoemulsification and intraocular lens implantation in eyes with open-angle glaucoma. Acta Ophthalmol Scand 2001;79:313–316

[17] Mierzejewski A, Eliks I, Kałuzny B, Zygulska M, Harasimowicz B, Kałuzny JJ. Cataract phacoemulsification and intraocular pressure in glaucoma patients. Klin Oczna 2008;110:11–17

[18] Schwartz D. Therapeutic Ultrasound for Glaucoma. Presented at the Glaucoma Research Foundation, Glaucoma 360, San Francisco, February 2015

[19] Worthen DM, Wickham MG. Argon laser trabeculotomy. Trans Am Acad Ophthalmol Otolaryngol 1974;78:OP371–OP375

[20] Wise JB, Witter SL. Argon laser therapy for open-angle glaucoma. A pilot study. Arch Ophthalmol 1979;97:319–322

[21] Kelley M. Personal communication on TNF triggering by TUG device in porcine eyes

[22] Bradley JM, Anderssohn AM, Colvis CM, et al. Mediation of laser trabeculoplasty-induced matrix metalloproteinase expression by IL-1beta and TNFalpha. Invest Ophthalmol Vis Sci 2000;41:422–430

[23] Alvarado JA, Alvarado RG, Yeh RF, Franse-Carman L, Marcellino GR, Brownstein MJ. A new insight into the cellular regulation of aqueous outflow: how trabecular meshwork endothelial cells drive a mechanism that regulates the permeability of Schlemm's canal endothelial cells. Br J Ophthalmol 2005;89:1500–1505

[24] Zhang X, Schroeder A, Callahan EM, et al. Constitutive signalling pathway activity in trabecular meshwork cells from glaucomatous eyes. Exp Eye Res 2006;82:968–973

[25] Wang N, Chintala SK, Fini ME, Schuman JS. Activation of a tissue-specific stress response in the aqueous outflow pathway of the eye defines the glaucoma disease phenotype. Nat Med 2001;7:304–309

8 声波对房水外流的影响作用
Sonic Effect on Aqueous Outflow

Malik Y. Kahook

青光眼的治疗往往遵循相同的顺序：局部药物治疗、激光小梁成形术（LT）、侵入性手术。每一种治疗途径都各有优劣。局部药物治疗非常安全，但非常依赖于患者依从性；侵入性手术，如小梁切除术和青光眼引流物植入术，在降低眼压方面疗效确切，但同时也常常伴随着并发症的风险。激光小梁成形术往往作为药物治疗和侵入性治疗之间的桥梁选择，其有效性和安全性也介于两者之间。而激光后的眼压降低往往随着时间推移而逐渐减弱，重复施行又大多得不到初次治疗时的效果。在提高患者依从性和降低眼压疗效方面，我们正在做出各种努力开发新的治疗手段，在局部药物治疗与侵入性手术之间找出新的治疗手段，以使患者在一生的治疗中有可重复进行的治疗选择。

正在进行深层波动小梁成形术（deep wave trabeculoplasty, DWT）用于开角型青光眼和高眼压症的降眼压治疗研究。该设备（图8-1）应用局部机械性摆动（低幅、音波频率）在眼球近角巩膜缘区域表面、小梁网前方工作。在健康眼，眼压动力学稳态部分受调于压力诱导的经典房水外流通道细胞的收缩，引起ATP释放、细胞外基质代谢和Schlemm管的屏障功能。DWT设备在巩膜外作用的反应被设想为拉开经典房水外流途径组织、引起ATP释放、促进信号转导途径来增加房水流出易度，以降低眼压。临床前研究（表8-1和图8-2）以及首个人类临床试验中证实，DWT具有良好的安全性和有效性。

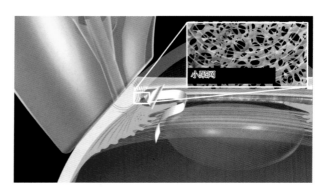

图 8-1 放置深层波动小梁成形术（DWT）的摆动头于角巩膜缘，深部接近小梁网部位

表 8-1 在棕色挪威大鼠一眼进行治疗后 1 个月眼压下降结果，对侧眼作为对照

	研 究 组	对 照 组
Rat A	（27，26，24，22）	（28，28，27，29）
Rat B	（28，26，25，21）	（29，30，29，29）
Rat C	（27，24，23，23）	（27，27，28，27）
Rat D	（28，27，25，22）	（29，29，27，28）
Rat E	（29，26，26，20）	（30，28，28，27）
Rat F	（27，26，25，22）	（26，27，27，28）
Rat G	（30，29，27，23）	（29，29，28，29）
Rat H	（31，30，28，21）	（26，26，27，28）

（续表）

	研　究　组		对　照　组
Rat I	（27，26，27，20）		（26，25，25，26）

总体研究组：
基线（BL）：28.22 ± 1.48　　2个月后：26.67 ± 1.80　　15个月后：25.56 ± 1.59　　1周后：21.56 ± 1.13
总体对照组：
BL：27.78 ± 1.47　　2个月后：27.67 ± 1.49　　15个月后：27.33 ± 1.05　　1周后：27.89 ± 0.99

研究组　　　$P=0.06$ BL *vs.* 2个月　　　$P=0.002$ BL *vs.* 15个月　　　$P<0.001$ BL *vs.* 1周
对照组　　　$P=0.88$ BL *vs.* 2个月　　　$P=0.47$　BL *vs.* 15个月　　　$P=0.85$　BL *vs.* 1周

注：眼压测量用mmHg表示。

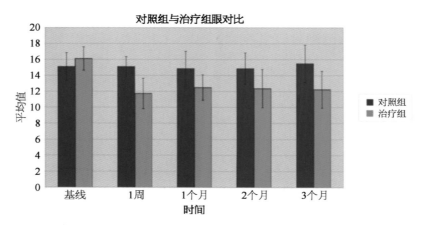

图 8-2　新西兰大白兔治疗 3 个月后眼压从 16.13 ± 1.46 mmHg 降至 12.25 ± 2.31 mmHg，有 3.88 mmHg（24%）眼压降幅。未治疗的对侧眼眼压与基线相比无统计学差异

　　在首个人类临床试验中，纳入 30 名原发性开角型青光眼患者（基线洗脱后眼压在 22 ～ 36 mmHg）进行了 3 个月随访。每名患者一眼随机进入 DWT 治疗组（单眼单次治疗），对侧眼作为对照。治疗前药物洗脱 1 个月，随访中研究者可根据情况选择是否对升高的眼压用药；治疗前及每次随访，均进行眼压测量、常规裂隙灯检查。在每次的随访中，治疗眼较基线眼压均有明显降低，差异具有统计学意义，在治疗后 3 个月的平均降幅为 26%（图 8-3）。对药物的依赖也从基线平均的 2 种药物降低到随访

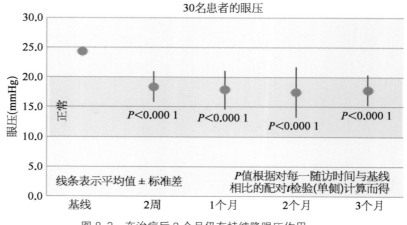

图 8-3　在治疗后 3 个月仍有持续降眼压作用

时的0.6种。对照眼由于缺乏对眼压的控制，则需要重新开始药物治疗，并增大使用频率。这些结果说明了这一治疗方法具有降低眼压和减少用药的作用。然而，更长时间的随访以及与主动对照（如激光小梁成形术）的头对头临床试验还有待开展来得出结论。

同激光小梁成形术、MIGS、经典青光眼手术相比，DWT具有创伤更小、不造成永久性组织损伤和保存使用其他方法可能性的优点。同药物相比，DWT消除了患者依从性方面的顾虑，减少了药物使用频次。由于其具有良好的安全性和有效性，DWT有望成为继药物治疗后、侵入性青光眼手术前的二线治疗可选方案。如果长期安全性、有效性和可重复性能被证实，DWT有望成为局部保守治疗的一线治疗手段。目前正在进行进一步研究，此新兴治疗手段有望在几年内造福青光眼患者。

财务声明

Malik Y. Kahook 是声波治疗的发明者，并持有两项专利。

IB
葡萄膜巩膜流出途径
Uveoscleral Outflow

9 葡萄膜巩膜途径的结构与机制
Structure and Mechanisms of Uveoscleral Outflow

Alex Huang and Robert N. Weinreb

　　敏锐的观察者已经注意到房水从眼部的流出有不同的引流途径。首先被注意到的是表层巩膜静脉血中的细胞数较外周静脉血中的要少，这要么是由于该血液被眼内流出的液体所稀释，要么就是血细胞移动到眼球内了[1]。血液稀释理论最终使经典的小梁网外流途径的房水外流方式得以发现，这是第一条被发现的引流途径[2]。1965年Anders Bill[3]在恒河猴的前房内注入[125]I标记的放射性白蛋白，有总量20%的放射性物质不在经典通路内（图9-1）。因此，一定存在第二条引流途径，寻找这一神秘侧支的过程中发现了葡萄膜巩膜流出途径。今天，这第二条引流途径——葡萄膜巩膜途径已经成为一个主要的药物治疗和可能的手术治疗靶点，用于治疗青光眼，降低眼压[4]。

种系差异、直接测量和意外所得

　　葡萄膜巩膜流出途径比较难以测量，直接测量的方法需要使用示踪剂，比如放射性蛋白[3, 5, 6]、India墨水[7]和荧光右旋糖酐[8, 9]。将示踪剂注入眼内，然后在周围血中测量示踪剂的最终浓度。在经过周围血分布与注入前房总量进行校正计算后可得出葡萄膜巩膜流出途径的量[6, 10]。这种直接测量的方法在动物中较容易施行，在人类中，仅在很少拟施行眼球摘除术前的眼肿瘤患者中做过[11]。

　　直接测量的方法用于计算各种动物的葡萄膜巩膜途径流出量（表9-1）。从流出总量的百分比看，一些种类动物仅有很少量房水通过葡萄膜巩膜途径流出（猫和兔），一些种类有少量房水通过葡萄膜巩膜途径流出（狗和人），一些有较大量房水通过葡萄膜巩膜途径流出（猴）。因此，当年Anders Bill首先选择了猴作为实验动物研究葡萄膜巩膜途径。

年龄差异、间接测量和意外所得

　　为了使研究葡萄膜巩膜途径的测量更简单，间接测量更易于在人类中应用发展。间接方法不管是否使用房水抑制剂，都应用Goldmann公式来计算房水动力学参数[12]。

　　基本Goldmann公式（$IOP=F_{in}(R)+EVP$）[13]（最简单的数学模型）预测眼压为房水产生（F_{in}；μL/min）、小梁网流出阻力（R；mmHg*min/μL）和表层巩膜

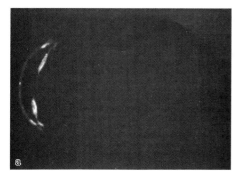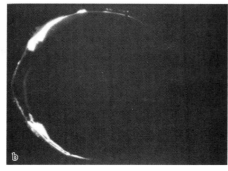

图 9-1 猴的葡萄膜巩膜外流途径自发荧光显示猕猴在葡萄膜巩膜途径外流路径中聚集的放射标记示踪剂。(a) 毛果芸香碱处理。(b) 阿托品处理 [经 Elsevier 许可，引自 Bill A. Effects of atropine and pilocarpine on aqueous humour dynamics in cynomolgus monkeys (Macaca irus). Exp Eye Res 1967; 6:120-125]

表 9-1　葡萄膜巩膜外流途径的种间差异

品　　种	总外流量中葡萄膜巩膜外流途径占比（%）	PMID 引用号
猴	35 ～ 60	5001096[12]
猫	3	2678147[13]
兔	3 ～ 8	5982257[14] 和 1559555[15]
狗（比格犬）	15	2578758[16]
人	4 ～ 14	5130270[11]

注：引自 Alm A, Nilsson SF. Uveoscleral outflow-a review. Exp Eye Res 2009; 88:760-768。

静脉压（EVP; mmHg）之间的关系，并没有考虑葡萄膜巩膜流出途径。为了计算这部分流量，修正 Goldmann 基本公式中变量 F 为包括葡萄膜巩膜途径的 F_u。因此，Goldmann 公式就被扩展为 $IOP=(F_{in}-F_u)(R)+EVP$[14]。

小梁网流出途径被认为是压力依赖的，因为它呈现出压力性梯度下降（升高眼压后伴随着流出增加）；而葡萄膜巩膜途径被认为是非压力依赖的，在一个生理范围内较少受到眼压的影响。非压力依赖的葡萄膜巩膜途径不代表这条通路没有阻力。并且，葡萄膜巩膜通路的解剖显示，其阻力在眼内沿着流出道中一直存在，不是很受生理性相关眼压影响，因此葡萄膜巩膜流出途径成为前面提到的 F 变量更好的模型。

在修正过的 Goldmann 公式中，可通过测量压平眼压计算 F_u，用荧光光度测定法计算 F_{in}[15]，用 Schiotz 眼压计计算 R[16]，用压力表测量 EVP[17]。当然，间接测量法存在一些局限性，修正过的 Goldmann 公式中每一项参数都是被估计的，这样形成总的预测值。尽管这一公式已经引入了葡萄膜巩膜途径并进行了修正，严谨的研究者强调这些局限性可能潜在造成一些误差，尤其是在人类的间接计

算过程中。

葡萄膜巩膜流出途径，无论是直接还是间接方法测量，都随年龄而变化。在罹患眼肿瘤的老年人（54 ～ 65 岁）[11] 中测得的葡萄膜巩膜途径外流非常少，但在后续研究中发现，年轻人中的葡萄膜巩膜途径外流比老年人高出近 40%[18]。这点与 Anders Bill 最初对于幼年恒河猴葡萄膜巩膜途径最初的偶然发现一致[6]，当时也对猴的年龄进行了分组[19]。年龄对葡萄膜巩膜途径外流的影响跟青光眼与年龄相关也是一致的，并且可能在青光眼的狗类与高眼压的人类中葡萄膜巩膜途径外流也是降低的[20]。

葡萄膜巩膜流出途径的解剖

葡萄膜巩膜这一概念，来自不同方法对其定义，包含了 Anders Bill 最初的描述，正确地反映了该通路的实质。葡萄膜巩膜途径外流通过房水的脉冲式发生，经由睫状肌进入睫状体上腔，然后进入脉络膜和脉络膜上腔，而后经过巩膜导水管的血管周围间隙，或直接通过渗透性的巩膜胶原束（图 9-2）离开眼球。

不同形态学特征应该列入考虑。猴眼的葡萄膜巩膜途径具有较大占比是因为它的睫状肌高度发

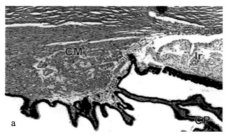 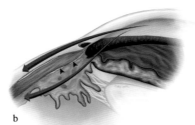 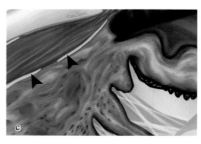

图 9-2　前部葡萄膜巩膜流出途径的解剖。（a）一名 34 岁男性的房角和睫状体附近的正常解剖（Masson 染色）。CM，睫状肌；CP，睫状突；Ir，虹膜（经 Elsevier 许可，引自 Alm A, Nilsson SF. Uveoscleral outflow-a review. Exp Eye Res 2009; 88: 760-768）。（b）睫状肌间的裂缝（箭头）提供葡萄膜巩膜途径外流。正常解剖示意图。蓝色箭头显示经典房水外流途径，红色箭头显示葡萄膜巩膜外流途径。（c）睫状体间隙的扩大示意图（箭头）

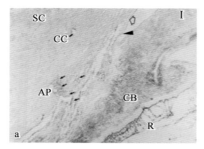 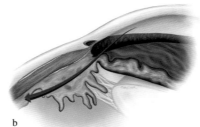 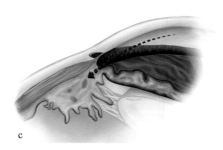

图 9-3　兔的葡萄膜巩膜外流途径。（a）兔睫状体充满了透明质酸（粉色）。AP，房水丛；CB，睫状体；CC，集液管；I，虹膜；R，玻璃体残留；Sc，巩膜。（b）正常葡萄膜巩膜外流途径解剖和裂隙示意图。红色箭头显示葡萄膜巩膜外流途径（经 Elsevier 许可，引自 Lutjen-Drecoll E, Schenholm M, Tamm E, Tengblad A. Visualization of hyaluronic acid in the anterior segment of rabbit and monkey eyes. Exp Eye Res 1990; 51: 55-63）。（c）兔睫状体充满透明质酸裂隙解剖示意图（粉色）。红色箭头显示葡萄膜巩膜外流途径

达，其 3 个不同部分由于肌纤维的不同走行而表现非常明显[21, 22]。在副交感神经控制下的纵行肌收缩牵引巩膜突，拉伸小梁网而使房水小梁网途径流出易度增加。环形肌也受副交感神经控制，收缩睫状肌肌环直径，根据 Helmholtz 的调节理论，这样便使悬韧带张力减小产生调节[23]。然而在放松状态下，猴睫状肌的肌肉间结缔组织稀疏，这样大的间隙可使房水直接进入其中[24]。当肌肉收缩时这些间隙消失，这就可解释在使用毛果芸香碱处理后葡萄膜巩膜途径外流减少的原因（图 9-1）；请见下文的葡萄膜巩膜途径外流的收缩调节部分[24]。与此相比，尽管兔睫状肌无论组织学还是电镜研究都显示与灵长类动物具有相似的大空隙，但用不含有机溶剂的冰冻切片显示这些空隙中充满了透明质酸，因此可以解释葡萄膜巩膜途径存在水屏障，也就解释了猴和兔的差异（图 9-3）[25]。

随着年龄的增长，灵长类的调节力逐渐消失，睫状肌纤维间的大空隙逐渐改变，猴眼中可见到大块色素细胞填满这些空隙（图 9-4）[26]。人类中，

增多的结缔组织沉积，在年轻时见到的睫状肌间大空隙逐渐消失（图 9-5）[21]。在脉络膜和巩膜远端，弹力纤维的电子密度增高，脉络膜弹性蛋白消失，胶原变得更加交错连接且变厚，给人印象就是巩膜内的板块形成。

有趣的是，在青光眼患者中，睫状肌鞘膜和肌腱增厚，形成盘状沉积，因此肌肉纤维表现出融合形态（图 9-6）[27]。这种病理性改变能解释上面提到的在青光眼性犬[28]和人类的高眼压[20]眼球中观察到的葡萄膜巩膜外流途径的异常。

综上，不同种类和年龄组生物的数据提示大的睫状肌间隙是前房水经葡萄膜巩膜途径外流的起始，这也许在限制房水外流速率中起到重要作用，也是产生高眼压的病理机制。

葡萄膜巩膜流出途径的收缩调节因子

葡萄膜巩膜流出途径的关键调节因素是睫状肌收缩和细胞外基质的动力学。

毛果芸香碱（胆碱能受体激动剂）和阿托

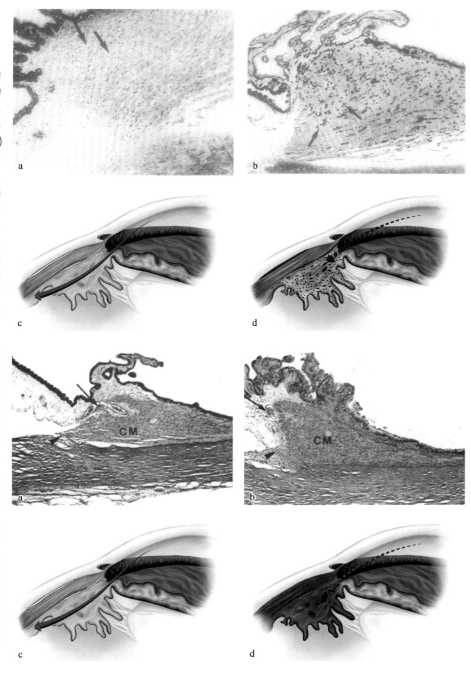

图 9-4 随着年龄增长，猴的葡萄膜巩膜外流途径。(a) 幼猴睫状体显示出裂隙（箭头）。(b) 老年猴的睫状体显示裂隙消失，被色素取代（箭头）（经 Elsevier 许可，a、b 引自 Lutjen-Drecoll E, Tamm E, Kaufman PL. Age changes in rhesus monkey ciliary muscle: light and electron microscopy. Exp Eye Res 1988; 47: 885–899）。(c) 幼猴葡萄膜巩膜外流途径解剖示意图。红色箭头显示葡萄膜巩膜外流途径。(d) 老年猴显示出色素沉积（黑色点），红色箭头显示葡萄膜巩膜外流途径

图 9-5 随着年龄增长，人的葡萄膜巩膜外流途径。(a) 年轻人睫状体显示出裂隙（箭头）。CM，睫状肌。(b) 老年人的睫状体显示裂隙消失，被细胞外基质取代（箭头）（经 Elsevier 许可，a、b 引自 Tamm S, Tamm E, Rohen JW. Age-related changes of the human ciliary muscle. A quantitative morphometric study. The arrowhead points to the scleral spur. Mech Aging Dev 1992; 62: 209–221）。(c) 年轻人葡萄膜巩膜外流途径解剖示意图（红色箭头）。(d) 老年人显示细胞外基质沉积示意图（蓝色着染增加），红色箭头显示葡萄膜巩膜外流途径

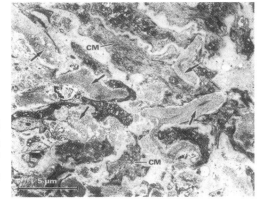

图 9-6 青光眼患者的睫状体和肌肉的电镜照片，箭头所指为盘状沉积物。CM，睫状肌（经 Elsevier 许可，引自 Lutjen-Drecoll E, Shimizu T, Rohrbach M, Rohen JW. Quantitative analysis of "plaque material" between ciliary muscle tips in normal-and glaucomatous eyes. Exp Eye Res 1986; 42: 457–465）

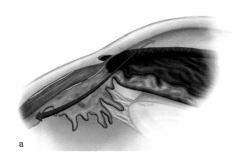
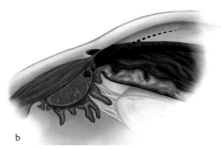

图9-7　葡萄膜巩膜外流途径的收缩性调节。（a）葡萄膜巩膜外流途径的正常解剖示意图。红色箭头为葡萄膜巩膜外流途径。（b）毛果芸香碱处理后减少的葡萄膜巩膜外流示意图

品（胆碱能受体拮抗剂）分别收缩和放松睫状体成分（纵行肌、环形肌和放射状肌），反映出肌肉复合体错综复杂的副交感控制，独特的胆碱能受体作用影响着总的房水外流。在灵长类动物，胆碱能受体激动剂（毛果芸香碱）收缩睫状肌，拉开小梁网，增加了小梁网途径流出易度[29]。然而，睫状肌收缩使肌肉间隙减小，导致葡萄膜巩膜外流减少（图9-7）[11, 30]。人眼直接测量显示，在总的房水外流中，葡萄膜巩膜途径占4%～14%，而在使用毛果芸香碱后仅占0～3%，在使用阿托品后可占到4%～27%[11]。

前列腺素药物和葡萄膜巩膜途径外流的基质调节因子

前列腺素类药物是青光眼降眼压治疗中的主力军，它通过改变细胞外基质的动态平衡增加葡萄膜巩膜途径的房水流出。为了准确理解这种机制，睫状肌培养[31]可显示主要由前列腺素药物介导的葡萄膜巩膜途径外流：① 前列腺素药物受体。② 细胞外基质。③ 前列腺素类药物介导的细胞外基质蛋白酶调节细胞外基质。现在已在睫状肌上发现前列腺素类药物结合位点和前列腺素受体（如FP、EP受体）[32, 33]。这个发现很重要，因为受体亚型影响前列腺素药物的结合，从而影响眼部对不同药物的降眼压反应。

睫状肌的细胞外基质由胶原（Ⅰ、Ⅲ和Ⅳ型胶原）、纤维连接蛋白、弹性蛋白和层粘连蛋白组成[34]。在睫状肌培养中，这些基质蛋白都有表达，并在细胞上下有序排列，可进一步试验[35, 36]。基质金属蛋白酶（matrix metalloproteinase, MMP）在葡萄膜巩膜途径中存在，它是一个中性蛋白酶家族，可根据特异性氨基酸序列对不同的细胞外基质进行降解。它们的活性受α_2微球蛋白或金属蛋白酶组织抑制剂（tissue inhibitor of metalloproteinase,

TIMP）平衡[37]。许多基质蛋白酶，如MMP-1、-2、-3和-9都携带有启动子的转录调控元件——活性蛋白1（activator protein 1, AP-1）[38]。前列腺素类药物目前认为能激活一种DNA结合蛋白c-Fos，然后直接激活含有AP-1的基因，而将前列腺素药物同基质蛋白酶联系起来[39]。

综上，所有前列腺素类药物介导的葡萄膜巩膜途径调节部位都位于睫状体和睫状肌。$PGF_{2\alpha}$处理的培养睫状肌（20～200 nM，与局部药物使用后房水中的浓度相似[38]）能诱导c-Fos表达，从而激活AP-1[39]，然后在体外可使MMP增多（通过酶连接的免疫测定发现引起MMP-1升高，通过酶谱法发现为MMP-1、-2、-3和9[40]）。在体内试验中，经过局部使用$PGF_{2\alpha}$后可观察到睫状肌和虹膜根部的MMP-1～-3增加[41]。这与体外试验[36]和体内试验[42]中相关的Ⅰ型和Ⅲ型胶原减少有关。体内试验还发现[43]，在局部前列腺素类药物使用后，Ⅳ型和Ⅵ型胶原减少，但形态学上没有变化（图9-8）[44]。因此，有证据表明，前列腺素类药物在葡萄膜巩膜外流途径与前列腺素类受体结合，增加MMP表达，改变细胞外基质，使葡萄膜巩膜外流途径间隙增大。

前列腺素及衍生物目前在青光眼降眼压治疗中为一线用药，因为其每天1次的用药频率使患者具有良好依从性。它可根据受体特异性不同分类（曲伏前列腺素FP≫EP特异性；拉坦前列腺素FP＞EP；贝美前列腺素FP=EP），也可按有无防腐剂分类（他氟前列腺素）[43, 45]。在拉坦前列腺素中FP受体亲和力大于EP受体，这提示FP受体是药物起效降低眼压的主要机制[43, 45]。Toris等[12]研究发现在22名正常人和高眼压患者中拉坦前列腺素100%增加了葡萄膜巩膜外流。与改变基因表达和细胞外基质重构的作用机制需要时间一致，每天1

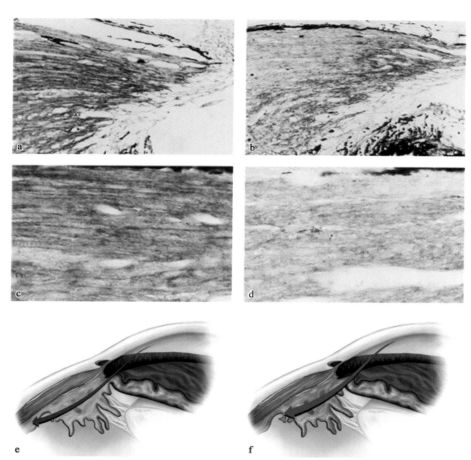

图 9-8 经过局部前列腺素类药物处理后，细胞外基质（Ⅳ型胶原）在猴睫状体部位减少。（a，c）为对照。（b，d）为拉坦前列腺素处理后。（c，d）为高倍镜下。（e）为葡萄膜巩膜外流途径（红色箭头）的正常解剖示意图。（f）为经前列腺素类药物处理后的葡萄膜巩膜外流途径（红色箭头）示意图。蓝色着染显示细胞外基质

次的给药频率减少了用药次数，延缓了眼压再次升高。尽管毛果芸香碱和前列腺素类衍生物在葡萄膜巩膜途径有相互拮抗的作用，但联合用药仍然在眼压降低方面有部分协同效应[46]。

是否葡萄膜巩膜途径可能存在葡萄膜淋巴管孔隙

如果经典的小梁网途径足够眼部维持一个稳定的光学系统，同时还能阻止血液逆流入眼，避免混浊屈光间质，那人们会问，是否还有第二条房水引流通路——葡萄膜巩膜途径存在的必要性？最近证实在睫状体和脉络膜存在淋巴管[47]（图 9-9），与之前认为的眼部和眼眶缺少淋巴引流的观点相悖。它显示，在葡萄膜巩膜外流途径与淋巴系统间可能存在某种联系，而淋巴系统传统中被认为在维持组织液平衡和免疫监督中起作用。过去对淋巴管的鉴定都基于形态学特征，但新的标记物，诸如淋巴管内皮透明质酸受体（LYVE-1）和平足蛋白，现在能更加快速和正确地在组织中找到淋巴管[47]。在前

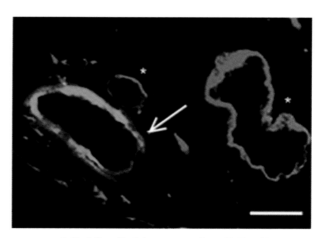

图 9-9 葡萄膜淋巴管途径。D2-40 标记的淋巴管（绿色，箭头所指）与标记为血管的Ⅳ型胶原（红色，星号所示）不同（经 Elsevier 许可，引自 Yucel YH, Johnston MG, Ly T, et al. Identification of lymphatics in the ciliary body of the human eye: a novel "uveolymphatic" outflow pathway. Exp Eye Res 2009; 89: 810-819）

房内注射 ^{125}I 标记的白蛋白后，眼内沿葡萄膜巩膜外流途径 LYVE-1 和平足蛋白的免疫组化检测显示与头/颈部淋巴结相连，提示可能有"葡萄膜淋巴

途径"的存在[47]。这在后来的试验中也得以证实，使用拉坦前列腺素后在前房内注射的荧光性Q粒子分布有增加现象[48]。

人们除了会问葡萄膜巩膜外流途径存在的必要性外，可能还会想是否"葡萄膜淋巴通道"有存在的必要。较大分子蛋白质，甚至是较大的血红细胞能穿过小梁网[49]，而后表层巩膜静脉通道携带这些成分到脾脏等淋巴器官。小梁网外流途径与免疫系统间这种复杂又独特关系的例子就是改变了的抗原呈递和免疫反应，这在前房相关免疫偏离（anterior chamber-associated immune deviation, ACAID）中可以见到[50]。因此，从葡萄膜巩膜外流途径到淋巴系统和淋巴结转移的蛋白质可能反映出眼球和免疫系统之间的备用功能关系。

探索葡萄膜巩膜外流途径的将来研究方向（药物和手术）

对于葡萄膜巩膜外流治疗性应用方面，最近即将展开的就是围绕新型前列腺素类衍生物和提高葡萄膜巩膜外流的手术。

将来药物方面的发展可能涉及药物释放系统的改进，同时还有单种药物的多重机制。新的药物释放系统包括浸透药物的泪点栓[51]和纳米平台[52]。单药双效机制药物的例子是VYZULTA，它是一种能产生NO的前列腺素衍生物，NO能同时增加小梁网外流。在2b期临床试验中，它显示出较单独的拉坦前列腺素更高的降眼压功效[53]。因此，这种类似物质能有效协同地改变房水的生成、葡萄膜巩膜外流以及小梁网外流。

通常，手术增加葡萄膜巩膜外流发生于有意或无意地制造出睫状体分离（房角瘘）的情况[54]，器械或外伤产生的瘘口增加了房水到脉络膜上腔的流出，绕开了葡萄膜巩膜外流，而睫状肌本身就是其限速步骤[55]。尽管用器械制造出一个房角瘘口预测性太差，而插入一个分流器，诸如SOLX金质分流器（Waltham, MA）、Transcend Medical的CyPass（Menlo Park, CA），或者Glaukos的iStent Supra（Laguna Hills, CA），这些新型装置目前都在临床观察中[56]，或许具有更好的预测性。然而，目前对于异物引入脉络膜上腔是否会导致纤维化而增加外流阻力还不得而知。

参考文献

[1] Thomassen TL, Perkins ES, Dobree JH. Aqueous veins in glaucomatous eyes. Br J Ophthalmol 1950;34:221–227

[2] Goel M, Picciani RG, Lee RK, Bhattacharya SK. Aqueous humor dynamics: a review. Open Ophthalmol J 2010;4:52–59

[3] Bill A. The aqueous humor drainage mechanism in the cynomolgus monkey (Macaca irus) with evidence for unconventional routes. Invest Ophthalmol 1965;4:911–919

[4] Alm A, Nilsson SF. Uveoscleral outflow–a review. Exp Eye Res 2009;88:760–768

[5] Bill A, Hellsing K. Production and drainage of aqueous humor in the cynomolgus monkey (Macaca irus). Invest Ophthalmol 1965;4:920–926

[6] Bill A. Conventional and uveo-scleral drainage of aqueous humour in the cynomolgus monkey (Macaca irus) at normal and high intraocular pressures. Exp Eye Res 1966;5:45–54

[7] Fine BS. Observations on the drainage angle in man and rhesus monkey: a concept of the pathogenesis of chronic simple glaucoma. a light and electron microscopic study. Invest Ophthalmol 1964;3:609–646

[8] Gelatt KN, Gum GG, Williams LW, Barries KP. Uveoscleral flow of aqueous humor in the normal dog. Am J Vet Res 1979;40:845–848

[9] Lindsey JD, Weinreb RN. Identification of the mouse uveoscleral outflow pathway using fluorescent dextran. Invest Ophthalmol Vis Sci 2002;43:2201–2205

[10] Gabelt BT, Kaufman PL. Prostaglandin F2 alpha increases uveoscleral outflow in the cynomolgus monkey. Exp Eye Res 1989;49:389–402

[11] Bill A, Phillips CI. Uveoscleral drainage of aqueous humour in human eyes. Exp Eye Res 1971;12:275–281

[12] Toris CB, Camras CB, Yablonski ME. Effects of PhXA41, a new prostaglandin F2 alpha analog, on aqueous humor dynamics in human eyes. Ophthalmology 1993;100:1297–1304

[13] Brubaker RF. Goldmann's equation and clinical measures of aqueous dynamics. Exp Eye Res 2004;78:633–637

[14] Larsson L-I, Alm A. Clinical aspects of uveoscleral outflow. In: Alm A,

Kaufman PL, Kitazawa Y, Lutjen-Drecoll E, Stjernschantz J, Weinreb RN, eds. Uveoscleral Outflow: Biology and Clinical Aspects. London: Mosby-Wolfe; 1998:73–86

[15] Jones RF, Maurice DM. New methods of measuring the rate of aqueous flow in man with fluorescein. Exp Eye Res 1966;5:208–220

[16] Moses RA, Becker B. Clinical tonography; the scleral rigidity correction. Am J Ophthalmol 1958;45:196–208

[17] Sit AJ, Ekdawi NS, Malihi M, McLaren JW. A novel method for computerized measurement of episcleral venous pressure in humans. Exp Eye Res 2011;92:537–544

[18] Toris CB, Yablonski ME, Wang YL, Camras CB. Aqueous humor dynamics in the aging human eye. Am J Ophthalmol 1999;127:407–412

[19] Gabelt BT, Gottanka J, Lütjen-Drecoll E, Kaufman PL. Aqueous humor dynamics and trabecular meshwork and anterior ciliary muscle morphologic changes with age in rhesus monkeys. Invest Ophthalmol Vis Sci 2003;44:2118–2125

[20] Toris CB, Koepsell SA, Yablonski ME, Camras CB. Aqueous humor dynamics in ocular hypertensive patients. J Glaucoma 2002;11:253–258

[21] Tamm S, Tamm E, Rohen JW. Age-related changes of the human ciliary muscle. A quantitative morphometric study. Mech Ageing Dev 1992;62:209–221

[22] Lütjen-Drecoll E. Normal morphology of the uveoscleral outflow pathways. In: Alm A, Kaufman PL, Kitazawa Y, Lutjen-Drecoll E, Stjernschantz J, Weinreb RN, eds. Uveoscleral Outflow: Biology and Clinical Aspects. London: Mosby-Wolfe; 1998:7–24

[23] Hartridge H. Helmholtz's Theory of Accommodation. Br J Ophthalmol 1925;9:521–523

[24] Barany E, Rohen J. Localized contraction and relaxation within the ciliary muscle of the vervet monkey (Cercopithecus ethiops). In: Rohen J, ed. The Structure of the Eye, Second Symposium. Stuttgart: FK Schattauer Verlag; 1965:287–311

[25] Lütjen-Drecoll E, Schenholm M, Tamm E, Tengblad A. Visualization of

hyaluronic acid in the anterior segment of rabbit and monkey eyes. Exp Eye Res 1990;51:55–63

[26] Lütjen-Drecoll E, Tamm E, Kaufman PL. Age changes in rhesus monkey ciliary muscle: light and electron microscopy. Exp Eye Res 1988;47:885–899

[27] Lütjen-Drecoll E, Shimizu T, Rohrbach M, Rohen JW. Quantitative analysis of "plaque material" between ciliary muscle tips in normal and glaucomatous eyes. Exp Eye Res 1986;42:457–465

[28] Barrie KP, Gum GG, Samuelson DA, Gelatt KN. Quantitation of uveoscleral outflow in normotensive and glaucomatous Beagles by 3H-labeled dextran. Am J Vet Res 1985;46:84–88

[29] Bartels SP, Neufeld AH. Mechanisms of topical drugs used in the control of open angle glaucoma. Int Ophthalmol Clin 1980;20:105–116

[30] Bill A. Effects of atropine and pilocarpine on aqueous humour dynamics in cynomolgus monkeys (Macaca irus). Exp Eye Res 1967;6:120–125

[31] Korbmacher C, Helbig H, Coroneo M, et al. Membrane voltage recordings in a cell line derived from human ciliary muscle. Invest Ophthalmol Vis Sci 1990;31:2420–2430

[32] Ocklind A, Lake S, Wentzel P, Nistér M, Stjernschantz J. Localization of the prostaglandin F2 alpha receptor messenger RNA and protein in the cynomolgus monkey eye. Invest Ophthalmol Vis Sci 1996;37:716–726

[33] Csukas S, Bhattacherjee P, Rhodes L, Paterson CA. Prostaglandin E2 and F2 alpha binding sites in the bovine iris ciliary body. Invest Ophthalmol Vis Sci 1993;34:2237–2245

[34] Weinreb RN, Lindsey JD, Luo XX, Wang TH. Extracellular matrix of the human ciliary muscle. J Glaucoma 1994;3:70–78

[35] Lindsey JD, Kashiwagi K, Kashiwagi F, Weinreb RN. Prostaglandin action on ciliary smooth muscle extracellular matrix metabolism: implications for uveoscleral outflow. Surv Ophthalmol 1997;41(Suppl 2):S53–S59

[36] Lindsey JD, Kashiwagi K, Kashiwagi F, Weinreb RN. Prostaglandins alter extracellular matrix adjacent to human ciliary muscle cells in vitro. Invest Ophthalmol Vis Sci 1997;38:2214–2223

[37] Murphy G, Docherty AJ. The matrix metalloproteinases and their inhibitors. Am J Respir Cell Mol Biol 1992;7:120–125

[38] Lindsey JD, Weinreb RN. Effects of prostaglandins on uveoscleral outflow. In: Alm A, Kaufman PL, Kitazawa Y, Lutjen-Drecoll E, Stjernschantz J, Weinreb RN, eds. Uveoscleral Outflow: Biology and Clinical Aspects. London: Mosby-Wolfe; 1998:41–56

[39] Lindsey JD, To HD, Weinreb RN. Induction of c-fos by prostaglandin F2 alpha in human ciliary smooth muscle cells. Invest Ophthalmol Vis Sci 1994;35:242–250

[40] Weinreb RN, Kashiwagi K, Kashiwagi F, Tsukahara S, Lindsey JD. Prostaglandins increase matrix metalloproteinase release from human ciliary smooth muscle cells. Invest Ophthalmol Vis Sci 1997;38:2772–2780

[41] Gaton DD, Sagara T, Lindsey JD, Gabelt BT, Kaufman PL, Weinreb RN. Increased matrix metalloproteinases 1, 2, and 3 in the monkey uveoscleral outflow pathway after topical prostaglandin F(2 alpha)-isopropyl ester

treatment. Arch Ophthalmol 2001;119:1165–1170

[42] Sagara T, Gaton DD, Lindsey JD, Gabelt BT, Kaufman PL, Weinreb RN. Topical prostaglandin F2alpha treatment reduces collagen types I, III, and IV in the monkey uveoscleral outflow pathway. Arch Ophthalmol 1999;117:794–801

[43] Stjernschantz J, Selen G, Ocklind A, Resul B. Effects of latanoprost and related prostaglandin analogues. In: Alm A, Kaufman PL, Kitazawa Y, Lutjen-Drecoll E, Stjernschantz J, Weinreb RN, eds. Uveoscleral OUtflow: Biology and Clinical Aspects. London: Mosby-Wolfe; 1998:57–72

[44] Ocklind A. Effect of latanoprost on the extracellular matrix of the ciliary muscle. A study on cultured cells and tissue sections. Exp Eye Res 1998;67:179–191

[45] Sharif NA, Kelly CR, Crider JY, Williams GW, Xu SX. Ocular hypotensive FP prostaglandin (PG) analogs: PG receptor subtype binding affinities and selectivities, and agonist potencies at FP and other PG receptors in cultured cells. J Ocul Pharmacol Ther 2003;19:501–515

[46] Friström B, Nilsson SE. Interaction of PhXA41, a new prostaglandin analogue, with pilocarpine. A study on patients with elevated intraocular pressure. Arch Ophthalmol 1993;111:662–665

[47] Yücel YH, Johnston MG, Ly T, et al. Identification of lymphatics in the ciliary body of the human eye: a novel "uveolymphatic" outflow pathway. Exp Eye Res 2009;89:810–819

[48] Tam AL, Gupta N, Zhang Z, Yücel YH. Latanoprost stimulates ocular lymphatic drainage: an in vivo nanotracer study. Transl Vis Sci Technol 2013;2:3

[49] Bill A. Scanning electron microscopic studies of the canal of Schlemm. Exp Eye Res 1970;10:214–218

[50] Streilein JW, Niederkorn JY. Induction of anterior chamber-associated immune deviation requires an intact, functional spleen. J Exp Med 1981;153:1058–1067

[51] Gooch N, Molokhia SA, Condie R, et al. Ocular drug delivery for glaucoma management. Pharmaceutics 2012;4:197–211

[52] Nguyen P, Huang AS, Yiu SC. Nanobiotechnology in the management of glaucoma. Open Journal of Ophthalmology. 2013;3:127–133

[53] Weinreb RN, Ong T, Scassellati Sforzolini B, Vittitow JL, Singh K, Kaufman PL. A randomised, controlled comparison of latanoprostene bunod and latanoprost 0.005% in the treatment of ocular hypertension and open angle glaucoma: the VOYAGER study. Br J Ophthalmol 2014; Dec:8

[54] Shaffer RN, Weiss DI. Concerning cyclodialysis and hypotony. Arch Ophthalmol 1962;68:25–31

[55] Suguro K, Toris CB, Pederson JE. Uveoscleral outflow following cyclodialysis in the monkey eye using a fluorescent tracer. Invest Ophthalmol Vis Sci 1985;26:810–813

[56] Francis BA, Singh K, Lin SC, et al. Novel glaucoma procedures: a report by the American Academy of Ophthalmology. Ophthalmology 2011;118:1466–1480

10 脉络膜上腔是什么，它会瘢痕化吗
What Is the Suprachoroidal Space and Can It Scar?

Don S. Minckler

葡萄膜巩膜外流（葡萄膜巩膜大流量）在兔和猫中早就被观察到，Anders Bill 早在1962年在猴子上也观察到[1]。这条"非经典"流出通道在健康状态下几乎占据了总房水流出的25% ～ 57%，在正常眼压情况下是不依赖压力的，这条通路包括从睫状肌间渗漏、进入脉络膜腔隙管道、透过巩膜。然而，现在研究者们对透巩膜渗漏能占到主导部分提出了质疑[2]。

如今，研究者对脉络膜管道流出并吸收房水有极大兴趣，因为现在诸如CyPass微型分流装置®（Transcend Medical, Menlo Park, CA）对于脉络膜上腔引流有很多试验正在开展，那是一个6.35 mm长、内径300 μm、外径510 μm的尼龙管，有n个固定环。在最初6个月的临床研究中，它被证实是简单、微创的滤过方案，有效地将眼压从基线的30.5 mmHg降到了19.9 mmHg（n=52）[3]。在更大型的12个月的临床研究中，CyPass作为与白内障手术联合的方案，发现有基线14%的眼压降幅，药物减少使用49% ～ 75%，而未发现有严重低眼压[4]。这装置在区域解剖上被限定放置在脉络膜上腔，为脉络膜静脉最外层与巩膜棕黑层到涡静脉壶腹部之间的空隙，然后经过巩膜延伸到上方和下方的眼眶静脉。理论上房水引流可以在整个脉络膜上腔弥散，理想状态下，应该形成一微米厚的低压液层。持续的高压流动，会形成短暂的类似于脉络膜渗漏现象，导致炎症及视力下降，在CyPass研究中却没有见到[3, 4]。在植入前对植入区域安全性进行预评估需要借助仔细的眼科显微镜检查及理想的高分辨率超声检查，仔细避开脉络膜上腔的涡静脉壶腹部，因为那里的血管因为曲张的关系而难以分离[5]。涡静脉，在数量上为5 ～ 8根，通常鼻侧较多，位于外直肌止点后和鼻侧15.5 ～ 16.6 mm，在颞上象限眼球赤道后3 mm[6]。因此与眼眶内引流装置一样，颞上象限也是最理想的脉络膜上腔引流植入物

放置的区域。

Torczynski[7]对安全植入了分流装置到脉络膜上腔空间的微解剖和房水引流情况进行了研究，显示在脉络膜和巩膜间有一个过渡区域。出血性或非出血性的赤道部脉络膜渗出由低眼压导致的涡静脉充血所触发，大多数眼能自愈，可能从脉络膜毛细管和脉络膜静脉中渗出物开始，伴随着疏松的中间组织的慢性水肿，而最终弥散至整个脉络膜上腔区域。临床上，众所周知，这种渗出有时会使脉络膜上腔扩大到玻璃体腔那么大，使得两侧视网膜相互接触。巩膜下连接睫状体和前部脉络膜的结缔组织较后部脉络膜更长，并且走行更呈切线位，这样的排列更有利于在低眼压液体渗出时前部和赤道部脉络膜上腔的扩张[8]。巩膜壳内最内层的黑色素细胞与巩膜间紧密不可分，它对于这种渗出起到外屏障的作用，而该层与外层脉络膜静脉间可分离，并沿着外层大静脉形成一个较为疏松的边界[7]。

重要的是，考虑到脉络膜上腔瘢痕化形成的可能性，相关的形态学研究，包括透射电镜和免疫组化已经发现，成纤维细胞和成肌纤维细胞在脉络膜各层都出现了，无疑这将开始对创伤、手术操作和异物做出反应性瘢痕形成[9]。这些细胞保持了增殖和迁移的能力，这将影响内置引流物的开放性。脉络膜能产生显著的肉芽肿性或非肉芽肿性炎症反应，这样的葡萄膜炎反应仍然是重要的临床问题。

脉络膜上腔和巩膜偶尔有神经节细胞聚集，可能对血流调节很重要。后部的无髓鞘和有髓鞘神经来自睫状体神经节细胞，在睫状后短神经内延伸，包含感觉、运动和交感纤维，直到脉络膜[7]。睫状后长神经与动脉从后向赤道部斜穿3 ～ 7 mm巩膜隧道，神经分支在进入脉络膜上腔时脱髓鞘，它们提供巩膜和全层脉络膜的神经支配。

前部脉络膜上腔的动脉血供来源于进入巩膜的

睫状前动脉和来自直肌的脉络膜血管，以及睫状后长动脉，这些眼动脉的分支最后分布于虹膜血管环。在体内的脉络膜循环研究已经发现，睫状后动脉呈节段性流动，类似于终动脉的表现。脉络膜脉管系统在不同动静脉之间存在分水岭区域，就能解释局灶性脉络膜缺血病灶的发生[10]。

青光眼引流装置植入眼眶的经验，与利用外来材料（聚甲基丙烯酸甲酯/硅橡胶/聚丙烯）制造出一个滤过泡高度相关，在眼球赤道部区域建立了一个囊性屏障，这是眼压控制有效与否的重要因素[11]。在目前常用的植入物手术中，保留空间对任何滤过泡形成都很重要。使用惰性材料（如聚酰亚胺，CyPass就是用该材料制造）但没有空间保持部件的设计，在形成滤过泡中的作用，有待长期研究以观察。

研究证实了一个我们长期以来的印象：脉络膜有类似海绵体样特性和动力学，至少在厚度上可通过OCT和超声波监测到[12, 13]。

利用脉络膜上腔引流的装置将与其他青光眼引流植入物一样面临很多挑战，而且可能由于该处拥挤的解剖结构和潜在的炎症反应变得更加复杂。同时，这样的设计必须遵从这个腔隙的微运动和动力学特性，并且要将炎症控制到最小。

参考文献

[1] Duke-Elder S. System of Ophthalmology, Vol. IV: The Physiology of the Eye and of Vision. London: Henry Kimpton; 1968:127

[2] Toris CB. Aqueous humor dynamics and intraocular pressure elevation. In: Shaarawy TM, Sherwood MB, Hitchings RA, Crowston JG, eds. Glaucoma, vol 1, 2nd ed. New York: Elsevier, Saunders; 2015:51

[3] Ianchulev T, Ahmed I, Hoeh H, Rau M, DeJuan E. Minimally invasive ab-interno suprachoroidal device (CyPass) for IOP control in open-angle glaucoma. Poster presented at the annual meeting of the American Academy of Ophthalmology, Chicago, October 16–19, 2010

[4] Hoeh H, Vold SD, Ahmed IK, et al. Initial clinical experience with the CyPass Micro-Stent: safety and surgical outcomes of a novel supraciliary microstent. J Glaucoma 2016;25:106–112

[5] Hu Y, Wang S, Dong Y, et al. Imaging features of varix of the vortex vein ampulla: a small case series. J Clinic Experiment Ophthalmol 2011;2:173

[6] Lim MC, Bateman JB, Glasgow BJ. Vortex vein exit sites scleral coordinates. Ophthalmol 1995;102:942–946

[7] Torczynski E. Choroid and suprachoroid. In: Jakobiec FA, ed. Ocular Anatomy, Embryology, and Teratology. Philadelphia: Harper and Row; 1982: 553–585

[8] Moses RA. Detachment of ciliary body—anatomical and physical considerations. Invest Ophthalmol 1965;4:935–941

[9] Flügel-Koch C, May CA, Lütjen-Drecoll E. Presence of a contractile cell network in the human choroid. Ophthalmologica 1996;210:296–302

[10] Hayreh SS. In vivo choroidal circulation and its watershed zones. Eye (Lond) 1990;4(Pt 2):273–289

[11] Dempster AG, Molteno AC, Bevin TH, Thompson AM. Otago glaucoma surgery outcome study: electron microscopy of capsules around Molteno implants. Invest Ophthalmol Vis Sci 2011;52:8300–8309

[12] Hogan MJ, Alvarado JA, Weddell J. Histology of the Human Eye. Philadelphia: Saunders; 1971:320

[13] Ulaş F, Doğan U, Duran B, Keleş A, Ağca S, Celebi S. Choroidal thickness changes during the menstrual cycle. Curr Eye Res 2013;38:1172–1181

11

脉络膜上腔引流——
一个世纪的进步：发明者的观点

Suprachoroidal Drainage — Centenarian Progress: An Inventor's Perspective

Minas Theodore Coroneo

早在我20世纪80年代初开始眼科培训的时候，2～3件始动事件触发了我对现代脉络膜上腔支架的想法。

在澳大利亚，我作为一名年轻医生经常在周末值班，并且夜间轮值，因此见到很多外伤病例。在那时，悉尼的室内板球运动非常流行，导致了大量的眼外伤，我收集了足够病例完成了第一篇眼科论文发表[1]。一例外伤造成的睫状体分离给我留下了印象，在那个青光眼相对难以控制的年代，他居然产生了难以控制的低眼压。我注意到在睫状体分离时，脉络膜上腔是一个低阻力的通道，要是这个通道可以控制就好了。另一个病例是澳大利亚眼科医师 Arthur D'Ombrain 报道的眼外伤[2]，他最早认识到外伤性青光眼的发生[3]。后来我参加了一门新西兰的基础科学课程，在那里我遇到了 A. C. Molteno 教授，也就是 Molteno 青光眼引流植入物的发明者，而后开始学习植入这些装置。

认识到小梁网很可能是有史以来最先进的生物瓣膜，我在小梁网细胞的电生理学上完成了我的博士学位研究[4]，证实在房角处不止一种细胞类型，有大量的小梁网细胞都能被活化并具伸缩性。

我认为青光眼是一个"不讨好"的亚专科，哪怕施行了近乎完美的手术，手术仍然可能失败，患者视力往往都下降，而众所周知的治疗手段有限，这些疑惑都使我不想成为一名青光眼专科医师。我继续研究青光眼的中心问题，建立了一个压力诱导的细胞凋亡体外模型，并且通过它利用TRAAK通道（压力敏感的细胞膜通道）可阻断此凋亡过程[5, 6]。

在澳大利亚施行复杂白内障手术为我的首次眼科发明提供了内在动力——那是用于囊膜和眼部染色的台盼蓝。用于眼科染色的VisionBlue在2002年获得首个美国专利[7, 8]，然后产品进入市场[9]。这项发明促使我关注白内障和屈光手术的发展，我开

始关注白内障超声乳化手术在前节手术的发展，以及如何在窄房角青光眼患者中提供一个安全有效的治疗方式[10]。我认为青光眼也需要一个类似于白内障超声乳化一样的方式来实现青光眼治疗的飞跃。就在这时，2002年，第一例折叠式眼内晶状体——ThinOptX（Abingdon, VA）眼内人工晶状体已能通过直径小于1 mm的推注器植入眼内，当年那个外伤性低眼压的病例又浮入我的脑海[11]。

我对紫外光的兴趣及对眼前节周边光线[12]的关注使我开发了防眩光的眼内晶状体[13, 14]，我对眼内晶状体技术有着浓厚的兴趣。然而尽管大多数人也见过人工晶状体，而我这时想到的却是这个光学结构能否"有意地连接上一个管，通过一个小切口，经前房穿入脉络膜上腔"。我找到一个ThinOptX晶状体，在上面粘上很细的管道（图11-1），然后在灌注的猪眼球内做了一系列试验，2007年获得了美国专利[15]。

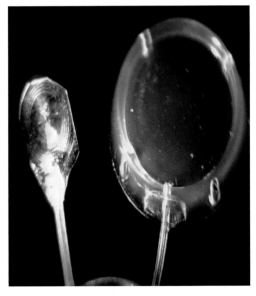

图 11-1　脉络膜上腔微型引流器的雏形，左为 ThinOptX 眼内晶状体光学部加上一根很细的管，右为用一个 Molteno 青光眼引流盘作为对比

回顾这一领域的相关研究，1905年Leopold Heine[16]发表的文章具有里程碑式意义，他描述了在难以控制眼压的青光眼患者施行睫状体分离术来降低眼压，而后人们进行了大量研究，想利用脉络膜上腔通道来治疗青光眼。在白内障手术领域生物材料与植入性手术技术的联合进步，使得相对微创的侵入性植入物手术得以发展，使得房角和脉络膜上腔的分流植入物得以进步。这项技术在2006年9月Transcend Medical（Menlo Park, CA）获批，CyPass（"睫状体旁路"）微分流装置开始研发。我作为顾问受聘于这家公司，致力于改进装置设计

与发展手术技巧。最近，有报道说这个微分流装置能有效降低超过80%患者1年的眼内压[17]。在时隔Heine的工作一个世纪后，这种可控的睫状体分离脉络膜上腔引流物植入手术最终被发展应用。对我个人来讲，这项类似于白内障微创手术的青光眼手术的发展，可以使青光眼领域不再那么令人沮丧。

财务声明

Minas Theodore Coroneo为CyPass脉络膜上腔引流装置核心专利的发明者。

参考文献

[1] Coroneo MT. An eye for cricket. Ocular injuries in indoor cricketers. Med J Aust 1985;142:469–471

[2] D'Ombrain A. Traumatic monocular chronic glaucoma. Trans Ophthalmol Soc Aust 1945;5:116–120

[3] Tumbocon JA, Latina MA. Angle recession glaucoma. Int Ophthalmol Clin 2002;42:69–78

[4] Coroneo MT, Korbmacher C, Flügel C, Stiemer B, Lütjen-Drecoll E, Wiederholt M. Electrical and morphological evidence for heterogeneous populations of cultured bovine trabecular meshwork cells. Exp Eye Res 1991; 52:375–388

[5] Agar A, Li S, Agarwal N, Coroneo MT, Hill MA. Retinal ganglion cell line apoptosis induced by hydrostatic pressure. Brain Res 2006;1086:191–200

[6] Coroneo MT, inventor. Methods for preventing pressure induced apoptotic neural cell death. Australian patent 2006236018. October 1, 2009

[7] Coroneo MT, inventor. Methods for visualizing the anterior lens capsule of the human eye. US patent 6 367 480. April 9, 2002

[8] Coroneo MT, inventor. Ophthalmic methods and uses. US patient 6 372 449. April 16, 2002

[9] Coroneo M. Retrospective on staining with trypan blue. Cataract & Refractive Surgery Today. 2005;5:49–51

[10] Roberts TV, Francis IC, Lertusumitkul S, Kappagoda MB, Coroneo MT. Primary phacoemulsification for uncontrolled angle-closure glaucoma. J Cataract Refract Surg 2000;26:1012–1016

[11] Callahan WB, Callahan JS, inventors. Deformable intraocular corrective lens. US patent 6 096 077. August 1, 2000

[12] Coroneo M. Ultraviolet radiation and the anterior eye. Eye Contact Lens 2011;37:214–224

[13] Coroneo MT, Pham T, Kwok LS. Off-axis edge glare in pseudophakic dysphotopsia. J Cataract Refract Surg 2003;29:1969–1973

[14] Coroneo MT, inventor. Treatment of photic disturbances in the eye. US patent 7 217 289. May 15, 2007

[15] Coroneo MT, inventor. Ocular pressure regulation. US patent 7 291 125. November 6, 2007

[16] Heine L. Die Cyclodialyse, eine neue glaukomoperation. Dtsch Med Wochenschr 1905;3:824–826

[17] García-Feijoo J, Rau M, Grisanti S, et al. Supraciliary micro-stent implantation for open-angle glaucoma failing topical therapy: 1-year results of a multicenter study. Am J Ophthalmol 2015;159:1075–1081

12 前列腺素类衍生物使葡萄膜巩膜途径更加压力依赖吗

Do Prostaglandins Make Uveoscleral Outflow More Pressure Dependent?

B'Ann T. Gabelt and Paul L. Kaufman

是否压力依赖是一个重要的问题，因为这反映出眼球压力改变时眼球调节房水引流的能力。正常情况下，葡萄膜巩膜外流途径对于不同眼压情况下只存在很少量的调节力。在着手于回答是否前列腺素类衍生物使葡萄膜巩膜途径更加压力依赖前，我们应该首先回答葡萄膜巩膜外流是否是压力依赖的。

一些争论基于葡萄膜巩膜途径外流的驱动力是前房与脉络膜上腔的压力差。在猴子眼中，该压力差维持在 4 mmHg，眼压在 10 ~ 40 mmHg 时，眼压的变化反映了脉络膜上腔内相同的压力改变，因此该压力差持续存在[1]。区别于前房的房水到小梁网、Schlemm 管的压力依赖性外流，葡萄膜巩膜途径外流在眼压高于 7 ~ 10 mmHg 时实质上就是非压力依赖的[2]。在正常情况下，猴眼中葡萄膜巩膜流畅系数小于 0.02 μL/（min·mmHg），因此，相对于引用研究中报道的小梁网外流途径的 0.307 μL/（min·mmHg），是可以忽略不计的（<6%）。

然而，其他一些研究者发现，在某些特定情况下，葡萄膜巩膜外流比 Bill 报道的更加压力依赖，在猴眼玻璃体腔内注射牛血清，诱发炎症反应后，葡萄膜巩膜流出量增加。通过荧光标记的右旋糖酐灌注压维持在 15 mmHg 持续 30 分钟的情况下，对照眼中葡萄膜巩膜途径流畅系数为 0.047 ~ 0.052 μL/（min·mmHg），而在炎症眼，根据示踪剂分子量的大小可发现葡萄膜巩膜外流量提高 2 ~ 5 倍[3]。睫状体分离也显示出提高了葡萄膜巩膜流畅系数，从对照眼的 0.01 μL/（min·mmHg）提高到睫状体分离后的 0.07 μL/（min·mmHg）；这项研究使用了荧光素标记的 70 000 mw（分子量）的右旋糖酐，压力在 4 mmHg 或 35 mmHg 持续 30 分钟[4]。以上两种试验均诱导了炎症反应，从而使前列腺素类物质释放。因此，这样就能解释为何在经过前列腺素类药物治疗后葡萄膜巩膜外流变得对压力更加敏感。

我们应用同位素稀释技术[5]，研究测量猕猴中在单侧局部使用前列腺素 F_2-异丙酯（$PGF_{2\alpha}$-IE），每天 2 次、1 次 2 μg、持续 4 ~ 5 天后葡萄膜巩膜途径引流情况。这本是另一项研究的需要，看此项技术能否检测到葡萄膜巩膜外流通道的改变[6]。因为在同位素研究中，大多数猴眼的眼压下降至表层巩膜静脉压以下，就对这项技术进行了改进。在同一试验中通过从外部房水池将双眼眼压升高至 16 mmHg 进行数据收集。这项研究并不是为测量葡萄膜巩膜流畅系数设计的，但可从中推导出一些结论。考虑到所有的假设，在 $PGF_{2\alpha}$-IE 处理眼的葡萄膜巩膜流畅系数为 0.18 ± 0.04 μL/（min·mmHg）（平均值 ± 标准差），对照眼为 0.04 ± 0.01 μL/（min·mmHg），则比值为 5.88 ± 1.50（$P<0.02$，$n=7$）；与对照眼相比，小梁网流畅系数在处理组降低（比值为 0.22 ± 0.03，$P<0.001$，$n=6$），而总的外流畅系数不变（图 12-1）。

这些数据提示 $PGF_{2\alpha}$-IE 可能提高了葡萄膜巩膜流畅系数，更多的研究可继续开展。同时，这些数据还表明 $PGF_{2\alpha}$-IE 处理后，与响应压力的小梁通路相比，有更多的液体从葡萄膜巩膜途径流出。

针对这个问题的研究仅在 Toris 等[7] 在猫眼处理 PGA_2 后做过。在这项研究中，他们通过同位素聚集技术直接测量的方法，PGA_2 通过增加葡萄膜巩膜流出和小梁网流畅系数，而不是葡萄膜巩膜流畅系数或总流畅系数来降低眼压。很难解释为何总的流畅系数不变，而小梁网流畅系数增加了。而且这种在猫眼中 PGA_2 处理后的小梁网流畅系数的增加还不同于在猴眼中观察到的 $PGF_{2\alpha}$-IE 处理后的情况[8]。

在 2002 ~ 2003 年，人们重新讨论了前列腺素类药物是否能提高葡萄膜巩膜途径流畅系数[9]。Becker 和 Neufeld[9] 提出，如果葡萄膜巩膜外流途径是非压力依赖的，那增加了的葡萄膜巩膜外流量是如何降低眼压的。他们建议将葡萄膜巩膜途径流畅系数引入Goldmann公式中进行调整：

$$F=C_{trab}(IOP-P_{ev})+C_u(IOP-P_{eo})$$
$$C_{tot}=C_{trab}+C_u$$

其中，F为房水流量；C_{trab}为小梁网流畅系数；C_u为葡萄膜巩膜流畅系数；P_{ev}为表层巩膜静脉压；P_{eo}为眼球外压。从某个方面来讲，在我对青光眼手术方式像白内障手术那样推进的改革，有希望使这一领域的前景和实践不再那么令人沮丧。

Kaufman[10]同意Becker和Neufeld的观点，并向前推进了一步，提出假性流畅系数的概念（Cps）、压力依赖的房水产生（$C_{tot}=C_{trab}+C_u+C_{ps}$），以致Camras[11]反对Becker和Neufeld的观点，认为在大多数物种中前列腺素类药物的作用机制中占主导地位都是通过一种非压力依赖的机制。不过他也承认这方面还需要更多的工作。Yablonski[12]也不同意Becker和Neufeld的观点，他认为葡萄膜巩膜流出途径的房水最终汇入葡萄膜血流的可能性较透过巩膜的可能性大。他也相信在Bill[13]报道中提到的，巩膜中不同部位蛋白质浓度是有差异的，这主要是因为扩散作用。而我们在研究中发现，在灵长类动物眼用PGF$_{2\alpha}$-IE处理4天后眼周组织的示踪

剂比例较对照眼大大增多，这就说明透巩膜的房水引流较葡萄膜血管引流吸收的为多[14]。

前列腺素类药物是如何提高葡萄膜巩膜流畅系数的？局部使用PGF$_{2\alpha}$药物[15]，也就是拉坦前列腺素后[16]，减少了猴睫状肌中的几种胶原。在人睫状肌细胞体外经PGF$_{2\alpha}$或拉坦前列腺素处理[16-18]以及猴眼体内经PGF$_{2\alpha}$处理后[19]，均有数种基质蛋白酶增高的报道。除了减少胶原外，其他因素也还可能涉及。Stjernschantz等[20]报道了在暴露于拉坦前列腺素的睫状肌细胞会通过改变位于细胞骨架蛋白的肌动蛋白和黏着斑蛋白而改变细胞形状；而且这种黏着斑蛋白的改变也可发生在小梁网部位，这样理论上就能部分增加整个房水流畅系数，对此之前已有研究进行过报道[8, 21, 22]；巩膜胶原的改变还能显著改变巩膜的渗透性[23]。

综上来看，现在文献中有众多分散数据报道，但对前列腺素处理后究竟发生怎样的变化还缺乏一致性的结论。在我们看来，如果葡萄膜巩膜途径外流增加，小梁网途径外流相应减少，总的外流保持一致；外流总量应该约等于流入量，它们应该保持相对一致，因此阻力、眼压和表层巩膜静脉压应该可以通过某种方式自我调节达到这种平衡。我们的数据表明，葡萄膜巩膜途径外流通过组织重构变为主要的外流途径，本质上"接替"

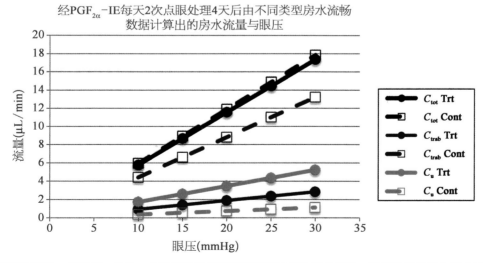

经PGF$_{2\alpha}$-IE每天2次点眼处理4天后由不同类型房水流畅数据计算出的房水流量与眼压

图 12-1　在猴眼经 PGF$_{2\alpha}$ 处理后，总的、小梁网途径和葡萄膜巩膜途径的流畅系数。这些数据的产生建立在一些假设基础上，文中有所解释，能看出在对照组眼（Cont）和处理组眼（Trt）的持续灌注压（C_{tot}）下，总的房水流畅系数几乎相等（分别为黑色实线和虚线）。与 Bill[24] 的图表相似的是，在对照组眼中葡萄膜巩膜途径流畅系数（C_u）在压力下改变很小（红色虚线）；而在处理组眼中，葡萄膜巩膜途径流畅系数增加（红色实线），小梁网途径流畅系数减小（C_{trab}，蓝色实线），提示此时葡萄膜巩膜途径的阻力较小梁网途径对压力敏感，阻力降低了。假流畅系数，用不同的测量技术和时间点，也基于假设产生了这些数据，说明了在对照眼总流畅系数与小梁网流畅系数的不同

了小梁网途径的工作。在此过程中，葡萄膜巩膜途径外流也更加压力依赖，导致从它较低的静息值有了近乎数量级的增加。关于巩膜静脉压的数据甚至更少，这可能是$PGF_{2\alpha}$处理后产生的效果，这样使得葡萄膜巩膜途径流畅系数达到小梁网途径的效果，尤其在原发性开角型青光眼患者中小梁网途径流畅系数异常低的情况下非常重要。这并不是说葡萄膜巩膜外流途径已经彻底变为压力依赖，只是变得比平时静息状态下更依赖压力而已。

因此，尽管我们还不了解全部机制，但我们至少发现了在房水外流时改变了部分特征，这将对阐释眼球在正常和异常状态下房水外流的调节有帮助。眼内的房水动力学调节涵盖非常复杂，包括不同的目的、不同的组织、不同控制下的液压系统，就像一个大城市中的供排水系统。我们始终还在学习了解我们小小眼球中的这个供排水系统，使它如何有效运转并各有所需，才能应对好突然来临的"海啸"。

参考文献

[1] Emi K, Pederson JE, Toris CB. Hydrostatic pressure of the suprachoroidal space. Invest Ophthalmol Vis Sci 1989;30:233–238

[2] Bill A. Conventional and uveo-scleral drainage of aqueous humour in the cynomolgus monkey (Macaca irus) at normal and high intraocular pressures. Exp Eye Res 1966;5:45–54

[3] Toris CB, Gregerson DS, Pederson JE. Uveoscleral outflow using different-sized fluorescent tracers in normal and inflamed eyes. Exp Eye Res 1987;45:525–532

[4] Toris CB, Pederson JE. Effect of intraocular pressure on uveoscleral outflow following cyclodialysis in the monkey eye. Invest Ophthalmol Vis Sci 1985;26:1745–1749

[5] Sperber GO, Bill A. A method for near-continuous determination of aqueous humor flow; effects of anaesthetics, temperature and indomethacin. Exp Eye Res 1984;39:435–453

[6] Takagi Y, Nakajima T, Shimazaki A, et al. Pharmacological characteristics of AFP-168 (tafluprost), a new prostanoid FP receptor agonist, as an ocular hypotensive drug. Exp Eye Res 2004;78:767–776

[7] Toris CB, Yablonski ME, Wang YL, Hayashi M. Prostaglandin A2 increases uveoscleral outflow and trabecular outflow facility in the cat. Exp Eye Res 1995;61:649–657

[8] Gabelt BT, Kaufman PL. The effect of prostaglandin F2 alpha on trabecular outflow facility in cynomolgus monkeys. Exp Eye Res 1990;51:87–91

[9] Becker B, Neufeld AH. Pressure dependence of uveoscleral outflow. J Glaucoma 2002;11:464

[10] Kaufman PL. Letter to the editor. J Glaucoma 2003;12:89

[11] Camras CB. Letter to the editor. J Glaucoma 2003;12:92–93

[12] Yablonski ME. Letter to the editor. J Glaucoma 2003;12:90–92

[13] Bill A. Movement of albumin and dextran through the sclera. Arch Ophthalmol 1965;74:248–252

[14] Gabelt BT, Kaufman PL. Prostaglandin F2 alpha increases uveoscleral outflow in the cynomolgus monkey. Exp Eye Res 1989;49:389–402

[15] Sagara T, Gaton DD, Lindsey JD, Gabelt BT, Kaufman PL, Weinreb RN. Topical prostaglandin F2alpha treatment reduces collagen types I, III, and IV in the monkey uveoscleral outflow pathway. Arch Ophthalmol 1999;117:794–801

[16] Ocklind A. Effect of latanoprost on the extracellular matrix of the ciliary muscle. A study on cultured cells and tissue sections. Exp Eye Res 1998;67:179–191

[17] Lindsey JD, Kashiwagi K, Boyle D, Kashiwagi F, Firestein GS, Weinreb RN. Prostaglandins increase proMMP-1 and proMMP-3 secretion by human ciliary smooth muscle cells. Curr Eye Res 1996;15:869–875

[18] Weinreb RN, Kashiwagi K, Kashiwagi F, Tsukahara S, Lindsey JD. Prostaglandins increase matrix metalloproteinase release from human ciliary smooth muscle cells. Invest Ophthalmol Vis Sci 1997;38:2772–2780

[19] Gaton DD, Sagara T, Lindsey JD, Gabelt BT, Kaufman PL, Weinreb RN. Increased matrix metalloproteinases 1, 2, and 3 in the monkey uveoscleral outflow pathway after topical prostaglandin F(2 alpha)-isopropyl ester treatment. Arch Ophthalmol 2001;119:1165–1170

[20] Stjernschantz J, Selén G, Ocklind A, Resul B. Effects of latanoprost and related prostaglandin analogues. In: Alm A, Weinreb RN, eds. Uveoscleral Outflow. Biology and Clinical Aspects. London: Mosby-Wolfe Medical Communications; 1998:57–72

[21] Lee PY, Podos SM, Severin C. Effect of prostaglandin F2 alpha on aqueous humor dynamics of rabbit, cat, and monkey. Invest Ophthalmol Vis Sci 1984;25:1087–1093

[22] Alm A, Villumsen J. PhXA34, a new potent ocular hypotensive drug. A study on dose-response relationship and on aqueous humor dynamics in healthy volunteers. Arch Ophthalmol 1991;109:1564–1568

[23] Weinreb RN. Enhancement of scleral macromolecular permeability with prostaglandins. Trans Am Ophthalmol Soc 2001;99:319–343

[24] Bill A. Uveoscleral drainage of aqueous humor. In: Bito LZ, Stjernschantz J, eds. The Ocular Effects of Prostaglandins and Other Eicosanoids. New York: Alan R. Liss; 1989:417

IC
房水生成
Aqueous Production

13 房水生成的结构与机制
Structure and Mechanisms of Aqueous Production

Sruthi Sampathkumar and Carol B. Toris

房水的产生与引流（图13-1）对维持眼前节各种无血管结构的正常功能至关重要。作为血浆的超滤过液，房水为晶体状、角膜、前部玻璃体和小梁网输送营养并携带走代谢废物。它还得维持透明，以使光学成像清晰、维持流体动力学压力保持眼球外形、帮助炎症细胞游走，并协助吞噬细胞复合体的分布。

抑制房水生成是治疗青光眼、降低眼压的一项策略，品种涉及碳酸酐酶抑制剂、β受体阻滞剂、α_2受体激动剂。其他正在研究中的药物有腺苷酸环化酶激活剂、大麻素受体激动剂、血清素和血管紧张素Ⅱ，每天使用数次这些药物来维持眼压在安全范围。抗药性、副作用以及患者依从性都限制了这些药物的眼压维持效果。睫状体破坏手术可以在不长期使用药物的情况下减少房水生成，破坏房水分泌的睫状体组织，可使眼压下降，理论上应该全周都可施行。最微创的现代睫状体破坏手术是内镜下睫状体光凝术（ECP）、ECP-Plus手术和高能聚焦超声（HIFU），本专题将逐一进行讨论。很难去界定那些作用于小梁网的降低眼压药物是否也有影响房水生成的可能性，毕竟小梁网和睫状体位置上非常接近。本专题对房水生成进行了综述，并描述了不同干预方式可能影响的房水生成效率。

解剖学考虑

睫状体（图13-2）为一个小环状的肌肉-上皮复合结构，上下两层上皮覆盖在基质和神经血管组织上。前部（睫状冠）有睫状突伸入后房内；后部区域（睫状体平坦部）相对扁平、没有血管，也没有睫状突。两层上皮包括朝向基质面的色素上皮和朝向后房内的非色素上皮，两层结构顶对顶排列，形成一种房水分泌的独特单元结构[1]（图13-3）。睫状体血供为睫状前动脉和睫状后长动脉提供，眼动脉分支为7根眼肌动脉，供给眼外肌而后延续为睫状前动脉，组成睫状体中的肌间环和虹膜动脉小环。2根长的睫状后动脉（从中间和侧面）来自眼动脉，向前延伸进入脉络膜形成大动脉环供应睫状突，而后形成虹膜的大动脉环。4条涡静脉引流睫状体静脉血至上方和下方的眼静脉。睫状突毛细血管具通透性，允许蛋白质和溶质进入睫状体基质产生房水。由于非色素上皮细胞间

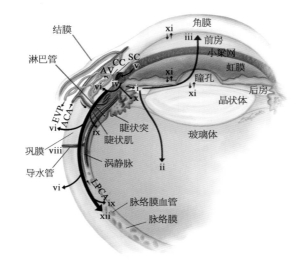

图 13-1 房水的生成与循环。房水分泌入后房（ⅰ）流经玻璃体腔（ⅱ）或者经过瞳孔进入前房（ⅲ）。液体绕前房几周后最终流到房角处（ⅳ）。前房角的房水引流经过两条途径：小梁网、Schlemm 管、集液管和表层巩膜静脉（ⅴ）；或者葡萄膜巩膜外流途径。后者始于睫状肌，从那里开始，液体可能流向不同方向，包括经过巩膜（ⅵ）、脉络膜上腔内和睫状体上腔内（ⅶ）、经导水管和涡静脉（ⅷ）、进入葡萄膜血管（ⅸ），也可能进入睫状突（ⅹ）。在这里，房水又可能再次被分泌出去。最近，淋巴管在葡萄膜中被确定存在，或许也对眼部液体的动力学起作用。角膜和晶状体部位液体的进出交换（ⅺ）对房水动力学平衡不起作用。ACA，睫状前动脉；EVP，表层巩膜静脉网；LPCA，睫状后长动脉；SC，Schlemm 管；CC，集液管；AV，房水静脉

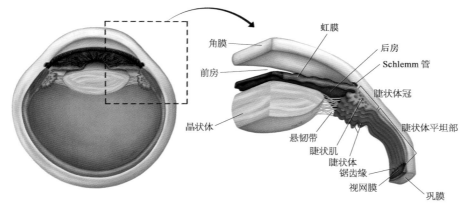

图 13-2 睫状体分为前部的睫状体冠和后部的睫状体平坦部。睫状突是高度血管化的睫状体冠的一部分，参与房水分泌进入后房的过程；睫状体平坦部血管较少，因此也被作为眼内手术的入路部位

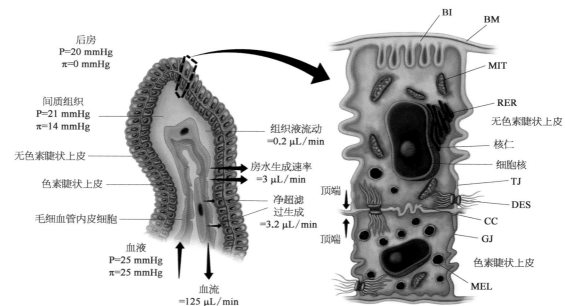

图 13-3 睫状上皮为一种合胞体。睫状突具有双层上皮结构，非色素上皮细胞的顶端与色素上皮细胞相对。睫状体基质有丰富的血管网，这些血管内皮间存在间隙。非色素上皮细胞富含线粒体，能提供房水分泌所需的能量，它还有粗面内质网和一些色素颗粒。色素上皮有许多黑色素小体和色素颗粒，而只有少量线粒体。非色素上皮细胞顶端有紧密连接，防止后房的液体进入。BI，基底折叠；BM，基底膜；CC，纤毛通道；DES，桥粒；GJ，缝隙连接；MEL，黑色素小体；MIT，线粒体；RER，粗面内质网；TJ，紧密连接

的紧密连接结构的存在，并非所有睫状体基质中的物质都能分泌入房水，这里的紧密连接，以及虹膜毛细血管的紧密连接组成了血-房水屏障的一部分。

房水生成的生理学

房水的生成是连续而主动的耗能过程。房水在进入后房前，各组分需要穿过睫状体毛细血管壁、睫状体基质、两层上皮层而出。睫状体非色素上皮（non-pigmented epithelium, NPE）组成了血-房水屏障的一部分，成为房水分泌的最大阻力部位所在。房水的形成和分泌入后房需要经过以下步骤[2]：

（1）电子、蛋白质和水通过睫状体循环传输。

（2）从毛细血管通过胶体渗透压、液体静压力和浓度梯度扩散并超滤过进入基质。

（3）电子主动转运到非色素上皮细胞间隙的外侧，随后伴随着水移动到后房。

房水形成和分泌（图13-4）不能直接检测到。而房水从后房流入前房可通过不同方法检测到[3]。在过去的几十年中，荧光光度测定法已成为测量房水流动的金标准。房水流动率较房水生成率小，因为部分房水会进入玻璃体腔，或者被睫状体、晶状体、虹膜吸收，而无法被测量。

房水流动速率的变化

老化

随着年龄的增长，前房深度和前房容积均有减小，房水生成也逐渐减慢[4]。几项关于年龄相关的房水流动减慢的关键研究总结在表13-1中。平均来讲，房水流动减少0.001 5 ～ 0.003 μL/（min·y）。这种相关性基本就是在10岁以后每10年减少2% ～ 3.5%[5-7]，在60岁以上人群，减少的速率增加到每年0.025 μL/min，基本每年减少1% ～ 2%[8]。然而，样本数量和志愿者年龄的不同可得出不一样的结论[9]。

随着年龄增长，房水流动减慢的准确机制已成为众多研究的焦点。光镜下观察到[11]一些与年龄相关的非色素上皮细胞、基质血管和睫状肌纤维的变化。非色素上皮细胞基底膜在60 ～ 70岁人群眼中厚于50岁以下人群组，非色素上皮细胞的脂褐质、溶酶体和脂质随年龄增长有聚集，基质部沿着增厚的内皮细胞基底膜沉积细胞外基质，可能也影响了睫状上皮细胞的营养和氧气供应，因此减少了房水生成[12]。另有一些可能的因素，比如神经和内分泌的自我调节、非色素上皮细胞数量、功能性细胞器和对细胞信号分子的反应性等，均可能随着老龄化而发生变化。

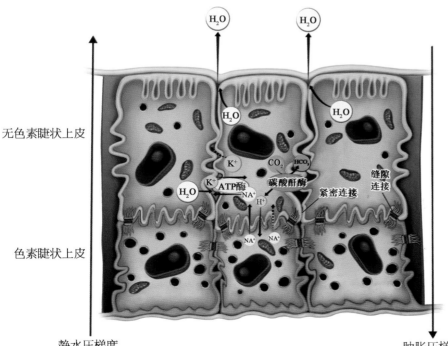

图13-4 房水形成的总结。房水从血浆中通过主动运输离子的方式不断地在无色素睫状上皮细胞形成，而后进入间质间隙。进入间质间隙的电离子形成电荷梯度将水吸入。各种溶质泵在运输中起作用，其中Na-K ATP酶起主要作用。无色素上皮细胞顶端的紧密连接协助水分子向后房运动

表 13-1　在正常眼压健康人中房水流动的老龄化效应

引用文献	方　法	平均年龄（岁）	样本量	房水流动	降低百分比
Toris 等，1999[5]	荧光光度计	25.5 ± 2.4 66.3 ± 4.6	51 53	2.9 ± 0.9 2.4 ± 0.6	每 10 年 3.5%
Diestelhorst 和 Kriegistein，1992[7]	荧光光度计	26.5 ± 3.8 65.5 ± 10.5	148 75	2.21 ± 1 1.89 ± 1.1	每 10 年 2.5%
Brubaker 等，1981[6]	荧光光度计	20 ～ 29 60 ～ 69	132 35	2.88 ± 0.67 2.49 ± 0.61	每 10 年 2.4%
Gaasterland 等，1978[9]	眼压描记检查法	20.8 61.8	33 18	0.92 ± 0.04 0.81 ± 0.04*	
Becker，1954[10]	眼压描记检查法	<40 >60	244眼 318眼	2.0 ± 0.82 1.2 ± 0.60	

注：*无显著性差异。

眼压

　　房水的分泌和流动对眼压的改变相对敏感。健康人如果头向下倾斜体位维持30分钟至8小时，眼压迅速升高，然后一直维持在升高的眼压状态，而恢复到头高位后几分钟眼压就恢复了。荧光光度计测量房水的流出短期内并不因体位造成的眼压变化而发生变化[13]。甚至是在慢性眼压升高的疾病，比如剥脱综合征、原发性开角型青光眼和高眼压症中[14-17]，房水的流出也保持相对一致。增加了的房水流畅系数而降低了眼压并不改变房水的生成[18, 19]。在异常的眼压降低时（低眼压），能发现房水流出减少，尤其在低眼压与诸如虹膜睫状体炎这样的炎症相关时。当低眼压与外伤相关，比如睫状体分离时，房水流出保持正常。显然，房水的生成并不是控制眼压的调节机制。

房水生成的 24 小时节律

　　房水的流动在24小时中毫无疑问是存在节律性的（表13-2）。在健康志愿者中发现白天房水流出速率为2 ～ 4 μL/min，而夜间降低近50%[5, 20]。这样的节律性在各年龄组中都存在，而与年龄相关的房水生成减少关系不大[21, 22]。在高眼压症和原发性开角型青光眼患者中，白天房水流出是正常的[23, 24]，而有研究表明，在高眼压症人群的夜间房水流出减少，然而在原发性开角型青光眼患者中与同年龄匹配的健康人群相比并没有减少[16, 25]。

表 13-2　通过荧光光度计检测的房水日间和夜间波动

引用文献	对　象	样本量	日间流动（μL/min）	夜间流动（μL/min）	降低百分比
Vanlandingham 等，1998[26]	健康成人平均年龄 =27 岁	25	2.97 ± 0.64	1.28 ± 0.30	56
Sit 等，2008[22]	健康成人平均年龄 =29 岁	34	2.26 ± 0.73	1.12 ± 0.75	50
Liu 等，2011[27]	健康成人平均年龄 =57 岁	30	2.05 ± 0.87	1.04 ± 0.42	49
Nau 等，2013[21]	健康成人平均年龄 =59 岁	21	2.48 ± 0.96	1.27 ± 0.63	48
Larsson 等，1995[16]	健康成人平均年龄 =63 岁	20	2.39 ± 0.59	1.02 ± 0.27	57
Ziai 等，1993[24]	高眼压症	20	3.0 ± 0.9	1.1 ± 0.4	63
Fan 等，2011[23]	高眼压症患者平均年龄 =59 岁	30	2.13 ± 0.71	1.11 ± 0.38	48

（续表）

引 用 文 献	对　象	样本量	日间流动（μL/min）	夜间流动（μL/min）	降低百分比
Toris 等，2007[25]	高眼压症患者平均年龄和POAG平均年龄 =62 岁	24	2.37 ± 0.11	1.78 ± 0.1	25
Larsson 等，1995[16]	POAG 平均年龄 =63 岁	20	2.7 ± 0.62	1.29 ± 0.55	52
Larsson 等，1993[28]	低眼压性青光眼平均年龄 =71 岁	10	2.48 ± 0.61	1.24 ± 0.45	50

注：POAG，原发性开角型青光眼。

关于24小时眼压节律的调节机制有很多假说，夜间睡眠状态下 β 肾上腺素能活性的下调可能引起夜间房水外流减慢，因为 β 肾上腺素受体阻滞剂在夜间不能降低眼压，支持这一假说[29]。肾上腺素能激动剂，诸如肾上腺素、去甲肾上腺素、异丙肾上腺素和特布他林通过一种不连续的方式影响房水外流。Horner综合征患者[30]（眼交感神经麻痹）或者双侧肾上腺切除的患者[31]，与健康对照相比，就没有了日间-夜间房水外流的变化。糖皮质激素、褪黑素、环腺苷酸（cAMP）、腺苷、抗利尿激素和多巴胺在房水外流的日间波动中也起作用。显然，在神经内分泌环境与睫状体特化的细胞间存在错综复杂的联系，同视交叉上核团一起决定了任一时间的房水外流速率。

病理状态下的房水生成

引起眼压升高的主要机制是小梁网部位的房水外流阻力增大。众多青光眼状态或与之相关的系统易感性研究提示，房水流动并非导致青光眼的病理性因素（表13-3）。在荧光光度计出现以前，对青光眼睫状体炎危象患者的房水外流测定显示出不同的结果。在发作期前房闪辉和前房细胞的出现干扰了荧光光度计的检测，可能引起其检测结果的差异，表现为荧光清除延迟。这种急性发作状态与增高的房水流动不相关[32, 33]，在试验性虹膜睫状体炎的猴子眼中发现房水流动是减慢的[34]。除了增高了葡萄膜巩膜外流以外，较低的房水流动可以解释长期慢性葡萄膜炎患者为什么会出现低眼压[35]。

房水生成的部位差异

为了方便理解房水的生成并计算分泌量，我们

表 13-3　病理状态下房水流动速率

疾　病	眼压	房水流动	引用文献
高眼压症	↑	↔	17，24
POAG	↑	↔白天，↑ 夜晚	16
正常眼压性青光眼	↔	↔	28
眼压正常的色素播散综合征	↔	↔	36，37
高眼压的色素播散综合征	↑	↔	36，37
眼压正常的剥脱综合征	↔	↔	14，38
高眼压的剥脱综合征	↑	↔	14
青光眼睫状体炎危象	↑	↑	39-41
	↔		32，33，42
肌强直性营养不良	↓	↔	43
1 型糖尿病	↔	↓	44，45
肌纤维化	↔	↔	46

注：POAG，原发性开角型青光眼。引自 Toris CB. Aqueous humor dynamics and intraocular pressure elevation. In: Shaarawy TM, ed. Glaucoma, 2nd ed. New York: Elsevier Limited; 2014: 47-56; Table 62. 注意：箭头表示较年龄匹配的健康对照量增多为↑，量不变为→，量减少为↓。

假设房水的生成在睫状体全周是均衡一致的。然而，在人类睫状突中发现Na-K ATP酶蛋白的表达上有区域性差异[47]，并且在兔眼中发现其后部睫状上皮优先分泌房水而前部睫状上皮易于吸收房水。因此这就提出，在人类的房水分泌中也存在部

位差异[48]，也就易于推导出，房水生成的节段性可能与房水通过小梁网外流的节段性相关。

房水外流的调整

房水外流的药物性调整

降低生成是降低眼压的有效方法，可通过碳酸酐酶抑制剂（CAI）和β受体阻滞剂实现，根据治疗病程，α受体激动剂可作为房水生成和引流的联合药物。

碳酸酐酶抑制剂（CAI）是磺胺类药物，作为经典降眼压药物已被使用了几十年，过去一般全身使用，睫状上皮碳酸酐酶的抑制可阻断钠离子、氯离子和碳酸盐主动转运到后房，因此可减慢水的渗透压驱动性移动，从而减少房水的生成。新的眼局部使用的CAI较口服的疗效略低，但副作用更小，同其他降眼压药物联合使用时，有协同效应[49]。

β受体阻滞剂阻断了睫状上皮环腺苷酸（cAMP）的合成，从而减少房水生成。长期使用可能出现抗药性和"漂移"现象，因此几乎50%使用β受体阻滞剂治疗的患者后期为了达到靶眼压需联合另一类型药物使用[50]。

肾上腺素同时刺激α和β受体，引起的睫状肌收缩伴随着小梁网流畅系数的增加可能是主要的降眼压机制。继发于血管收缩的房水流动减少在一些研究中有记载，但是这个效果并不持久。肾上腺素在房水流动中的最终效应可能需要看在某个时段几种不同的肾上腺素能受体的结合情况，在美国肾上腺素已不作为眼部使用的商品药。盐酸地匹福林，作为肾上腺素的前体药，具有相同的降眼压效果，而具有更少的副作用，但目前由于有更多、更好的药物出现，此类药物也已很少开具处方。

阿可乐定是α₂受体激动剂，具有一些α₁受体活性。眼压的降低继发于血管收缩和房水流动降低。持续使用时，它增加了小梁网流畅系数，并降低表层巩膜静脉压[51]。随着使用时间的延长，降眼压效果逐渐消失，而副作用逐渐显现，这就限制了它在临床治疗中的使用，它的有效性一般不超过1个月。

溴莫尼定是一种高选择性的α₂受体激动剂，通过睫状血管收缩减少房水流动，这种效应在使用1个月以内消失，而后通过增加葡萄膜巩膜外流途径维持降眼压的效果[52]。

几类新的房水流动抑制剂都正在进行研究，以期成为潜在的青光眼治疗药物。Forskolin增加了细胞间cAMP，从而减少房水生成[53]，大麻素衍生物起到CB1受体的作用，在房水的流入和流出通道中有较多大麻素受体表达，主要的降眼压效应是通过使Schlemm管扩张来增加房水流畅系数。由于这些受体也分布于葡萄膜管道中，因此大麻素类药物或许也能调节房水的流动和葡萄膜巩膜外流[54]。血清素化合物和血管紧张素Ⅱ在多个靶位点有受体激动剂和拮抗剂的复合效应。它们降低眼压的效应要么通过增加葡萄膜巩膜外流，要么通过减少房水流动实现。它们的衍生物更为选择性地作用于某种受体亚型，而产生预期的效果。表13-4列出了减少房水生成的各药物成分。

表 13-4　减少房水生成的药物种类

现有的药物种类
碳酸酐酶抑制剂
● 多佐胺
● 布林佐胺
● 乙酰唑胺*
● 醋甲唑胺*
β受体阻滞剂
● 噻吗洛尔
● 卡替洛尔
● 美替洛尔
● 左布诺洛尔
● 倍他洛尔
● 尼普洛尔
拟交感活性药物
● 溴莫尼定
● 阿可乐定
● 地匹福林
● 肾上腺素
固定复方联合制剂
● 多佐胺/噻吗洛尔

（续表）

- 溴莫尼定/噻吗洛尔
- 布林佐胺/溴莫尼定

将来的药物种类

- 毛喉素
- 大麻素
- 血清素
- 血管紧张素 II

注：* 为口服药物。

睫状体消融的青光眼微小切口手术

许多因素都可影响青光眼药物治疗的效果，包括患者对治疗剂量的依从性、高额医疗费用和长期使用药物的抗药性等。针对这些问题，非药物治疗和手术的方法也在不断探索用于降低眼压。一些对睫状上皮进行消融，实现减少房水生成的微小切口手术能达到靶眼压的目的。

睫状上皮和与之相关血管的破坏（睫状体破坏）主要用于晚期青光眼病例。各种能量的选择包括热能（睫状体透热术）、冷凝（睫状体冷冻术）或者激光［氪激光、氩激光、钕钇铝石榴石晶体（Nd：YAG激光）、二极管激光］，激光睫状体光凝术可从眼球外（透巩膜）或从眼球内（眼内镜下）施行。

在20世纪80年代，透巩膜睫状体光凝术（transscleral cyclophotocoagulation，TSCPC）用激

光能量破坏睫状上皮，这种方法由于其较差的预测性而被质疑，同时可能引起炎症或者眼球痨等并发症。创伤性更小且靶向性更好的手术近来也有研发用于减少房水生成，这些方法在下文我们将进行讨论。

内镜下睫状体光凝术

内镜下睫状体光凝术（ECP）较透巩膜睫状体光凝术（TSCPC）有诸多优越性[55]。它单一的光纤中具有175 W氙灯光源的810 nm二极管激光、一个氦氖激光定位光束和图像显示系统（EndoOptiks，Little Silver，NJ；图13-5）。通过透明角膜切口，睫状体能在直视下消融，因此它也被称为"前部ECP"。睫状体上皮的色素较易吸收能量波长，使ECP被称为高度精准的治疗，适应证可扩展到轻中度青光眼患者，在白内障超声乳化手术时可联合施行。

ECP的降眼压效果为3.9～28.3 mmHg（18%～68%），平均术后眼压15.6 mmHg。二极管激光烧灼睫状上皮后继发的凝固性坏死使得房水分泌减少是其主要机制[56]。烧灼可以扩散到睫状体基质，引起透明样改变和睫状突萎缩[57]。在兔眼中施行TSCPC或者ECP都有急性阻塞性血管病变[58]。在ECP组随着时间的推移，有些区域可出现再灌注。对睫状上皮的直接损伤以及继发缺血引起的间接损伤都可以减少房水的生成。组织的破坏可能也使葡萄膜巩膜外流途径增加而进一

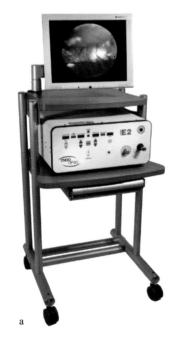

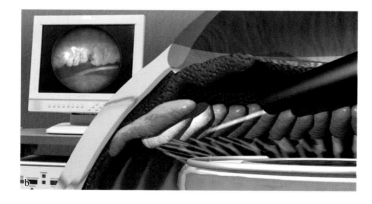

图13-5　内镜下睫状体光凝术（ECP）。（a）对于术中观察的激光控制台和监视器。内镜手柄通过3根独立的光纤连接控制台，分别为二极管激光、视频拍摄像机和氙灯光源。脚踏板控制激光发射。（b）在前部ECP过程中，探头通过透明角膜切口进入，探头尖端位于瞳孔缘下方，激光能量治疗到睫状突上。治疗距离通常为2 mm处理6个睫状突。治疗时，睫状突变白、收缩

步降低眼压。这种效应在TSCPC中比ECP中更为多见。

ECP-Plus手术

ECP-Plus手术（图13-6）通过睫状体平坦部入路定位睫状体。在直视下，前部和后部睫状突，与睫状体平坦部前1～2 mm全部消融。对于经历过多次手术，诸如小梁切除术、房水分流术、透巩膜睫状体光凝术甚至前部ECP手术，眼压仍无法控制的青光眼，ECP-Plus手术常能有效。长期研究发现，在术后12～24个月，眼压下降可达78%，平均减少77%青光眼药物使用，且其副作用与前部ECP相当[59]，这项治疗被认为破坏了产生房水相关的血管成分，因为经睫状体平坦部的光凝在前部和后部睫状突的基础上，还破坏了更多的血管和睫状上皮。破坏了上皮层和部分基质层可能使组织间空隙增大，同时增加了葡萄膜巩膜引流。局部使用前列腺素类药物可能也是通过增加葡萄膜巩膜途径外流而起作用。睫状体平坦部上皮细胞在房水生成中的作用还有待证实。

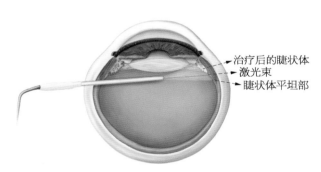

图 13-6　ECP-Plus 手术。从睫状体平坦部入路的ECP用于经过多次失败的青光眼手术后的人工晶状体/无晶状体眼。激光能量治疗睫状突和睫状体平坦部的前方 1～2 mm

高能聚焦超声

高能聚焦超声（HIFU）使用超声产生的热能来破坏睫状上皮，减少房水生成从而降低眼压。目前商品化的EyeOP1系统（EyeTechCare, Rillieux la Pape, France；图13-7）已通过欧洲CE Mark审批，用于治疗难治性青光眼。系统的传感器包含压电单元，能转化电能为震动，最终产生治疗性高能聚焦超声。在靶位点上，这种声波产生热，在不损伤周围组织的情况下引起凝固性坏死。HIFU本质上是环睫状体光凝超声。它包含1个环状的治疗探头和

6个独立的小型21 MHz微小超声发生器，同时在全周睫状体进行治疗。超声能量可根据期望达到的目标眼压选择治疗并可调节。

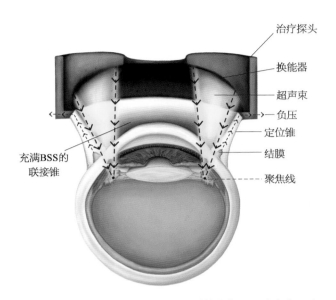

图 13-7　高能聚焦超声（HIFU）。联接锥位于眼球中央，治疗探头为环形，有6个压电换能器，可传输高度聚焦的治疗性超声波，治疗探头放置于联接锥上，中间充满缓冲盐溶液（buffered saline solution, BSS）。超声束在睫状体上聚焦，在这聚焦点上，超声能量通过可控产热凝固靶组织

HIFU第一个临床试验是2011年在12名难治性青光眼患者中施行。眼压显著从术前平均37.9±10.7 mmHg降低到术后6个月平均24.7±8.5 mmHg。4例术前有角膜病变的患者发展为术后的浅层点状角膜炎和中央性浅层角膜溃疡，治疗中和治疗后无重大并发症[60]。EyeMUST是一项正在进行的、欧洲大型多中心临床试验，在更大病例人群中观察HIFU疗效。

在12例经过HIFU治疗的患者中有8例眼压下降患者发现脉络膜上腔液体[60]。一项在兔眼中进行的研究发现，引流通道中的组织没有细胞碎片及炎症细胞。睫状上皮的坏死延伸至更深层，随着时间推移，再生出单层非分泌性上皮层细胞；在睫状体和平坦部区域出现血管的局部破坏，而在邻近未治疗区域没有损伤。更有趣的是，在经过治疗的节段，睫状体和巩膜之间的区域被液体充填，该现象可持续6个月之久，在几乎所有病例的治疗节段区域，巩膜最后都无一例外变薄[61]。

睫状上皮的坏死和睫状突的退化减小了房水分泌的表面积，然而这可能并不是降低眼压的唯一机制。在脉络膜上腔检测到液体说明葡萄膜巩膜途径外流可能同时也增加了，这可能是内源性前列腺素释放和睫状体变薄后为房水外渗提供了更多孔隙通道的结果。

其他定向超声波设备

目前有两个降眼压的声波和超声波设备正在研发中，以期将来用于临床。OcuTherix（Stillwater, MN）公司的深层波动小梁成形术（DWT）提供了一种低振幅声波频率范围的机械振动，作用于小梁网所在区域的外部——角膜缘处[62]。这种青光眼治疗性超声波设备（TUG, Eyesonix, Long Beach, CA）发出低频超声能量（20 000 ～ 100 000 Hz）到角膜缘区域[63]。这种设备降低眼压存在多重机制：局部升温导致少量热休克蛋白和有益细胞因子释放，驱动小梁网内反应来降低眼压；超声引起小梁网收缩与松弛，使沉积于这些组织的细胞碎屑驱赶出来。通过以上两种机制可能会降低组织的房水外流阻力、提高房水流畅系数。此项治疗对于睫状体和睫状突的效应目前还不得而知，推测通过这些治疗，邻近组织也将发生改变。

将来的考虑

房水对于营养眼前节结构和带走代谢产物具有重要功能，同时还能维持视路透明清晰。血-房水屏障、虹膜上皮层的紧密连接和房水经瞳孔的向前运动模式使进入后房的蛋白质和代谢产物减少。房水在后房生成，与位于小梁网附近前房角内的房水是不同的。对不同部位房水进行区分比较，以及长期使用物理方法或药物制剂减少房水生成产生的影响，对我们将来的研究很重要。

尽管有许多局限性，目前荧光光度计测量前房水的流动还是目前对于房水生成测量的金标准。应该强调的是，房水的流动并不等于房水的生成，因为有部分房水扩散到了睫状体、玻璃体腔、晶状体、虹膜基质，这些都不能被检测到。一些眼部手术，比如白内障超声乳化手术，改变了房水流动方式，而使一些方法中的假设无效。有过眼内手术史的患者通常在荧光光度计测量研究中被排除，使我们对手术影响的房水动力学认识不足，设计一些直接测量房水产生的技术会更有利于我们了解手术对房水动力学产生的影响，同时也为青光眼治疗提供更多的方向，对于解析正常人和疾病状态下房水的产生也更有帮助。

参考文献

[1] Tamm ER, Lütjen-Drecoll E. Ciliary body. Microsc Res Tech 1996;33:390–439

[2] Kiel JW, Hollingsworth M, Rao R, Chen M, Reitsamer HA. Ciliary blood flow and aqueous humor production. Prog Retin Eye Res 2011;30:1–17

[3] Gabelt BT, Kaufman PL. Production and flow of aqueous humor. In: Levin LA, Nilsson SFE, Ver Hoeve J, Wu SM, Kaufman PL, Alm A, eds. Adler's Physiology of the Eye, 11th ed. Edinburgh: Elsevier; 2011:274

[4] Fontana ST, Brubaker RF. Volume and depth of the anterior chamber in the normal aging human eye. Arch Ophthalmol 1980;98:1803–1808

[5] Toris CB, Yablonski ME, Wang YL, Camras CB. Aqueous humor dynamics in the aging human eye. Am J Ophthalmol 1999;127:407–412

[6] Brubaker RF, Nagataki S, Townsend DJ, Burns RR, Higgins RG, Wentworth W. The effect of age on aqueous humor formation in man. Ophthalmology 1981;88:283–288

[7] Diestelhorst M, Kriegistein GK. Does aqueous humor secretion decrease with age? Int Ophthalmol 1992;16:305–309

[8] Becker B. The decline in aqueous secretion and outflow facility with age. Am J Ophthalmol 1958;46(5 Part 1):731–736

[9] Gaasterland D, Kupfer C, Milton R, Ross K, McCain L, MacLellan H. Studies of aqueous humour dynamics in man. VI. Effect of age upon parameters of intraocular pressure in normal human eyes. Exp Eye Res 1978;26:651–656

[10] Becker B. Decrease in intraocular pressure in man by a carbonic anhydrase inhibitor, Diamox: a preliminary report. Am J Ophthalmol 1954;37:13–15

[11] Okuyama M, Okisaka S, Kadota Y. [Histological analysis of aging ciliary body]. Nippon Ganka Gakkai Zasshi 1993;97:1265–1273

[12] Schlötzer-Schrehardt U, Wirtz PM, Müller HG, Lang GK, Naumann GO. [Morphometric analysis of age-dependent changes of the human ciliary body]. Fortschr Ophthalmol 1990;87:59–68

[13] Carlson KH, McLaren JW, Topper JE, Brubaker RF. Effect of body position on intraocular pressure and aqueous flow. Invest Ophthalmol Vis Sci 1987;28:1346–1352

[14] Johnson TV, Fan S, Camras CB, Toris CB. Aqueous humor dynamics in exfoliation syndrome. Arch Ophthalmol 2008;126:914–920

[15] Beneyto Martin P, Fernández Vila PC, Pérez Martinez TM, Aliseda Peréz D. A fluorophotometric study on the aqueous humor dynamics in primary open angle glaucoma. Int Ophthalmol 1992;16:311–314

[16] Larsson LI, Rettig ES, Brubaker RF. Aqueous flow in open-angle glaucoma. Arch Ophthalmol 1995;113:283–286

[17] Toris CB, Koepsell SA, Yablonski ME, Camras CB. Aqueous humor dynamics in ocular hypertensive patients. J Glaucoma 2002;11:253–258

[18] Brubaker RF, Liesegang TJ. Effect of trabecular photocoagulation on the aqueous humor dynamics of the human eye. Am J Ophthalmol 1983;96:139–147

[19] Yablonski ME, Cook DJ, Gray J. A fluorophotometric study of the effect of argon laser trabeculoplasty on aqueous humor dynamics. Am J Ophthalmol 1985;99:579–582

[20] Reiss GR, Lee DA, Topper JE, Brubaker RF. Aqueous humor flow during sleep. Invest Ophthalmol Vis Sci 1984;25:776–778

[21] Nau CB, Malihi M, McLaren JW, Hodge DO, Sit AJ. Circadian variation of aqueous humor dynamics in older healthy adults. Invest Ophthalmol Vis Sci 2013;54:7623–7629

[22] Sit AJ, Nau CB, McLaren JW, Johnson DH, Hodge D. Circadian variation of aqueous dynamics in young healthy adults. Invest Ophthalmol Vis Sci 2008;49:1473–1479

[23] Fan S, Hejkal JJ, Gulati V, Galata S, Camras CB, Toris CB. Aqueous humor

dynamics during the day and night in volunteers with ocular hypertension. Arch Ophthalmol 2011;129:1162–1166

[24] Ziai N, Dolan JW, Kacere RD, Brubaker RF. The effects on aqueous dynamics of PhXA41, a new prostaglandin F2 alpha analogue, after topical application in normal and ocular hypertensive human eyes. Arch Ophthalmol 1993;111:1351–1358

[25] Toris CB, Zhan G, Fan S, et al. Effects of travoprost on aqueous humor dynamics in patients with elevated intraocular pressure. J Glaucoma 2007;16:189–195

[26] Vanlandingham BD, Maus TL, Brubaker RF. The effect of dorzolamide on aqueous humor dynamics in normal human subjects during sleep. Ophthalmology 1998;105:1537–1540

[27] Liu H, Fan S, Gulati V, et al. Aqueous humor dynamics during the day and night in healthy mature volunteers. Arch Ophthalmol 2011;129:269–275

[28] Larsson LI, Rettig ES, Sheridan PT, Brubaker RF. Aqueous humor dynamics in low-tension glaucoma. Am J Ophthalmol 1993;116:590–593

[29] Gulati V, Fan S, Zhao M, Maslonka MA, Gangahar C, Toris CB. Diurnal and nocturnal variations in aqueous humor dynamics of patients with ocular hypertension undergoing medical therapy. Arch Ophthalmol 2012;130:677–684

[30] Larson RS, Brubaker RF. Isoproterenol stimulates aqueous flow in humans with Horner's syndrome. Invest Ophthalmol Vis Sci 1988;29:621–625

[31] Maus TL, Young WF Jr, Brubaker RF. Aqueous flow in humans after adrenalectomy. Invest Ophthalmol Vis Sci 1994;35:3325–3331

[32] Grant WM. Clinical measurements of aqueous outflow. Am J Ophthalmol 1951;34:1603–1605

[33] Mansheim BJ. Aqueous outflow measurements by continuous tonometry in some unusual forms of glaucoma. AMA Arch Opthalmol 1953;50:580–587

[34] Toris CB, Pederson JE. Aqueous humor dynamics in experimental iridocyclitis. Invest Ophthalmol Vis Sci 1987;28:477–481

[35] Johnson D, Liesegang TJ, Brubaker RF. Aqueous humor dynamics in Fuchs' uveitis syndrome. Am J Ophthalmol 1983;95:783–787

[36] Brown JD, Brubaker RF. A study of the relation between intraocular pressure and aqueous humor flow in the pigment dispersion syndrome. Ophthalmology 1989;96:1468–1470

[37] Toris CB, Haecker NR, Teasley LA, Zhan G, Gulati V, Camras CB. Aqueous humor dynamics in pigment dispersion syndrome. Arch Ophthalmol 2010;128:1115–1118

[38] Gharagozloo NZ, Baker RH, Brubaker RF. Aqueous dynamics in exfoliation syndrome. Am J Ophthalmol 1992;114:473–478

[39] Spivey BE, Armaly MF. Tonographic findings in glaucomatocyclitic crises. Am J Ophthalmol 1963;55:47–51

[40] Sugar HS. Heterochromia iridis with special consideration of its relation to cyclitic disease. Am J Ophthalmol 1965;60:1–18

[41] Nagataki S, Mishima S. Aqueous humor dynamics in glaucomato-cyclitic crisis. Invest Ophthalmol 1976;15:365–370

[42] Hart CT, Weatherill JR. Gonioscopy and tonography in glaucomatocyclitic crises. Br J Ophthalmol 1968;52:682–687

[43] Khan AR, Brubaker RF. Aqueous humor flow and flare in patients with myotonic dystrophy. Invest Ophthalmol Vis Sci 1993;34:3131–3139

[44] Larsson LI, Pach JM, Brubaker RF. Aqueous humor dynamics in patients with diabetes mellitus. Am J Ophthalmol 1995;120:362–367

[45] Lane JT, Toris CB, Nakhle SN, Chacko DM, Wang YL, Yablonski ME. Acute effects of insulin on aqueous humor flow in patients with type 1 diabetes. Am J Ophthalmol 2001;132:321–327

[46] McCannel CA, Scanlon PD, Thibodeau S, Brubaker RF. A study of aqueous humor formation in patients with cystic fibrosis. Invest Ophthalmol Vis Sci 1992;33:160–164

[47] Ghosh S, Hernando N, Martín-Alonso JM, Martin-Vasallo P, Coca-Prados M. Expression of multiple Na+,K(+)-ATPase genes reveals a gradient of isoforms along the nonpigmented ciliary epithelium: functional implications in aqueous humor secretion. J Cell Physiol 1991;149:184–194

[48] McLaughlin CW, Zellhuber-McMillan S, Macknight AD, Civan MM. Electron microprobe analysis of rabbit ciliary epithelium indicates enhanced secretion posteriorly and enhanced absorption anteriorly. Am J Physiol Cell Physiol 2007;293:C1455–C1466

[49] Toris CB, Zhan GL, Yablonski ME, Camras CB. Effects on aqueous flow of dorzolamide combined with either timolol or acetazolamide. J Glaucoma 2004;13:210–215

[50] Marquis RE, Whitson JT. Management of glaucoma: focus on pharmacological therapy. Drugs Aging 2005;22:1–21

[51] Toris CB, Tafoya ME, Camras CB, Yablonski ME. Effects of apraclonidine on aqueous humor dynamics in human eyes. Ophthalmology 1995;102:456–461

[52] Toris CB, Gleason ML, Camras CB, Yablonski ME. Effects of brimonidine on aqueous humor dynamics in human eyes. Arch Ophthalmol 1995;113:1514–1517

[53] Wagh VD, Patil PN, Surana SJ, Wagh KV. Forskolin: upcoming antiglaucoma molecule. J Postgrad Med 2012;58:199–202

[54] Hudson BD, Beazley M, Szczesniak AM, Straiker A, Kelly ME. Indirect sympatholytic actions at β-adrenoceptors account for the ocular hypotensive actions of cannabinoid receptor agonists. J Pharmacol Exp Ther 2011;339:757–767

[55] Kaplowitz K, Kuei A, Klenofsky B, Abazari A, Honkanen R. The use of endoscopic cyclophotocoagulation for moderate to advanced glaucoma. Acta Ophthalmol (Copenh) 2015;93:395–401

[56] Assia EI, Hennis HL, Stewart WC, Legler UF, Carlson AN, Apple DJ. A comparison of neodymium: yttrium aluminum garnet and diode laser transscleral cyclophotocoagulation and cyclocryotherapy. Invest Ophthalmol Vis Sci 1991;32:2774–2778

[57] Cavens VJ, Gemensky-Metzler AJ, Wilkie DA, Weisbrode SE, Lehman AM. The long-term effects of semiconductor diode laser transscleral cyclophotocoagulation on the normal equine eye and intraocular pressure(a). Vet Ophthalmol 2012;15:369–375

[58] Lin SC, Chen MJ, Lin MS, Howes E, Stamper RL. Vascular effects on ciliary tissue from endoscopic versus trans-scleral cyclophotocoagulation. Br J Ophthalmol 2006;90:496–500

[59] Tan JC, Francis BA, Noecker R, Uram M, Dustin L, Chopra V. Endoscopic cyclophotocoagulation and pars plana ablation (ECP-plus) to treat refractory glaucoma. J Glaucoma 2016;25:e117–e122

[60] Aptel F, Charrel T, Lafon C, et al. Miniaturized high-intensity focused ultrasound device in patients with glaucoma: a clinical pilot study. Invest Ophthalmol Vis Sci 2011;52:8747–8753

[61] Aptel F, Béglé A, Razavi A, et al. Short- and long-term effects on the ciliary body and the aqueous outflow pathways of high-intensity focused ultrasound cyclocoagulation. Ultrasound Med Biol 2014;40:2096–2106

[62] Krader CG, Kahook M. DWT shows promise for reducing IOP. Ophthalmology Times 2014; Jan 15

[63] Schwartz D, Samples J, Korosteleva O. Therapeutic ultrasound for glaucoma: clinical use of a low-frequency low-power ultrasound device for lowering intraocular pressure. J Ther Ultrasound 2014;2:15

14 睫状体破坏术如何影响日间眼压波动
How Does Cyclodestruction Affect Diurnal Intraocular Pressure Variation?

Peng Lei and Joseph Caprioli

对于眼压在昼夜光照周期中存在波动已经被广为接受。一些人认为眼压的高峰期出现在上午，因为那时人体皮质类固醇激素水平升高[1]；而另一些人认为眼压高峰出现晚上，因为夜间睡眠状态下的体位关系[2]。眼压的波动可以解释为何有些患者每次临床就诊时间眼压控制良好，而视野缺损仍在进展。一些研究发现，在青光眼患者中昼夜眼压波动幅度较正常对照为大[3]，而成为一个独立的青光眼进展的危险因素[4]。

多项研究着眼于药物、激光和手术治疗对眼压昼夜波动的影响。在24小时长期降低眼压方面，前列腺素类药物优于噻吗洛尔、溴莫尼定和多佐胺[5]。噻吗洛尔在日间眼压控制效果较好，但夜间降低眼压作用微弱[6]。氩激光小梁成形术（ALT）[7]和选择性激光小梁成形术（SLT）[8]均能有效降低平均眼压和眼压波动范围。有趣的是，在一些接受SLT的病例中，白天门诊时间眼压下降不明显，但经过激光治疗的夜间眼压有下降[9]。与药物治疗相比，小梁切除手术能更有效地降低眼压波动峰值[10, 11]。

测量眼压波动的研究有许多局限性，由于测量的不便利往往样本量较小，24小时范围内眼压测量仅能在8～20小时进行，并且不能每小时获取眼压数据，一般为每2～6小时测量1次数据。并且各研究方案存在较大差异：眼压如何测量的（睡眠中心还是家庭监测）、夜间眼压监测时的体位（卧位还是坐位）和唤醒后测量的间隔时间。有研究认为，在唤醒即刻存在短暂的眼压升高情况[12]，目前对于24小时眼压的监测方法还欠合理，因为其实并没有一个真正连续的监测系统。

目前还没有睫状体冷冻、透巩膜睫状体光凝或者内镜下睫状体光凝手术对眼压波动的研究报道。可能它们在降低眼压平均值的同时，也能降低眼压波动的幅度[12]，然而，是否波动幅度的减小独立于眼压平均值的减小还不得而知。目前的研究表明，旨在增加房水外流的治疗：前列腺素类药物、ALT/SLT激光和小梁切除手术在控制眼压波动方面有较大作用。睫状体破坏术，减少了房水生成，可能与噻吗洛尔作用类似，在白天眼压降低方面优于夜间眼压控制。

参考文献

[1] Weitzman ED, Henkind P, Leitman M, Hellman L. Correlative 24-hour relationships between intraocular pressure and plasma cortisol in normal subjects and patients with glaucoma. Br J Ophthalmol 1975;59:566–572

[2] Liu JH, Kripke DF, Hoffman RE, et al. Nocturnal elevation of intraocular pressure in young adults. Invest Ophthalmol Vis Sci 1998;39:2707–2712

[3] Drance SM. Diurnal variation of intraocular pressure in treated glaucoma. Arch Ophthalmol 1963;70:302–311

[4] Nouri-Mahdavi K, Hoffman D, Coleman AL, et al; Advanced Glaucoma Intervention Study. Predictive factors for glaucomatous visual field progression in the Advanced Glaucoma Intervention Study. Ophthalmology 2004;111:1627–1635

[5] Stewart WC, Konstas AG, Nelson LA, Kruft B. Meta-analysis of 24-hour intraocular pressure studies evaluating the efficacy of glaucoma medicines. Ophthalmology 2008;115:1117–1122.e1

[6] Liu JH, Kripke DF, Weinreb RN. Comparison of the nocturnal effects of once-daily timolol and latanoprost on intraocular pressure. Am J Ophthalmol 2004;138:389–395

[7] Agarwal HC, Sihota R, Das C, Dada T. Role of argon laser trabeculoplasty as primary and secondary therapy in open angle glaucoma in Indian patients. Br J Ophthalmol 2002;86:733–736

[8] Guzey M, Arslan O, Tamcelik N, Satici A. Effects of frequency-doubled Nd:YAG laser trabeculoplasty on diurnal intraocular pressure variations in primary open-angle glaucoma. Ophthalmologica 1999;213:214–218

[9] Lee AC, Mosaed S, Weinreb RN, Kripke DF, Liu JH. Effect of laser trabeculoplasty on nocturnal intraocular pressure in medically treated glaucoma patients. Ophthalmology 2007;114:666–670

[10] Medeiros FA, Pinheiro A, Moura FC, Leal BC, Susanna R Jr. Intraocular pressure fluctuations in medical versus surgically treated glaucomatous patients. J Ocul Pharmacol Ther 2002;18:489–498

[11] Konstas AG, Topouzis F, Leliopoulou O, et al. 24-hour intraocular pressure control with maximum medical therapy compared with surgery in patients with advanced open-angle glaucoma. Ophthalmology 2006;113: 761–5.e1

[12] Wilensky JT. The role of diurnal pressure measurements in the management of open angle glaucoma. Curr Opin Ophthalmol 2004;15:90–92

15 睫状体破坏术如何影响血—房水屏障

How Does Cyclodestruction Affect the Blood-Aqueous Barrier?

Chi-Hsin Hsu and Shan C. Lin

过去，睫状体破坏可以通过很多手段实现，包括手术切除、透热疗法和激光。如今，激光睫状体光凝术（cyclophotocoagulation, CPC）是减少房水生成的主要手段[1]。所有这些治疗都引起一定程度的睫状体非色素上皮损伤，而它正是血-房水屏障（BAB）的组成部分，因此有可能破坏了眼内免疫赦免状态。

经巩膜的二极管激光睫状体光凝术（transscleral diode cyclophotocoagulation, TCP）由于其良好的耐受性和有效性比较受欢迎，可能由于它理论上具有有效的穿透性和睫状体色素组织的吸收选择性特点。更新的方法是在眼内使用直接的内镜对睫状突进行光凝，为内镜下二极管激光睫状体光凝术（endoscopic diode cyclophotocoagulation, ECP），用于治疗还有部分中心视野的难治性青光眼病例[2]。

经巩膜的二极管激光睫状体光凝术会引起睫状冠周围组织的显著损伤（包括凝固性坏死），包括巩膜、虹膜和睫状体平坦部[3]。而在ECP治疗中，典型的治疗应该是只针对高出的睫状突，而不影响睫状突之间的低凹区域，因此它更具精准性和定位性。而且对于睫状突的光凝能量可控制在仅出现收缩变白就停止，这样可以避免过度损伤（当睫状突出现小泡或爆破时停止），这样可以减少过度炎症和血-房水屏障的进一步破坏[1]。

可是目前还没有研究阐明这种睫状体光凝治疗如何影响功能性血-房水屏障，但是在组织学和临床发现中的间接证据可使我们进行一些推论。我们在加州大学旧金山分校（UCSF）的团队研究了在行TCP和ECP治疗兔眼后的组织学和睫状血流[4]。用内镜下荧光血管造影（endoscopic fluorescein angiography, EFA）在以下各时刻来获知治疗睫状突不同时刻的血流情况：治疗即刻，治疗后1天、1周和1个月。TCP和ECP均在治疗即刻、治疗后1天和1周时间点产生严重的血流减少甚至无灌注。

而在治疗后1个月时，TCP组的治疗点仍然存在严重的低灌注，荧光密度仅为对照水平的36%，但是ECP组显示出部分再灌注，上升至对照水平的80%。在治疗后1天，两组的组织病理学检查都显示出睫状突实质性萎缩、凝固性坏死和结构降解，同时伴有上皮减少、基质的无血管化。在ECP治疗后1个月，组织病理学检查仍然表现为无序结构、组织破坏、基质组织瘢痕化，没有正常结构上皮，并还有持续的渗出反应，而用EFA观察到在更深部睫状血管开始出现符合生理性再灌注的表现。与此相比，TCP组引起更为严重的睫状突和虹膜根部破坏，直到治疗后1个月仍然存在。Pantcheva等[5]观察到，在经过ECP和TCP治疗后的人体尸检眼中，TCP造成的组织破坏也较ECP为重。不过两种治疗都引起非色素上皮的损伤，这就意味着两组都会引起血-房水屏障的破坏。

当血-房水屏障破坏后，可能增加交感性眼炎（sympathetic ophthalmia, SO）的风险。有研究表明在CPC治疗后交感性眼炎的发生率为0.001%～0.07%[6, 7]，而所有报道的12个病例均为TCP术后患者，而无ECP相关病例。而且，如果角膜移植术后眼睛不再免疫赦免，我们猜想植片排斥率在CPC术后会增高。有一项研究比较了行穿透性角膜移植术后发生难治性青光眼采用不同青光眼手术的植片排斥发生率，包括小梁切除术、青光眼引流植入物手术和CPC[8]，结果发现TPC手术组植片排斥发生率高于其他两组，这也间接说明CPC破坏了血-房水屏障。然而，同样也还没有ECP导致的角膜移植手术失败的病例报道。

Huang等[9]评估了CPC在成功的角膜移植术后病例的作用，发现ECP组在治疗后6个月时非特异性前房炎症和角膜内皮细胞丢失情况显著少于TCP组。这些发现间接提示TCP对血-房水屏障破坏较ECP为重。然而，ECP相关病例较少的原因也可能纯粹是该项术式较新、随访时间较短。

一些人可能猜想，尽管两项手术均能导致血-房水屏障的破坏，如果ECP组屏障破坏较小的原因是睫状突的部分血管再灌注，那令人迷惑不解的是，TCP术后眼持续的睫状无血管应该间接限制了免疫反应，从而角膜移植排斥率应该降低才能讲得通。

总之，因为ECP看起来选择性作用于睫状上皮，而不像TCP那样对其他结构造成显著改变或者引起损伤，我们猜想它应该对血-房水屏障的破坏更轻微，然而究竟睫状体光凝术长期来讲如何影响血-房水屏障的还不清楚。将来使用激光闪光光度法的试验具有前景，它是目前唯一客观定量测定眼内炎症的可靠方法，用来长期随访治疗后患者或许能更好地回答这一问题。

参考文献

[1] Lin S. Endoscopic cyclophotocoagulation. Br J Ophthalmol 2002;86:1434–1438

[2] Ishida K. Update on results and complications of cyclophotocoagulation. Curr Opin Ophthalmol 2013;24:102–110

[3] Lin SC. Endoscopic and transscleral cyclophotocoagulation for the treatment of refractory glaucoma. J Glaucoma 2008;17:238–247

[4] Lin SC, Chen MJ, Lin MS, Howes E, Stamper RL. Vascular effects on ciliary tissue from endoscopic versus trans-scleral cyclophotocoagulation. Br J Ophthalmol 2006;90:496–500

[5] Pantcheva MB, Kahook MY, Schuman JS, Noecker RJ. Comparison of acute structural and histopathological changes in human autopsy eyes after endoscopic cyclophotocoagulation and trans-scleral cyclophotocoagulation. Br J Ophthalmol 2007;91:248–252

[6] Albahlal A, Al Dhibi H, Al Shahwan S, Khandekar R, Edward DP. Sympathetic ophthalmia following diode laser cyclophotocoagulation. Br J Ophthalmol 2014;98:1101–1106

[7] Edwards TL, McKelvie P, Walland MJ. Sympathetic ophthalmia after diode laser cyclophotocoagulation: now an issue in informed consent. Can J Ophthalmol 2014;49:e102–e104

[8] Ayyala RS, Pieroth L, Vinals AF, et al. Comparison of mitomycin C trabeculectomy, glaucoma drainage device implantation, and laser neodymium: YAG cyclophotocoagulation in the management of intractable glaucoma after penetrating keratoplasty. Ophthalmology 1998;105:1550–1556

[9] Huang T, Wang YJ, Chen JQ, Yu MB, Jin CJ, Wang T. [Effect of endocyclophotocoagulation on survival of corneal grafts]. Zhonghua Yan Ke Za Zhi 2007;43:313–318

16 睫状体后部和平坦部在房水生成中起何作用

What Roles Do Posterior Ciliary Processes and Pars Plana Play in Aqueous Formation?

Handan Akil, Brian A. Francis, James C. Tan, and Robert Noecker

青光眼是世界范围内第一位的不可逆性致盲眼病[1]。尽管青光眼的病理生理有很多因素，但目前降低眼压仍为首选治疗策略。这有赖于增加房水流出或者减少房水生成。房水在睫状冠区域的睫状突分泌产生[2]，然后经小梁网或葡萄膜巩膜外流途径流出。睫状体作为房水产生的部位，便成为药物和手术治疗青光眼的主要靶向区域。睫状突在其前、后径上无论结构还是功能都是不相同的，如果在治疗时，选择性针对睫状突的不同区域进行会比较有价值。

房水是充满眼球前、后房的透明液体，它是重要的屈光系统组成部分，提供角膜和晶状体之间无色透明的屈光介质。而且它为无血管的眼部组织，比如后部角膜、小梁网、晶状体和前部玻璃体，提供营养物质，带走代谢废物，传送神经递质，稳定眼部结构和维持动态平衡。房水在病理状况下也会有炎症细胞和递质循环在眼内，并使药物分布到眼部不同结构区域[3, 4]。

睫状体是眼球内壁的一个环形结构，恰好位于虹膜后表面的后方，横截面看，它的形状是一个长度约为6 mm的直角三角形。睫状体的基底部为睫状肌所在，它的收缩和舒张可以引起晶状体变厚和变薄，从而用于近距离和远距离视物。睫状体含有丰富血管，由睫状前动脉血管和睫状后长动脉血管在睫状体大动脉环处吻合而成[5, 6]。睫状体表面形成一个个嵴，被称为睫状突[7]。睫状突前部与虹膜后部延续，逐渐向后变平与睫状体平坦部融合。睫状突的前、后部分并不乎然独立，但它可以被晶状体赤道部分为位于其前方的部分和位于之后的部分。

睫状突中央有一个疏松结缔组织束，表面为特化的双层上皮细胞，分别为非色素睫状上皮（nonpigmented ciliary epithelia, NPCE）和色素睫状上皮（pigmented ciliary epithelia, PCE）。睫状上皮自虹膜后方开始延伸，该处为高度皱褶结构，称为睫状冠，朝视网膜方向睫状上皮逐渐变平成为睫状体扁平部[2]。非色素睫状上皮为一层单层柱状上皮，位于朝向后房面的顶端，直接与房水接触；色素睫状上皮为单层立方形细胞，含有大量黑色素颗粒，位于内层朝向睫状体基质面。这两层细胞结构沿着基底膜整齐排列，并通过顶端表面相互接触作用，在房水形成的过程中协同工作[8]。非色素睫状上皮细胞间的紧密连接形成了血管与眼部无血管组织的一道屏障，这对于维持眼前节透明光学结构至关重要[7]。

人们推测睫状体前部特化出一个个嵴形成睫状突是为了承载更多的毛细血管，这样才能供给睫状上皮产生房水的需要，以及营养前部诸多无血管组织[7]。兔眼中的研究表明，睫状体和睫状突不同区域的血供显示出独立的血管区域[9]。尽管不同种类生物间睫状体解剖呈现差异[9]，但它体现出一种理念，即对不同组织间有选择性分布的情况[10]。血管分布可被分为供给：① 前部虹膜睫状突。② 晶状体前的大部分睫状突。③ 晶状体后的小部分睫状突。这些形态学上相对独立的血管分布也对药物探针有不同反应，显示出睫状体沿着它的前、后径上有区域化的血供和血管调节[11]。睫状体平坦部有它自己的血管网，与周围脉络膜毛细血管吻合。

睫状体非色素上皮层分泌并调节房水，它从基质经上皮细胞转运溶质到后房，形成渗透压梯度而将水吸出。房水形成的机制包括扩散、超滤过和主动分泌，扩散与超滤过是被动过程，不需要细胞提供能量[12]，负责血浆超滤过聚集到非色素上皮细胞紧密连接下方的基质中[13]。主动分泌是房水形成的主要步骤，通过选择性驱动分子穿透血-房水屏障建立浓度梯度，主要由上皮细胞膜中的蛋白转运介导[14]，尤其是Na^+-K^+激活的ATP酶（ATPase）[15]。房水成分与血浆大体相似，除了具有更高浓度的抗坏血酸、乳酸和碳酸氢盐，以及更低含量的葡萄糖和蛋白质[16]。

　　形态学上，前部和后部非色素睫状突上皮是相似的[17]，但它们实际上行使房水分泌的功能是不同的，因为在前、后部分的睫状上皮分泌功能是不一致的。前部睫状突房水形成和吸收的程度通过Na⁺通道和Na⁺/H⁺交换来吸收Na⁺[18]。这就意味着房水的净分泌主要取决于睫状突的后部区域，这种前、后区域的差异为通过选择性治疗调节房水分泌提供了新的可能性[18,19]。例如，选择性刺激前部上皮的再吸收或许可以提供减少房水生成的新的靶点，达到调节眼压的目的。

　　组织学研究证实，前后部分的睫状上皮，存在蛋白质和生物活性肽表达的区域选择性差异[20]。比如，在幼年牛眼中前部非色素睫状上皮细胞就有较后部更多的Na⁺-K⁺激活的某种ATP酶异构体表达[15]。另一个例子是在幼年牛眼中前部睫状突的色素睫状上皮细胞外侧缘含有更多的Na⁺-K⁺-2Cl⁻共转运体存在[21]。这就使人们想到区域性差异是有功能学意义的[21]，睫状上皮表面房水形成速率是不一致的。然而，由于体积小、结构复杂以及体内试验难以到达睫状上皮使得这项实验研究难以实行，而无法验证此假说。

　　更好地理解睫状上皮在房水分泌的区域性差异对研究出治疗青光眼的新策略非常重要，药物种类可以涉及抑制后部房水的分泌和刺激前部房水的重吸收；手术策略也可以选择性作用于睫状体的高度分泌房水区域。近来，内镜引导技术诸如内镜下睫状体光凝术（ECP）通过作用于睫状体消融降低眼压已经获得广泛认可。临床上，此项技术在治疗失控的难治性青光眼中显示出较好的降眼压效果和安全性[22]。

　　最近的一项研究，ECP-Plus手术通过睫状体平坦部入路治疗睫状体平坦部和后部睫状突的ECP临床效果有见报道[10]，认为它在最大剂量药物不能控制的青光眼，以及多次手术失败的难治性青光眼中有相对持久的降低眼压效果。作者认为针对睫状上皮细胞，包括睫状冠和睫状体平坦部的广泛睫状体光凝术引起显著的房水生成减少；而且这样的ECP入路影响了睫状体的区域性血供，从而可能产生更深远的房水抑制效果，随之增加房水通过睫状体平坦部到葡萄膜巩膜途径的外流。选择性定位到后睫状突这一房水分泌主要部位，而相对赦免前部房水重吸收部位[18]可能也是降低眼压的另一个原因。

　　减少房水生成率是青光眼降眼压治疗的一项重要策略。调节房水净生成的睫状上皮区域性差异可为治疗青光眼在药物及手术方式方面提供新的思路。

参考文献

[1] Resnikoff S, Pascolini D, Etya'ale D, et al. Global data on visual impairment in the year 2002. Bull World Health Organ 2004;82:844–851

[2] Lutjen-Drecoll E. Functional morphology of the ciliary epithelium. In: Lutjen-Drecoll E, ed. Basic Aspects of Glaucoma Research. New York: F.K. Schattauer; 1982;69–87

[3] Hogan MH, Alvarado JA, Weddell JE. The limbus. In: Hogan MH, Alvarado JA, Weddell JE, eds. Histology of the Human Eye. Philadelphia: WB Saunders; 1971

[4] Sires B. Orbital and ocular anatomy. In: Wright KW, ed. Textbook of Ophthalmology. Baltimore: Williams & Wilkins; 1997

[5] Aiello AL, Tran VT, Rao NA. Postnatal development of the ciliary body and pars plana. A morphometric study in childhood. Arch Ophthalmol 1992;110:802–805

[6] Goel M, Picciani RG, Lee RK, Bhattacharya SK. Aqueous humor dynamics: a review. Open Ophthalmol J 2010;4:52–59

[7] Delamere NA. Ciliary Body and Ciliary Epithelium. Adv Organ Biol 2005;10:127–148

[8] Francis BA, Kwon J, Fellman R, et al. Endoscopic ophthalmic surgery of the anterior segment. Surv Ophthalmol 2014;59:217–231

[9] Morrison JC, DeFrank MP, Van Buskirk EM. Comparative microvascular anatomy of mammalian ciliary processes. Invest Ophthalmol Vis Sci 1987;28:1325–1340

[10] Tan JC, Francis BA, Noecker R, Uram M, Dustin L, Chopra V. Endoscopic cyclophotocoagulation and pars plana ablation (ECP-plus) to treat refractory glaucoma. J Glaucoma 2016;25:e117–e122

[11] Funk R, Rohen JW. SEM studies on the functional morphology of the rabbit ciliary process vasculature. Exp Eye Res 1987;45:579–595

[12] Millar C, Kaufman PL. Aqueous humor: secretion and dynamics. In: Tasman W, Jaeger EA, eds. Duane's Foundations of Clinical Ophthalmology. Philadelphia: Lippincott-Raven; 1995

[13] Gabelt BT, Kaufman PL. Aqueous humor hydrodynamics. In: Hart WM, ed. Adler's Physiology of the Eye, 9th ed. St. Louis: Mosby; 2003

[14] Yamaguchi Y, Watanabe T, Hirakata A, Hida T. Localization and ontogeny of aquaporin-1 and -4 expression in iris and ciliary epithelial cells in rats. Cell Tissue Res 2006;325:101–109

[15] Coca-Prados M, Sanchez-Torres J. Molecular approaches to the study of the Na+-K+-ATPase and chloride channels in the ocular ciliary epithelium. In: Civan MM, ed. The Eye's Aqueous Humor. San Diego: Academic Press; 1998:25–53

[16] Kinsey VE. The chemical composition and the osmotic pressure of the aqueous humor and plasma of the rabbit. J Gen Physiol 1951;34:389–402

[17] Oyster CW. The Human Eye: Structure and Function. Sunderland, MA: Sinauer Associates; 1999

[18] McLaughlin CW, Zellhuber-McMillan S, Macknight AD, Civan MM. Electron microprobe analysis of rabbit ciliary epithelium indicates enhanced secretion posteriorly and enhanced absorption anteriorly. Am J Physiol Cell Physiol 2007;293:C1455–C1466

[19] McLaughlin CW, Zellhuber-McMillan S, Peart D, Purves RD, Macknight AD, Civan MM. Regional differences in ciliary epithelial cell transport properties. J Membr Biol 2001;182:213–222

[20] Ghosh S, Hernando N, Martín-Alonso JM, Martin-Vasallo P, Coca-Prados M. Expression of multiple Na+,K(+)-ATPase genes reveals a gradient of isoforms along the nonpigmented ciliary epithelium: functional implications in aqueous humor secretion. J Cell Physiol 1991;149:184–194

[21] Dunn JJ, Lytle C, Crook RB. Immunolocalization of the Na-K-Cl cotransporter in bovine ciliary epithelium. Invest Ophthalmol Vis Sci 2001;42:343–353

[22] Francis BA, Berke SJ, Dustin L, Noecker R. Endoscopic cyclophotocoagulation combined with phacoemulsification versus phacoemulsification alone in medically controlled glaucoma. J Cataract Refract Surg 2014;40:1313–1321

ID
结膜下滤过
Subconjunctival Filtration

17 结膜下外流途径的结构与机制
Structure and Mechanisms of Subconjunctival Outflow

Tony Wells and Michael A. Coote

结膜下滤过为何作为青光眼
手术入路选择之一

眼科医师对于青光眼手术思考了1个多世纪。大家都意识到青光眼手术是不完美的,都致力于改善、提高它的效果。由于新的手术入路和装置出现,现在的技术在过去的手术("小梁切除术9.15")上有一些新的改进。

但是新的手术入路和装置还需要更长时间的研究,现代小梁切除术的标准是结合了抗代谢药物,它与青光眼引流装置(glaucoma drainage device, GDD)手术,都是将房水引流到Tenon囊下或结膜下间隙而行使主要功能,它们的各种优缺点都已经被研究得很充分。

寻找新的手术入路在我们现有的知识结构中还比较缺乏,因为广泛存在着明显的经验主义。青光眼手术新入路的评判,一方面看是否提高了疗效,另一方面还不增加经济负担。在下文中我们将会予以介绍,青光眼引流到结膜下的滤过性手术最初是有许多缺点的,但是经过数年的改进,风险和并发症已经大大减少。新入路手术必须证明它们至少不差于现存的手术。小梁切除术——如今基本广泛接受的是上方全层手术,经历了15年时间成为一项标准化治疗方式。

一项新入路青光眼手术要经受诸多挑战,比如手术经费的考虑、初学者的学习曲线,以及众多非手术治疗方案的出现,使得诉诸手术的患者量减少,使需要等待手术的患者减少,而每名手术医师又有多种手术方式可以选择,导致某一种手术的经验相对更少,这样能得到的关于手术疗效评判的数据就少。如果一名手术医师每年施行某一种手术的频次低于30,80%的成功率与90%的成功率就没有差异。手术医师容易被这样的比例误导,以为看到了较好的手术疗效的术式,或许在一些患者中是失败或者产生了问题的。

结膜下滤过入路的发展简史

由于房水外流阻力的升高导致了眼压的升高,人们在150多年前就想到要么通过恢复小梁网功能,要么通过手术建立小梁网旁通道来治疗青光眼。

第一例有效青光眼手术归功于Albrecht von

Graefe，他在 1857 年报道了用虹膜切除术来治疗急性青光眼，后来他继续报道了 5 只眼中有 1 只眼在切除部位产生了囊泡或瘢痕，他认为这种囊泡除了引起刺激反应和可能的感染外没有其他用处，基本上建议切除这样的泡。仅仅 10 年以后，Louis de Wecker 提出了相反的观点，他提出这种泡对于降低眼压是有价值的，并建议通过正式切除巩膜（连同虹膜切除）来增加形成这种泡的概率。

值得强调的是，这些过程是在局部麻醉药和眼压计使用以前出现的，在 20 世纪初，更好的手术策略、技术、设备和装置的产生使得手术原则和路径的改进有了提高。

在 20 世纪初，虹膜嵌顿术被广泛开展。虹膜嵌顿在巩膜切除口使其持续开放，阻止了虹膜阻塞巩膜切除口。开放巩膜切除口的重要性在 20 世纪中叶被意识到，但那时所有的手术施行的都是全层厚度的手术，在 Harold Scheie 的手术（图 17-1）时达到了顶峰，在 20 世纪 50～60 年代作为常规施行，1961 年的 Sugar 和后来 1968 年的 Cairns 对带有保护瓣的小梁切除术进行了描述。

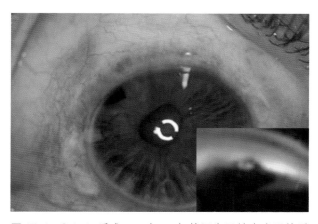

图 17-1　Scheie 手术。一名 52 年前因先天性青光眼接受了改良的 Scheie 手术的患者。患者在术后 52 年不用任何药物的情况下眼压为 10 mmHg，房角镜图片上可见虹膜嵌顿，这是虹膜嵌顿术的一种改良方法

Cairns 最初提出小梁切除术会使房水进入暴露的 Schlemm 管末端，在他最初的描述后很快就有人推论出其实这种手术降眼压的主要机制实质上是外部引流。尽管如此，"小梁切除术"这一名词还是沿用了下来，但手术不再施行全层巩膜切除，巩膜瓣的存在更加安全并且更具预测性，但同时也由于巩膜瓣和结膜下间隙的瘢痕愈合导致手术更易于失败。

小梁切除术和非穿透性青光眼手术（例如深层巩膜切除）尝试消除滤过泡，但后来发现还是需要有结膜下引流才能较好控制眼压。目前最先进的青光眼手术仍然需要青光眼手术医师成为"滤过泡学者"。

5-氟尿嘧啶（5-Fu）和后来丝裂霉素（MMC）用于调节瘢痕愈合的临床试验是一个划时代的进步，它们提高了小梁切除术的成功率，使手术医师改善了手术后的预后。

尽管房水分流到结膜下的植入物临床试验是直到后来 1912 年 Emil Zorab 用引流丝线施行的[1]，真正的首个现代青光眼引流装置是 Tony Molteno 发明的，然后在 1969 年《英国眼科杂志》上同时报道了南非动物试验和首次的人体试验结果[2, 3]。最初 Molteno 植入物有一个管盘设计，盘部撑出结膜下组织间隙，使房水利于渗透和吸收。后来在管子上进行了反复试验改进，总体设计理念一直不变，就是一个管道供房水流出、一个盘部利于房水弥散吸收。

最近，研究焦点又回到小梁网间隙和 Schlemm 管，随着所谓的 MIGS 的发展，范围涉及手术过程本身和植入物的发展，使外流通道走旁路或者部分分流。恢复现有通路的正常引流是这些操作最大的挑战。尽管主要的病理部位存在于小梁网或邻管组织，但 Schlemm 管和集液管的塌陷是我们之前没有预料到的，无法像 20 世纪 60 年代 Cairn 在他最初的文章中想象的那样实现。

结膜下滤过仍然是具有最长历史记载并沿用至今的手术方式，它能有效并持久地降低眼压。这在手术过程及手术后护理期间，医师可有很多临床心得和技巧。

现代结膜下引流的青光眼手术是如何成功的

在 20 世纪 90 年代，两项重大的随机对照临床试验：早期青光眼的联合治疗研究（CIGTS）[4] 和晚期青光眼的干预研究（AGIS）[5] 包括了对小梁切除术的手术治疗研究。尽管如今手术技巧又有了进步，使成功率得以提高、并发症有所下降，但这些研究数据从那个时代至今仍然是具有里程碑式意义的。小梁切除术尽管使许多患者的白内障快速进

展，但在眼压控制的成功率方面可高达80%；尽管手术后并发症高达50%，但几乎所有的并发症在不进行干预的情况下都能缓解，似乎对手术后效果也没有大的影响。

经过GDD手术和小梁切除术几十年的改进，其手术效果方面已经有了很大改善。接受了这些手术的患者在经过术后严密观察护理的情况下，可以获得长期良好的眼压控制，用较少甚至不用青光眼药物（图17-2）。Landers等[6]在2012年发表了小梁切除术20年的随访数据，有60%的患者在术后可以不用局部青光眼药物也能控制好眼压。几项更早的研究也显示出在术后10年还有近70%的成功率[7-10]。

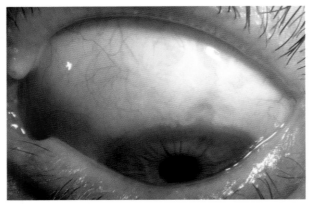

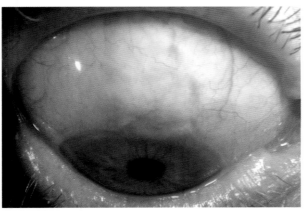

图17-2 37年前双眼小梁切除术。现在右眼眼压10 mmHg，左眼眼压11 mmHg。一些小梁切除术能维持较好眼压多年，这些滤过泡都具有良好的形态和功能

而在引流管与小梁切除术的比较研究（TVT）中[11]，小梁切除术在5年仅有50%的成功率，基本每年有10%的失败率，而引流管失败率只有它的一半：5%左右。至于小梁切除术成功率不一的原因还不清楚，可能的原因包括：① 新药物尤其是前列腺素类衍生物的出现，成功地控制了相当一部分青光眼

免于手术，因此手术医师的手术患者病情更严重。② 新药物延迟了所有青光眼手术的施行，以至于药物的蓄积效应使得结膜更易于瘢痕化。③ 新药物可能改变结膜的生理或者瘢痕的活化，使患者的瘢痕增生更加活跃。

尽管有关青光眼手术疗效的文献很多，但鲜有高质量研究。过去的大部分研究都具有一定局限性，要么就是样本量小，要么是回顾性研究，或者是报道的前后不一致、人类种族问题、报道偏倚、手术技巧差异，或者是同时联合了其他手术（比如白内障手术）。从世界青光眼协会发布了《青光眼手术临床设计和报告指南》以后，才对研究标准进行了准确描述，文献质量才得以提高。

引流管与小梁切除术的比较研究（TVT）[11]是一项高质量的随机对照临床试验（randomized controlled trial, RCT），它为我们提供了结膜下引流不同手术方式间成功率的更有用信息。它报道的手术并发症发生率较过去都要高，这可能也部分反映出RCT数据记录的优越性，而这在常规的临床实践和回顾性研究中容易被忽略而漏报。随着近年来手术技巧和术后治疗水平的提高（比如通过Moorfields安全手术系统[12]），更多最新研究可以开展起来报道提高后的手术效果。

最近，Kirwan等[13]发表了一个随访2年多的428例手术的研究结果。这项研究是一项多中心临床研究，研究者来自9个青光眼专科中心，参与者均为青光眼专科医师，全部经过了相似的手术技巧培训，包括穹窿部为基底的结膜瓣制作、可调节/可松解缝线和抗代谢药物使用。亚组分析采用了过去TVT研究的纳入和评价标准，严格的手术成功率（不使用降眼压药物）为85%，广义的成功率（包括了使用降眼压药物）为92%。有3名患者的视力下降了Snellen视力表的3行及以上（其中1名患者拒绝对低眼压性黄斑病变进行治疗）；31%的患者后来接受了白内障手术；滤过泡瘘为13.6%（其中95%发生在手术后数周内）；7.2%病例在手术后6个月至最后随访日的眼压数值下降小于5 mmHg。以上结果建立在术后密切随访的基础上，有27%患者接受了结膜下5-Fu注射，16%接受了滤过泡针拨，5%进行了再次缝针。也许这项研究最有趣的方面在于，术后并发症中关于巩膜瓣和缝线的并发症很少。术后浅前房的发生率为0.9%，无前房消

失，脉络膜脱离占5%。而CIGTS和AGIS报道的小梁切除术后浅前房发生率在13%～15%。

Ex-Press青光眼引流钉（Alcon Laboratories, Fort Worth, TX）缺少引流限制装置，也和早期的青光眼引流植入物和无瓣的全层巩膜切除一样面临同样的问题，直接将房水引流至结膜下，但由于其房水可以自由流动到结膜下间隙而缺乏流动限制的话，低眼压的发生率太高[14, 15]（请见下文关于囊性滤过泡和全层巩膜切除引流的讨论）。因此很快就对Ex-Press手术进行改进，将其放置于巩膜瓣下，后来对单纯小梁切除术与放置了Ex-Press引流钉的青光眼手术进行比较发现，术后早期Ex-Press组较有优势，尤其是早期前房和眼压控制情况都更好，但长期疗效上两者相当。Kirwan等[13]的结果提示，只要对巩膜瓣进行足够好的维护，以及联合可调节/可松解缝线的应用，附加一个昂贵的植入物并不能带来更多的价值，尽管将来我们可能会看到更先进的技术改进，但迄今基本都与小梁切除术和GDD手术相当。

现有的GDD植入物，比如Baerveldt、Molteno和Ahmed植入物过去被认为可能比小梁切除术具有更大的并发症风险，但这在TVT研究中得出了相反结论。在术后3年时，严重并发症发生率两者非常接近，而在5年时GDD手术组居然稍稍优于小梁切除术组[11]。GDD引起的角膜内皮损伤从而导致角膜内皮失代偿的可能性还没被广泛揭示；另一个问题就是植入物的费用较小梁切除术为高[16]。

不同GDD植入物眼压控制效果的直接比较，以及GDD手术和小梁切除术眼压控制效果的直接比较都具有挑战性。在植入物引流手术后，眼压控制效果直接与盘的大小有关，但这种相关性并不呈线性关系；另外，对于没有盘的结膜下滤过又如何比较还不清楚，过去我们常有的一个观念是滤过区域越弥散，眼压降得越低。除了TVT结果外，还有许多手术医师认为小梁切除术后的眼压低于植入物引流手术，10 mmHg以内的眼压在GDD植术后不常见，但在成功的小梁切除术后却不少见。小梁切除术后最初几个月中少有滤过泡维护的记录，在青光眼手术医师中有较多的手术入路差异，对此种差异的手术效果比较也少有报道。

有或没有GDD的结膜下滤过会产生各种各样的滤过泡，形态取决于很多因素：结膜下滤过区域从角膜缘向后移动、对异物反应的纤维化或者植入物的微小移动、引流盘撑出的滤过泡空间可能减小房水吸收到眼周组织和眼眶淋巴引流的面积。一些青光眼手术医师倾向于在具有功能性小梁切除滤过泡患者身上避免使用降眼压药物，因为他们认为减少了房水流动，使滤过泡变平可能降低其引流功能，从而影响长期手术效果。

结膜滤过泡形态学

泡的类型及其对结膜下引流和眼压的意义

GDD周围的滤过泡比较容易识别，因为盘的位置决定了泡的区域。纤维包囊的程度决定了引流阻力，一旦这样的包囊滤过泡形成，这区域外的结膜下流动就会很少。这样的滤过泡最易于进行生物力学方面的研究，因为这种滤过泡的变异很小，并且范围非常典型易于识别。大家一致认为更大的盘（泡）面积，会有更低的眼压[17]，但是这种关系并不是在所有病例都有[18]。

小梁切除术后的滤过泡差别更大，但可大致归为几种类型之一：弥散的、囊变的和包裹的，如果出现包裹性滤过泡，大多需要手术后进行维护。滤过泡所在范围和提示的意义按此粗略分法是远远不够的，比如在隆起滤过泡周围血管化情况是预后相关的重要因素，而在以上分类方法中没有提及[19]。对滤过泡进行评分，比如Moorfields滤过泡评分系统（www.blebs.net）能更好地获取这些信息以进一步进行临床和研究使用。

弥散性滤过泡是最好的滤过泡（图17-3），它们常常能较好地控制眼压，而较少发生滤过泡相关的感染、不适或者失败。这样的滤过泡由于具有足够大的引流区而易于使房水引流，尽管相对无瘢痕的区域可能出现滤过泡瘘。房水从结膜下区域的引流路径可能为血管或者结膜-筋膜复合体的淋巴系统，或者穿过结膜后汇入眼泪中。结膜下房水引流的真正机制和流向目前还不十分清楚，值得进一步研究。

弥散性滤过泡可能向周围扩散，引起球结膜水肿或散在的结膜下出血[20]，这会让患者有所顾虑，但这过程是自限并且是良性的。在显微镜下，这种滤过泡具有一个结膜下间隙，有微孔与前房相通，

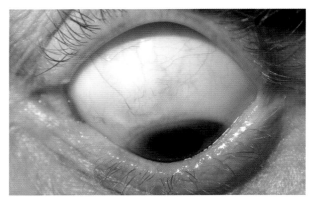

图 17-3 弥散性滤过泡。这是非常理想形态的滤过泡，较少可能会滤过泡感染或者产生痛感。这只眼在不用药的情况下眼压为 11 mmHg，是在 5 年前行小梁切除联合使用 MMC 手术的，尽管 MMC 使用区域大、巩膜瓣范围大大超过小梁切除术区域或许会提高形成这种滤过泡的可能性，但效果并不可靠

覆盖着一层疏松的 Tenon 囊，再表面是结膜。

囊性滤过泡（图 17-4）比较常见但不那么理想，薄壁、边界清晰并且无血管，它们如何会形成这样还不清楚。尽管术中、术后频繁使用抗代谢药物，这样的滤过泡还是会经常见到。因此，手术区域的构建及局部的反应都有作用，尤其是房水阵发性穿出全层巩膜以及组织的重构效应[21, 22]。这种滤过泡可能会引起患者眼部不适，并且由于组织的变薄使患者易于发生滤过泡相关的眼部感染，所幸这样的并发症并不常见，临床上薄壁无血管的滤过泡并不少见，囊性滤过泡常获得较低眼压，对于青光眼的控制还是有利的，但在渗漏或者感染时会带来风险。

包裹性滤过泡（图 17-5）壁厚且界限清晰，常常伴有眼压升高，它们一般就在手术后比较短的时间内发生，需要额外的一些护理，一般在手术后几个月，要么变为弥散性滤过泡，要么成为囊性滤过泡。

微囊泡

微囊泡（图 17-6）在功能性滤过泡中很常见，但并不是在滤过泡的所有区域都有，常反映房水在结膜下不同区域透壁性流动的差异，它们代表着结膜表层和结膜下水肿。可见的囊泡是细胞外液体聚集而形成的房水渗透，这样的聚集房水方式可能使扩散距离延长并增加组织代谢应力。组织间液需要通过肿胀的驱动力使房水通过毛细血管壁吸收到功

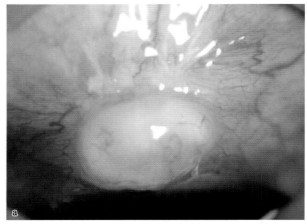

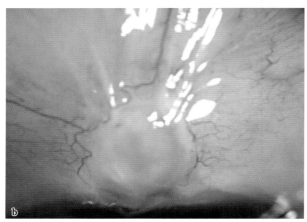

图 17-4 无血管且边界清晰（常提示为囊性滤过泡），在术后 4 个月的形态（a）和 1 年的形态（b）。这种滤过泡眼压控制常较理想，但常伴发于滤过泡相关的并发症。滤过泡形态不是一成不变的，但可以预测，尽管在 10 年前就已有较好的滤过泡评分系统，研究小梁切除术也已有 30 年，但仍然没有有效避免这些并发症的措施

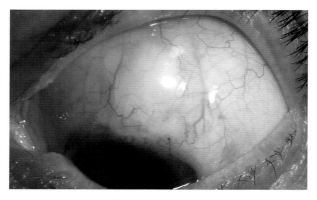

图 17-5 包裹性滤过泡。巩膜瓣上圆顶形的 Tenon 组织盖形成，眼压在 20 mmHg，这样的滤过泡常需联合使用药物控制眼压，并偶尔还需要注射抗瘢痕药物或者针拨

能性毛细血管系统。微囊泡的出现提示房水从眼内逐渐的外流、结膜下组织的多孔性、满意的滤过并

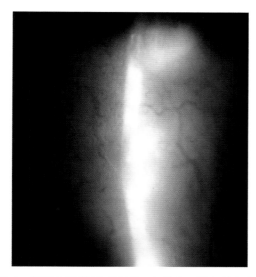

图 17-6　裂隙灯照明下可见到一个微囊。微囊常存在于上皮和上皮下组织，代表着细胞外水肿，这常为有效的结膜下滤过的证据

带来的长期较高手术成功率[23]，尽管长期慢性的组织水肿会给组织带来应激。

　　有一点很重要的是，并不是所有具有功能的滤过泡都有可见的微囊泡；同时在眼压升高没有功能的滤过泡中也可见到微囊泡。微囊泡的出现能代表透结膜的滤过和结膜下液体的流动，但它们本身并不是滤过泡足够具有功能性降低眼压的证据。

滤过泡功能

　　滤过泡是保证小梁切除术长期成功率最重要的决定因素。巩膜造口与巩膜瓣区域的重构在手术后几周就开始了，在房水从前房流至 Tenon 囊下间隙中建立起瘘口。在大部分病例中，房水外流阻力，也就是房水流出易度的反作用力，以及眼压表现，均不由这些瘘口决定，而是由 Tenon 筋膜下-巩膜表面的筋膜间隙的特征决定，也就是滤过泡组织本身。

滤过泡造型和它们的刺激因素

　　青光眼手术的液体动力学方面评估主要在 3 个区域：房水从眼内经眼球壁穿出眼外、巩膜瓣下的弥散；房水的侧向流动和结膜下组织的多孔性；房水从滤过泡吸收进入眼周组织。3 个区域任何一处的失败都会影响手术制造的外流效果和眼压控

制。我们重点聚焦于结膜下组织的多孔性和房水的侧向流动阻力。滤过泡的工程学构建（图 17-7）[24]确定侧向流动阻力（同时也是滤过泡壁的多孔性）是房水外流的关键阻力部位，也是最易于随时间改变的因素[25]。侧向流动阻力决定了滤过泡的外观形态和眼压，尽管这两者并不像我们想象的那样总是密切相关联。

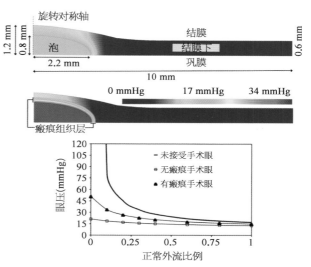

图 17-7　在 Tenon 囊壁具有较低和较高阻力时的滤过泡壁多孔性模型，最下图显示了未手术眼。手术后有 / 无瘢痕眼的眼压与房水流畅系数。值得注意的是，手术后眼压由眼内房水流畅系数和手术引起的流畅系数共同决定，随着未手术眼外流能力的丧失，眼压的升高呈非线性关联（引自 Gardiner BS, Smith DW, Coote M, Crowston JG. Computational modeling of fluid flow and intra-ocular pressure following glaucoma surgery. PLoS ONE 2010; 5: 13178. Open access）

　　结膜下间隙内滤过泡组织的侧向流动阻力过高，会导致滤过泡壁的高压力，从而迫使滤过泡囊变和引流手术的失败；而阻力过低又会导致压力低，而使滤过泡包裹。适当的侧向流动阻力与滤过泡的形成、结构和边界有关，这样能保持较好的治疗性低眼压。

　　将这种侧向阻力传递到 GDD 上是可行的，但这种装置的植入要同时考虑到随时间的组织改变，而最终的手术结果，房水外流易度是来自装置、组织和它们相互作用的总和。这就是为何许多手术医师选择在早期阶段就植入 GDD，不论是可吸收的外路管带、管腔分流器或是管道植入物。然后 GDD 盘周结膜-筋膜复合体的瘢痕化、包囊化和重构组成了结膜下房水外流的阻力部位，从而实现眼压的

调节。

结膜下间隙的阻力取决于滤过泡组织的多孔性，这又与结膜下间隙房水流动的方向相关，未瘢痕化的结膜通常向四周方向较低阻力部位流动。滤过泡组织的多孔性大多由细胞外基质成分决定[26]。在结膜下组织，这包括降低了决定滤过泡组织多孔性和行使外流功能的胶原和黏多糖含量。模型研究显示，滤过泡组织多孔性的不断丧失会使滤过泡功能逐渐消失，产生的更高的经管腔压力和更高的滤过泡区域剪切力仍然可使滤过泡具有良好的多孔性[27, 28]，然而这可能后期会引起滤过泡壁多孔性的降低，眼压升高。

理解组织压力、管理并干预影响滤过泡组织多孔性的侧向流动阻力，是青光眼手术医师在术中和术后阶段的重要任务。

滤过泡并发症

小梁切除术后的滤过泡并发症能被分为两类：由于瘢痕化导致易于失败的滤过泡，比如滤过泡消失和囊变；引起感染风险和低眼压或引起不适的滤过泡，一般表现为薄壁滤过泡。眼科医师一直对薄壁滤过泡有顾虑，好在抗生素的合理利用和滤过泡的针拨修复都能解决此类问题。

薄壁滤过泡或者囊性滤过泡可能引起渗漏和感染，这是最重要的长期并发症。一旦发生滤过泡相关眼内炎，30%患者都有严重的后果。所幸，滤过泡相关性感染的发生率并不高，术后10年在1%～2%[29]。而且这些病例中，绝大多数仅表现为滤过泡炎，1/3会伴有眼内炎[30]。频繁使用抗生素可引起薄壁滤过泡的发生，因为有学者认为，在没有抗生素的年代，薄壁滤过泡的发生率很低[31, 32]。小梁切除术技巧的改进有望能降低囊性滤过泡的形成[33]，而使用可信度更高的分级系统能提供更客观的评判标准[34]，从而有机会提高滤过泡的成功率。

在植入物手术后发生滤过泡并发症较小梁切除术后为少。GDD植入物上滤过泡组织的变薄和蚀穿容易引起植入物暴露，而且眼内间隙的外露也容易引起低眼压，并为感染的滋生提供可能的途径，有时不得不拆除植入物。

我们从临床经验、发表数据、动物实验和滤过泡功能的模拟理论研究中的更深入理解使感染发生更少、结膜下房水引流的区域更广。很有可能炎症性或开角型青光眼的房水引流会减弱滤过泡功能[35]。在包裹性滤过泡中，这与结膜下分布不均匀的组织阻力增加、组织收缩和液体通道中的相对剪切力相关。进一步增加的纤维性细胞外基质沉积引起细胞反应，更降低滤过泡组织的渗透性[36]。

通过针拨对小梁切除术后滤过泡形态的维护接近于艺术性，因为此方面的科学文献很少，但针拨有利于眼压的控制是有广泛记载的[37, 38]，现在对此也有很多原因分析[33]。医师们的经验认为，针拨对于滤过泡形态的维护有利，它可以通过改变房水流动到更广泛区域、降低滤过泡内压力，从而减少滤过泡渗漏的发生风险。

结　　论

在过去的40多年中，青光眼手术的不断改进已经可以使结膜下引流成为能够治疗青光眼性眼压升高的有效手术方式。它们在大多数患者中能达到良好的眼压控制目的，发生严重并发症的风险低，已经成为标准化的治疗方式。发展更好的控制滤过泡中结膜下外流阻力的手术方式能使治疗效果更为提高，而且新一代的引流装置有合适的外流限制（InnFocus microshunt, InnFocus Inc., Miami, FL）或者内路置管（XEN get stent, Aquesys Inc., Aliso Viejo, CA），通过微小侵入的手术路径目前都在临床试验阶段，或许能改变结膜下引流的手术方式。将来，这些改进和革命会更加安全有效，满足不同患者的需求。

参考文献

[1] Zorab A. The reduction of tension in chronic glaucoma. Ophthalmoscope 1912;10:258-261

[2] Molteno AC. New implant for drainage in glaucoma. Animal trial. Br J Ophthalmol 1969;53:161-168

[3] Molteno AC. New implant for drainage in glaucoma. Clinical trial. Br J Ophthalmol 1969;53:606-615

[4] Jampel HD, Musch DC, Gillespie BW, Lichter PR, Wright MM, Guire KE; Collaborative Initial Glaucoma Treatment Study Group. Perioperative complications of trabeculectomy in the Collaborative Initial Glaucoma Treatment Study (CIGTS). Am J Ophthalmol 2005;140:16-22

[5] Advanced Glaucoma Intervention Study (AGIS). The Advanced Glaucoma Intervention Study (AGIS): 4. Comparison of treatment outcomes within

race. Seven-year results. Ophthalmology 1998;105:1146–1164

[6] Landers J, Martin K, Sarkies N, Bourne R, Watson P. A twenty-year follow-up study of trabeculectomy: risk factors and outcomes. Ophthalmology 2012;119:694–702

[7] Wilensky JT, Chen TC. Long-term results of trabeculectomy in eyes that were initially successful. Trans Am Ophthalmol Soc 1996;94:147–159, discussion 160–164

[8] Bevin TH, Molteno ACB, Herbison P. Otago Glaucoma Surgery Outcome Study: long-term results of 841 trabeculectomies. Clin Experiment Ophthalmol 2008;36:731–737

[9] Akafo SK, Goulstine DB, Rosenthal AR. Long-term post trabeculectomy intraocular pressures. Acta Ophthalmol (Copenh) 1992;70:312–316

[10] Popovic V, Sjöstrand J. Long-term outcome following trabeculectomy: I Retrospective analysis of intraocular pressure regulation and cataract formation. Acta Ophthalmol (Copenh) 1991;69:299–304

[11] Gedde SJ, Schiffman JC, Feuer WJ, Herndon LW, Brandt JD, Budenz DL; Tube versus Trabeculectomy Study Group. Treatment outcomes in the Tube Versus Trabeculectomy (TVT) study after five years of follow-up. Am J Ophthalmol 2012;153:789–803.e2

[12] Khaw PT, Chiang M, Shah P, Sii F, Lockwood A, Khalili A. Enhanced trabeculectomy: the Moorfields Safer Surgery System. Dev Ophthalmol 2012; 50:1–28

[13] Kirwan JF, Lockwood AJ, Shah P, et al; Trabeculectomy Outcomes Group Audit Study Group. Trabeculectomy in the 21st century: a multicenter analysis. Ophthalmology 2013;120:2532–2539

[14] Stewart RM, Diamond JG, Ashmore ED, Ayyala RS. Complications following ex-press glaucoma shunt implantation. Am J Ophthalmol 2005;140: 340–341

[15] Wamsley S, Moster MR, Rai S, Alvim HS, Fontanarosa J. Results of the use of the Ex-PRESS miniature glaucoma implant in technically challenging, advanced glaucoma cases: a clinical pilot study. Am J Ophthalmol 2004; 138:1049–1051

[16] Kaplan RI, De Moraes CG, Cioffi GA, Al-Aswad LA, Blumberg DM. Comparative cost-effectiveness of the Baerveldt implant, trabeculectomy with mitomycin, and medical treatment. JAMA Ophthalmol 2015;133:560–567

[17] Gedde SJ, Panarelli JF, Banitt MR, Lee RK. Evidenced-based comparison of aqueous shunts. Curr Opin Ophthalmol 2013;24:87–95

[18] Allan EJ, Khaimi MA, Jones JM, Ding K, Skuta GL. Long-term efficacy of the Baerveldt 250 mm2 compared with the Baerveldt 350 mm2 implant. Ophthalmology 2015;122:486–493

[19] Wells AP, Ashraff NN, Hall RC, Purdie G. Comparison of two clinical Bleb grading systems. Ophthalmology 2006;113:77–83

[20] Wells AP, Marks J, Khaw PT. Spontaneous inferior subconjunctival haemorrhages in association with circumferential drainage blebs. Eye (Lond) 2005;19:269–272

[21] Shelton L, Rada JS. Effects of cyclic mechanical stretch on extracellular matrix synthesis by human scleral fibroblasts. Exp Eye Res 2007;84:314–322

[22] Liu C, Feng P, Li X, Song J, Chen W. Expression of MMP-2, MT1-MMP, and

TIMP-2 by cultured rabbit corneal fibroblasts under mechanical stretch. Exp Biol Med (Maywood) 2014;239:907–912

[23] Wong MHY, Husain R, Ang BCH, et al. The Singapore 5-fluorouracil trial: intraocular pressure outcomes at 8 years. Ophthalmology 2013;120: 1127–1134

[24] Gardiner BS, Smith DW, Coote M, Crowston JG. Computational modeling of fluid flow and intra-ocular pressure following glaucoma surgery. PLoS ONE 2010;5:13178

[25] Nguyen DQ, Ross CM, Li YQ, et al. A model to measure fluid outflow in rabbit capsules post glaucoma implant surgery. Invest Ophthalmol Vis Sci 2012;53:6914–6919

[26] Levick JR. Flow through interstitium and other fibrous matrices. Q J Exp Physiol 1987;72:409–437

[27] Ross C, Pandav SS, Li YQ, et al. Determination of bleb capsule porosity with an experimental glaucoma drainage device and measurement system. JAMA Ophthalmol 2015;133:549–554

[28] Yamamoto T, Kuwayama Y, Kano K, Sawada A, Shoji N; Study Group for the Japan Glaucoma Society Survey of Bleb-related Infection. Clinical features of bleb-related infection: a 5-year survey in Japan. Acta Ophthalmol (Copenh) 2013;91:619–624

[29] Zahid S, Musch DC, Niziol LM, Lichter PR; Collaborative Initial Glaucoma Treatment Study Group. Risk of endophthalmitis and other long-term complications of trabeculectomy in the Collaborative Initial Glaucoma Treatment Study (CIGTS). Am J Ophthalmol 2013;155:674–680, 680.e1

[30] Kim E-A, Law SK, Coleman AL, et al. Long-term bleb-related infections after trabeculectomy: incidence, risk factors, and influence of bleb revision. Am J Ophthalmol 2015;159:1082–1091

[31] Vaziri K, Kishor K, Schwartz SG, et al. Incidence of bleb-associated endophthalmitis in the United States. Clin Ophthalmol 2015;9:317–322

[32] Olayanju JA, Hassan MB, Hodge DO, Khanna CL. Trabeculectomy-related complications in Olmsted County, Minnesota, 1985 through 2010. JAMA Ophthalmol 2015;133:574–580

[33] Rai P, Kotecha A, Kaltsos K, et al. Changing trends in the incidence of bleb-related infection in trabeculectomy. Br J Ophthalmol 2012;96:971–975

[34] Wells T. Time, the great physician. Clin Experiment Ophthalmol 2014; 42:407–408

[35] Yamanaka O, Saika S, Ikeda K, Miyazaki K, Kitano A, Ohnishi Y. Connective tissue growth factor modulates extracellular matrix production in human subconjunctival fibroblasts and their proliferation and migration in vitro. Jpn J Ophthalmol 2008;52:8–15

[36] Swartz MA, Fleury ME. Interstitial flow and its effects in soft tissues. Annu Rev Biomed Eng 2007;9:229–256

[37] Suzuki R, Susanna-Jr R. Early transconjunctival needling revision with 5-fluorouracil versus medical treatment in encapsulated blebs: a 12-month prospective study. Clinics (Sao Paulo) 2013;68:1376–1379

[38] Tatham A, Sarodia U, Karwatowski W. 5-Fluorouracil augmented needle revision of trabeculectomy: does the location of outflow resistance make a difference? J Glaucoma 2013;22:463–467

18 结膜下滤过会影响眼压波动吗
Does Subconjunctival Filtration Affect Intraocular Pressure Fluctuation?

Grace M. Richter and Anne L. Coleman

许多研究都已证明，较大的短期和长期眼压波动都与青光眼的进展相关[1-9]。如此一来，对于不同治疗方式对眼压昼夜波动规律的理解非常重要。Konstas等[10]在一项前瞻性观察研究中报道了小梁切除术后患者与基线眼压匹配的青光眼患者在最大量使用药物治疗时相比，平均眼压、峰值眼压和眼压波动范围均有所降低。Mansouri等[11]和Medeiros等[12]证明在小梁切除术后患者的饮水试验峰值眼压较药物治疗的青光眼患者低。这类研究[13]的局限性在于眼压的测量通常在24小时周期中只有有限的几个时间点，并且是在坐位下完成的，坐位时测得的眼压会低于正常睡眠状态卧位时的眼压[14]。我们还不完全了解夜间唤醒对眼压测量的影响，最重要的是，一天中仅能测到几次眼压，这就有可能漏掉眼压的峰值或谷值。

为什么有结膜下滤过的患者日间或夜间眼压波动会减小？这些患者有了新的非生理性的房水外流途径，房水直接从前房流到了结膜下间隙。Liu等[15-19]研究表明，大多数患者的眼压高峰出现在睡眠时，在卧位状态下检测到。然而，由于此时房水的生成是减少了[20-22]，夜间眼压升高可能是由于房水外流的改变。Sit等[23]研究了房水外流易度、表层巩膜静脉压、葡萄膜巩膜外流的改变是否是产生夜间高眼压的原因。根据他们从模型中得到的结果表明，由于表层巩膜静脉压或者葡萄膜巩膜外流途径的改变而使夜间眼压升高。如果这些推论是真的，那小梁切除手术后的眼压波动减小则是因为小梁切除开辟了房水引流的旁路，而失去了眼压昼夜波动的特点。

而且小梁切除术后患者对饮水试验的反应不如药物治疗的青光眼患者强烈[11]，眼压升高不明显提示不仅结膜下滤过的房水外流是没有昼夜波动规律的，它也好像确实具有更低的阻力。这也支持了小梁切除术后患者能对房水的过量产生具有更好的耐受性，因此也就能减小眼压的长期波动。

临床数据表明，有结膜下滤过的患者有较小的眼压波动[10-13]，而较小的眼压波动可减慢青光眼的进展[1-9]。要理解所有这些原委的最大限制存在于我们对一天中眼压测量的时间点实在有限，新的眼压连续监测技术应该发展出来应用。如果在15分钟之内喝下1 L水可以引起未经手术的青光眼患者眼压显著升高，那临床上是否还有类似这样的活动和习惯我们没有发现？只有我们开发出能观测到眼压全貌的方法，我们才能突破局限，从多种猜测中发掘真正的缘由。

参考文献

[1] Bergeå B, Bodin L, Svedbergh B. Impact of intraocular pressure regulation on visual fields in open-angle glaucoma. Ophthalmology 1999;106:997–1004, discussion 1004–1005

[2] Asrani S, Zeimer R, Wilensky J, Gieser D, Vitale S, Lindenmuth K. Large diurnal fluctuations in intraocular pressure are an independent risk factor in patients with glaucoma. J Glaucoma 2000;9:134–142

[3] Nouri-Mahdavi K, Hoffman D, Coleman AL, et al; Advanced Glaucoma Intervention Study. Predictive factors for glaucomatous visual field progression in the Advanced Glaucoma Intervention Study. Ophthalmology 2004;111:1627–1635

[4] Hong S, Seong GJ, Hong YJ. Long-term intraocular pressure fluctuation and progressive visual field deterioration in patients with glaucoma and low intraocular pressures after a triple procedure. Arch Ophthalmol 2007;125:1010–1013

[5] Lee PP, Walt JW, Rosenblatt LC, Siegartel LR, Stern LS; Glaucoma Care Study Group. Association between intraocular pressure variation and glaucoma progression: data from a United States chart review. Am J Ophthalmol 2007;144:901–907

[6] Caprioli J, Coleman AL. Intraocular pressure fluctuation a risk factor for visual field progression at low intraocular pressures in the advanced glaucoma intervention study. Ophthalmology 2008;115:1123–1129.e3

[7] Fukuchi T, Yoshino T, Sawada H, et al. The relationship between the mean deviation slope and follow-up intraocular pressure in open-angle glaucoma patients. J Glaucoma 2013;22:689–697

[8] Sakata R, Aihara M, Murata H, et al. Intraocular pressure change over a habitual 24-hour period after changing posture or drinking water and related factors in normal tension glaucoma. Invest Ophthalmol Vis Sci 2013;54:5313–5320

[9] Grippo TM, Liu JH, Zebardast N, Arnold TB, Moore GH, Weinreb RN. Twenty-four-hour pattern of intraocular pressure in untreated patients with ocular hypertension. Invest Ophthalmol Vis Sci 2013;54:512–517

[10] Konstas AG, Topouzis F, Leliopoulou O, et al. 24-hour intraocular pressure control with maximum medical therapy compared with surgery in patients with advanced open-angle glaucoma. Ophthalmology 2006;113: 761–5.e1

[11] Mansouri K, Orguel S, Mermoud A, et al. Quality of diurnal intraocular pressure control in primary open-angle patients treated with latanoprost compared with surgically treated glaucoma patients: a prospective trial. Br J Ophthalmol 2008;92:332–336

[12] Medeiros FA, Pinheiro A, Moura FC, Leal BC, Susanna R Jr. Intraocular pressure fluctuations in medical versus surgically treated glaucomatous patients. J Ocul Pharmacol Ther 2002;18:489–498

[13] Liang YB, Xie C, Meng HL, et al. Daytime fluctuation of intraocular pressure in patients with primary angle-closure glaucoma after trabeculectomy. J Glaucoma 2013;22:349–354

[14] Tsukahara S, Sasaki T. Postural change of IOP in normal persons and in patients with primary wide open-angle glaucoma and low-tension glaucoma. Br J Ophthalmol 1984;68:389–392

[15] Liu JH, Kripke DF, Hoffman RE, et al. Nocturnal elevation of intraocular pressure in young adults. Invest Ophthalmol Vis Sci 1998;39:2707–2712

[16] Liu JH, Kripke DF, Twa MD, et al. Twenty-four-hour pattern of intraocular pressure in the aging population. Invest Ophthalmol Vis Sci 1999;40: 2912–2917

[17] Liu JH, Kripke DF, Twa MD, et al. Twenty-four-hour pattern of intraocular pressure in young adults with moderate to severe myopia. Invest Ophthalmol Vis Sci 2002;43:2351–2355

[18] Liu JH, Bouligny RP, Kripke DF, Weinreb RN. Nocturnal elevation of intraocular pressure is detectable in the sitting position. Invest Ophthalmol Vis Sci 2003;44:4439–4442

[19] Liu JH, Zhang X, Kripke DF, Weinreb RN. Twenty-four-hour intraocular pressure pattern associated with early glaucomatous changes. Invest Ophthalmol Vis Sci 2003;44:1586–1590

[20] Reiss GR, Lee DA, Topper JE, Brubaker RF. Aqueous humor flow during sleep. Invest Ophthalmol Vis Sci 1984;25:776–778

[21] Larsson LI, Rettig ES, Sheridan PT, Brubaker RF. Aqueous humor dynamics in low-tension glaucoma. Am J Ophthalmol 1993;116:590–593

[22] Larsson LI, Rettig ES, Brubaker RF. Aqueous flow in open-angle glaucoma. Arch Ophthalmol 1995;113:283–286

[23] Sit AJ, Nau CB, McLaren JW, Johnson DH, Hodge D. Circadian variation of aqueous dynamics in young healthy adults. Invest Ophthalmol Vis Sci 2008;49:1473–1479

19 苯扎氯铵与引流阻力
Benzalkonium Chloride and Outflow Resistance

Ridia Lim and Ivan Goldberg

苯扎氯铵（benzalkonium chloride, BAK），一种季铵盐洗涤剂，为青光眼滴眼液中最常用的防腐剂。许多学者感兴趣于BAK和它对眼表和结膜的作用，他们发现BAK对角膜和结膜上皮细胞、小梁网细胞及角膜神经都有不良作用[1]。BAK激活结膜成纤维细胞、聚集炎症细胞、损伤杯状细胞，并可能增强结膜下纤维化[2]。

青光眼滤过性手术的目的在于增加房水外流，而长期的抗青光眼药物的使用，可能BAK以一种剂量-反应的方式导致小梁切除手术的失败[3, 4]。

许多青光眼患者可能使用多种抗青光眼药物，每种药物BAK含量在0.004%～0.02%，这就不可避免地产生了BAK的累加效应。这就可能等到小梁切除手术时，手术的微环境变得易于使手术失败，经验上讲，这样的患者需要更大剂量的丝裂霉素和5-氟尿嘧啶以保证成功率，伴随这种表现就会产生更多的并发症。

毒性更低的防腐剂，比如Purite、SofZia和Polyquad已经越来越多地应用起来，随着这些防腐剂应用于眼药水中，我们需要更多地研究这些新型防腐剂对小梁切除术成功率的影响。

而且，在不含防腐剂的拉坦前列腺素中，赋形剂已被证明也能激活炎症反应[5]，赋形剂的效应需要进一步研究。

基于我们目前的认识，哪些步骤可以应用于减小BAK效应？含BAK防腐剂的眼药水应尽量减少使用，尤其是长期使用及在围手术期。氟米龙常在手术后1个月每天使用4次，用于减少结膜成纤维细胞和炎症细胞[6]。以下眼药水含有BAK：

- 0.1%氟米龙（艾氟龙：含0.004%BAK；氟美瞳：含0.01%BAK）。
- 0.5%酮咯酸氨丁三醇（Acular：含0.01%BAK）。
- 1%醋酸泼尼松（Prednefrin Forte：含0.004%BAK；百力特：含0.006%BAK）。
- 0.1%（1 mg/mL）的地塞米松（Maxidex：含0.01%BAK）。
- 2%或5%后马托品（含0.01%BAK，0.1 mg/mL）。

BAK负荷的作用不可忽视，不含防腐剂配方（例如0.1%地塞米松或1%醋酸泼尼松单支装）可以考虑。

参考文献

[1] Anwar Z, Wellik SR, Galor A. Glaucoma therapy and ocular surface disease: current literature and recommendations. Curr Opin Ophthalmol 2013;24:136–143

[2] Baudouin C, Labbé A, Liang H, Pauly A, Brignole-Baudouin F. Preservatives in eyedrops: the good, the bad and the ugly. Prog Retin Eye Res 2010;29: 312–334

[3] Broadway DC, Grierson I, O'Brien C, Hitchings RA. Adverse effects of topical antiglaucoma medication. II. The outcome of filtration surgery. Arch Ophthalmol 1994;112:1446–1454

[4] Boimer C, Birt CM. Preservative exposure and surgical outcomes in glaucoma patients: The PESO study. J Glaucoma 2013;22:730–735

[5] Smedowski A, Paterno JJ, Toropainen E, Sinha D, Wylegala E, Kaarniranta K. Excipients of preservative-free latanoprost induced inflammatory response and cytotoxicity in immortalized human HCE-2 corneal epithelial cells. J Biochem Pharmacol Res 2014;2:175–184

[6] Broadway DC, Grierson I, Stürmer J, Hitchings RA. Reversal of topical antiglaucoma medication effects on the conjunctiva. Arch Ophthalmol 1996;114:262–267

20 成纤维细胞与青光眼手术
The Fibroblast and Glaucoma Surgery

John R. Samples and Paul A. Knepper

现在的青光眼手术包括小梁切除术的结膜切口、小梁网切口以及植入脉络膜上腔的引流装置或引流管。将来的管或分流器植入的位置可能还包括 Schlemm 管或者脉络膜上腔。

伤口修复反应是青光眼手术成功率的重要决定因素，这是一个多重步骤的过程：首先，血小板反应、纤维蛋白沉积、凝血反应开始；第二步，损伤组织和细胞的炎症反应，从 α 颗粒释放的血小板衍生生长因子（platelet-derived growth factor, PDGF）以促进组织愈合；第三步，增殖开始，包括血管新生和胶原沉积；最后，重构开始，胶原和细胞外基质反应。

成纤维细胞是结缔组织中最常见的细胞，也是合成胶原和其他细胞外基质的一种细胞，细胞外基质是组织结构（基质）的主要物质。因此，成纤维细胞在伤口愈合中扮演着重要角色，它们通过一些化学物质黏附在伤口，有趋化因子、细胞因子和受伤部位释放的炎症介质。我们时常跟患者形容，显微镜下，这些细胞就像蜗牛一样缓缓迁移到受伤部位，然后形成了瘢痕。很重要的是正是这些像蜗牛一样的细胞沉积成为形成瘢痕的材料，也就是通过自己的细胞"自己制造"出了瘢痕。

成纤维细胞常以多能细胞的形式存在多种亚型，目前对伤口修复过程中成纤维细胞的分化所知甚少。成肌纤维细胞，属于成纤维细胞的一个亚型，在眼球的纤维血管膜中存在，它们广泛存在于一些正常的眼部组织中，可能从休眠的成纤维细胞进化而来[1]。青光眼手术医师可能会对他们制造出的这种粘连膜和周边虹膜前粘连感到懊恼。所有的青光眼植入物，不管是连接哪些间隙，都具有生物相容性，阻止细胞的聚集引起的瘢痕形成。提高组织相容性的策略包括表面涂被肝素、生物相容性水凝胶和其他各种各样的对组织反应较小的材料。

与穿过组织的分流装置特异相关的损伤反应和随后的小分子和多肽释放过程是非常复杂的，涉及多少不一的介质。所有眼部组织的各种激光治疗也都容易激发这种外伤修复反应，我们检测到了白介素-1 β 和肿瘤坏死因子-α（TNF-α）[2]。尽管这些细胞因子普遍存在，缺乏特异性，但它们又出乎意料地在每一种特定情况下有特殊的作用。这些细胞因子在小梁网内会促进有丝分裂而改变小梁网外流通道，继发产生基质金属蛋白酶而对房水外流产生积极的影响。多数的损伤和炎症反应也会激发巨噬细胞反应，小梁网细胞的巨噬细胞样反应是常常被忽视的一种效应。成纤维细胞与巨噬细胞相互作用，并可能被它们所清除。尽管干细胞已经成功用于调节小梁网外流，但噬菌细胞反应的治疗效应还没引起充分重视，而这些细胞位于小梁网束上[3]。而且小梁网细胞吞噬活性的激活可能是眼内成纤维细胞驱动的瘢痕修复的一种方式。

对成纤维细胞的亚型种类、眼内瘢痕形成的细胞种类及从 Tenon 囊来源与从结膜来源的成纤维细胞有何不同，目前所知不多。这些细胞在针对不同的刺激有不同的反应能力，并且特异性也很不同。

就像这些细胞对化学治疗有不同的反应一样，眼内的损伤修复反应在抗代谢药物（5-氟尿嘧啶和丝裂霉素 C）使用下也呈现不同。对控制生长因子相关的损伤修复目前还没取得成效，然而还有许多其他分子机制能调节青光眼手术治疗的损伤反应。现在有许多策略着眼于成纤维细胞活性上，包括 RNA 干扰、生长因子抗体（新一代抗血管内皮生长因子、anti-PDGF 和其他抗生长因子治疗），还有大量的小分子抑制剂。对成纤维细胞的深入理解有助于我们能开发出除激素外调节伤口愈合的药物用于青光眼的手术治疗。

透明质酸（hyaluronic acid, HA）只是眼内众多能影响成纤维细胞运动性、增殖性和细胞分化的因素之一。CD44，是HA主要受体，在青光眼患者眼中是一种异常溶解形式，这或许是解释为何瘢痕形成和成纤维细胞增殖在青光眼患者眼中异常的原因之一[4]。POAG患者房水中低分子量HA的含量较高（图20-1）。低分子量HA信号转导从最初的免疫受体复合物CD44-Toll-4-MD-2引起促炎反应的上调。低分子HA效应能显著地通过纳洛酮（一个toll样受体4拮抗剂）使用被阻断[5]。纳洛酮或其他初始免疫系统拮抗剂可能成为将来阻止过强的损伤修复反应过程，从而提高青光眼手术成功率的药物。

还有其他能控制成纤维细胞的方法，我们正在努力开发一种胶原胶混合物，或许还有一些其他的小分子物质在几乎所有激活的损伤部位对抗成纤维细胞活性（研发中，Eyegenetix, Columbia, SC）。巩膜内持续渗出的房水池可能逐渐地稀释调节损伤的多肽、抗体或者像纳洛酮一类的小分子。这些传输装置已经广泛地用于青光眼，可能也被用于神经保护药物，不过由于其分子量或者其他药理学特性而难以达到靶组织（研发中，Refocus, Fort Worth, TX）。深入理解淋巴管通道间的相互作用及成纤维细胞间的相互作用，可能获得令人吃惊的结果，因为淋巴可能在结膜滤过中扮演了重要作用。这些方法最终可能使现在关于滤过失败和损伤部位瘢痕化的顾虑成为历史。对调节成纤维细胞的新手段新方法在一年一度的美国细胞生物学协会会议上时有提及。另外，这些研究认识也能加深我们对其他部位（包括视网膜、玻璃体和角膜）的修复过程。

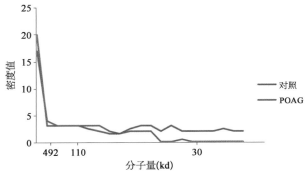

图20-1 从原发性开角型青光眼患者（POAG）和年龄匹配的正常对照房水样本中分离出透明质酸，测定透明质酸的分子量使用高敏感的小胶板。用15%三羟甲基氨基甲烷/硼酸盐/乙二胺四乙酸（EDTA）胶，脉冲电泳，0.05%染色剂染色

参考文献

[1] Minckler D. Neovascular glaucoma In: Schacknow P, Samples J, eds. The Glaucoma Book. New York: Springer; 2010:507

[2] Bylsma SS, Samples JR, Acott TS, Van Buskirk EM. Trabecular cell division after argon laser trabeculoplasty. Arch Ophthalmol 1988;106:544–547

[3] Kelley M. Trabecular stem cells. In: Knepper P, Samples J, eds. Glaucoma Research and Clinical Advances. Amsterdam: Kugler; 2015

[4] Knepper PA, Nolan MJ, Yue BJT. Now the revolution in cell biology with affect glaucoma: biomarkers. In: Schacknow P, Samples J, eds. The Glaucoma Book. New York: Springer; 2010:933

[5] Grybauskas A, Koga T, Kuprys PV, et al. ABCB1 transporter and innate immune Toll-like 4 receptor interaction in trabecular meshwork cells. Mol Vis 2015;21:201–212

小梁切除术的最新替代术式
Imminent Replacements for Trabeculectomy

Paul Palmberg

青光眼微小切口手术（MIGS）可能很快就会成熟起来，因为这些手术表现出同样的安全性和有效性，并且很快就会在美国应用起来。MIGS旨在实现足够的眼压（IOP）降低，同时减少与"金标准"（小梁切除术联合MMC）相关的并发症。尽管MIGS比较安全，但眼压控制还是不甚理想，术后常还需要使用降眼压药物。

幸运的是，目前在食品药品管理局（FDA）进行临床试验的滤过性手术已经在美国以外的地区也开始了，初步结果显示同小梁切除术联合MMC的

疗效相当，而没有低眼压性黄斑病变的风险，也大大减少了滤过泡瘢痕和感染的发生率。

AqueSys XEN（AqueSys, Aliso Viejo, CA；图21-1和图21-2）和InnFocus MicroShunt（InnFocus, Miami, FL；图21-3 ~ 图21-6）都用一个小直径的管子替代了小梁切除术的巩膜瓣，形成了一个正常房水流动时的穿巩膜眼压梯度。遵循Hagen-Poiseuille法则，能计算出从管一端到另一端产生正常房水流动时的理想压力梯度，从而算出管内径（压力梯度与管长、液体流速和房水流动率呈正

内路结膜下引流
· 在微小侵入过程中达到眼压控制
· 从小梁网和巩膜阻力部位旁路引流
· 不涉及结膜：为以后的常规手术留下结膜空间

明胶材料与组织相容

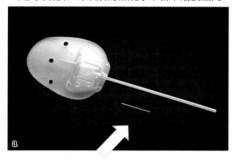 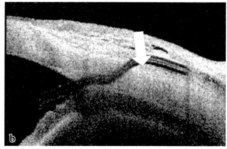

图21-1 （a）AqueSys XEN植入物与Ahmed植入物。（b）超声生物显微镜（UBM）下影像显示柔软的植入物路径，连接了前房与结膜下间隙［AqueSys在美国还没有获准上市，目前处在研究设备免除（IDE）-批准研究阶段］（©Copyright 2012, AqueSys和其标志被他们公司注册商标）

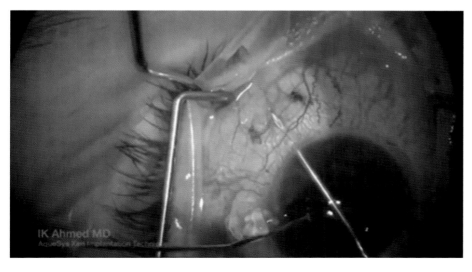

图21-2 术中照片为27 G针头穿入鼻上方角膜缘3 mm的结膜下，其植入物尖端可以看到，在针头斜面前正好从内路释放出来。植入物位于针内部分目前还在前房中。在插入过程中，前房填充黏弹剂，之后抽吸干净［AqueSys在美国还没有获准上市，目前处在研究设备免除（IDE）-批准研究阶段］（©Copyright 2012, AyueSys和其标志被他们公司注册商标）

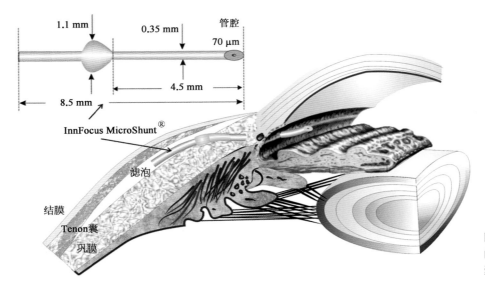

图 21-3 InnFocus MicroShunt® 的三维图,另为从前房到 Tenon 囊下间隙的路径示意图

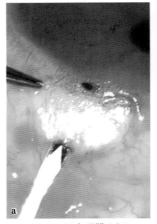
用MVR刀在巩膜上切一个1 mm×1 mm的浅袋

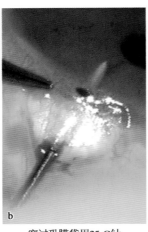
穿过巩膜袋用25 G针穿到角膜缘下

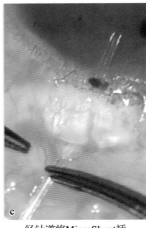
经针道将MicroShunt插入,并将鳍部挤入袋内

图 21-4 InnFocus MicroShunt® 的放置。(a)切开2 mm×1 mm 制作成巩膜袋的特制刀。(b)25 G 针头平行于虹膜平面穿入。(c)镊子持植入物沿针道从外部插入。管上的鳍将管子固定在筋膜下袋内,鳍位于距植入物外端3 mm处

超级稳定的骨架结构,没有清除基团意味着不会降解,也不会产生严重的炎症反应和组织包裹

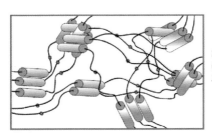
SIBS形态学显示:由聚异丁烯组成的橡胶带样结构(黑线),被由聚苯乙烯形成的刚性结构(圆柱形)固定在一起

图 21-5 SIBS 的结构[多聚(苯乙烯-嵌段-异丁烯-嵌段-苯乙烯)]显示它只有表面含有疏水部分,不含反应性或极性部分,因此可以呈现出较好的生物相容性

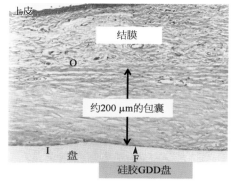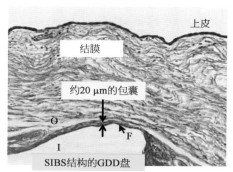

图 21-6 比较 SIBS 盘与硅胶管生物相容性的检测。每个盘都被置于兔的结膜下，然后分析 3 个月后的组织反应。GDD：青光眼引流装置

包裹厚度表示多聚物生物相容性的功能

相关，同时与管内径 4 次方呈负相关）[1]。的确，在美国之外的地区完成的几百例临床试验中，无一例引起持续性低眼压或者低眼压性黄斑病变。在 2.5 µL/ min 流量，AqueSys XEN，具有 45～55 µm 内径、6 mm 长度，产生约 7 mmHg 的压力梯度；InnFocus MicroShunt，具有 62～70 µm 内径、8.5 mm 长度，产生约 6 mmHg 的压力梯度（部分由于疏水效应）。AqueSys XEN 由交错连接的猪胶原制成，而 InnFocus MicroShunt 是由 SIBS——一种聚苯乙烯制成。

这两个植入物还有一个优势就是通过一根 3 mm 的针穿入巩膜，从而避免了前房变浅，因此在植入过程中不必做虹膜周边切除。管子的外部延伸至角膜缘后 2～3 mm，因此房水引流部位更靠后，能产生弥散的滤过泡。

除了两者材料上的差异，AqueSys XEN 是经前房内路插入，因此也就没有结膜瓣，而 InnFocus MicroShunt 是在制作一个穹窿部为基底的结膜瓣后从外路插入。XEN 插入器的尖端有一个 27 G 的针头，针头内放置着干燥的植入物。从颞下方角膜切口经前房向鼻上房角方向推注此装置，穿到巩膜表面结膜下方（图 21-2），手术医师改进了手柄上的活动棒，它具有精巧的双向凸轮，同时推挤植入物撤回针尖，留下植入物在原位，1 mm 在前房中，2～3 mm 在巩膜中，2～3 mm 在 Tenon 囊下。InnFocus MicroShunt 经过一个 25 G 针道从外部进入（图 21-4），2～3 mm 位于前房内，2～3 mm 在巩膜针道中，还有 4 mm 在 Tenon 囊下。

两种装置都需要使用 MMC 来增加疗效，XEN 目前在欧洲和加拿大已经上市，大多病例选择在术前进行结膜下注射 10～30 µg MMC。美国 FDA 对于 XEN 治疗难治性青光眼的临床数据研究应该很快

也会完成。

InnFocus MicroShunt 在美国临床试验中使用 Mitosol 浸润的海绵。FDA 批准的 MMC 使用剂量限定为 0.2 mg/mL，这样没有低眼压发生的风险，尽管美国以外的临床试验表明 0.4 mg/mL 的剂量能获得更好的治疗效果。MicroShunt 研究已经在 2016～2017 年如期完成临床 I 期，在大多病例中完成了 MicroShunt 同小梁切除术联合 MMC 的随机对照试验。

这些装置使用不同的固定方法避免移动。XEN 被干性插入，然后原位吸水肿胀后使其与针道紧密贴合。MicroShunt 在其外侧端 3 mm 处有一个小的鳍，在外部针道进入部位有 1 mm 长的三角形袋。两个植入装置都不需要植片覆盖，但由于都从角膜缘后 3 mm 穿出，管道也不会蚀穿结膜表面，它们会很好地被上睑覆盖，这样做的确没有管道暴露发生。

在 InnFocus MicroShunt 临床试验中，同时随访了植入物组和小梁切除术联合 MMC 组的角膜内皮细胞数和角膜厚度。在过去的研究中，没有植入物会引起角膜内皮失代偿，Baerveldt、Ahmed 和 Molteno 房水引流物都由硅胶制成，它们产生的滤泡不会影响眼球运动。

作为这些植入物疗效的例子，在 2015 年的美国青光眼协会会议中，Ike Ahmed 报道了他在 AqueSys XEN 与 MMC 联合使用的结果，我报道了在多米尼加和法国进行的临床试验结果。

Ahmed 报道了 57 例平均随访 12 个月的研究，其中眼压在 1 年后从 27 mmHg 降至 12.5 mmHg，在 2 年后降至 13.1 mmHg，1 年后的平均使用药物种类从 3.5 种降至 0.5 种，2 年后为 0.8 种。有 3 名患者手术失败需要接受再次手术，没有发生持续性低眼压。11%

的眼在管端形成周围组织鞘而需要针拨[1]。

我报道了 Juan Battle（多米尼加）和 Isabelle Riss（法国）接受初次手术（n=32）和另外联合接受了白内障超声乳化（n=18）的 50 只眼，他们的平均眼压在 3 年时从 23.5 mmHg 下降至 10.7 mmHg（n=22），平均用药种类从 2.7 种降至 0.5 种。无须用药的手术成功率为 73%，联合使用药物的成功率为 95%，没有持续性低眼压或滤过泡感染的发生[2]。

因此，两者的成功率与过去报道的小梁切除术联合 MMC 相当或者更高[3]，并且没有 1 例低眼压性黄斑病变或滤过泡感染出现。

用于制作植入物的材料对成功率也很重要。两种材料都表现出比用于 Ahmed、Baerveldt 或 Molteno 硅胶管更轻的反应。AqueSys XEN 使用的交错连接猪胶原经在兔子中测试 5 年后都不会降解，这与 Ologen 的融解性不同。在 InnFocus MicroShunt 中使用的 SIBS 聚苯乙烯塑料相当惰性，在它表面不产生反应（图 21-5），在过去的 12 年中，它也被用于制成超过百万计的心脏支架。Jean-Marie Parel 和 Sander Dubovy 在 Bascom Palmer 眼科中心进行的测试中，硅橡胶盘放置于兔子结膜下 3 个月引起 200 μm 厚的包囊形成，然而在 SIBS 仅引起 20 μm 厚的包囊（图 21-6），这与另一项试验中发现的这种材料较其他引流装置常用的硅橡胶管引起的包裹反应更轻相一致。

由此，我们可以说，小梁切除术联合 MMC 的替代术式就快出现了！

财务声明

Paul Palmberg 是 InnFocus 公司的顾问和医疗监督；对于 FDA 临床试验，是 AqueSys 公司的顾问和培训者；是 Aeon Astron 临床试验的数据和安全性监督委员会（DSMB）成员；是印度 Aurolab 免费的顾问和培训者；是亚洲 Pfizer 的顾问。他在这些公司中不持有股份、所有权及专利。

参考文献

[1] Sheybani A, Reitsamer H, Ahmed IIK. Fluid dynamics of a novel micro-fistula Implant for the surgical treatment of glaucoma. Invest Ophthalmol Vis Sci 2015;56:4789–4795

[2] Ahmed I, Shah M, Sheybani A. Use of a 45 um ab-interno subconjunctival gel stent with adjunctive mitomycin C for the treatment of uncontrolled open-angle glaucoma. American Glaucoma Society 2015 annual meeting abstracts, p. 87

[3] Palmberg P, Batlle J. Two-center three-year follow up of a micro-lumen aqueous humor shunt. American Glaucoma Society 2015 annual meeting abstracts, p. 86

II

临床治疗

Clinical Procedures

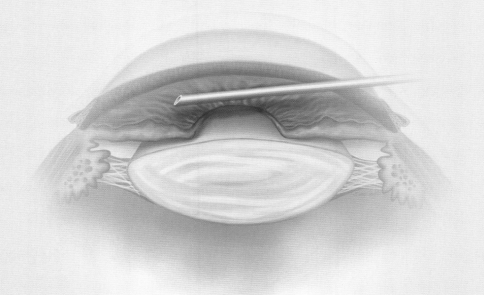

IIA
促进小梁网途径房水外流的手术
Trabecular Outflow Procedures

22
超声乳化白内障摘除术
Phacoemulsifcation Cataract Extraction

Anjum Cheema and Kuldev Singh

病 例

一名60岁的原发性开角型青光眼（POAG）女性患者以双眼视力下降为主诉来诊，她提到特别在驾车时有严重的眩光。双眼最佳矫正视力都是20/40，眩光测试双眼视力下降到20/70。患者使用的青光眼药物分别是拉坦前列腺素和噻

吗洛尔，双眼每天各滴1次。眼压分别为右眼20 mmHg、左眼23 mmHg。裂隙灯检查发现双眼2～3+的核性白内障，晶状体皮质也有轮辐样混浊。眼底检查显示：右眼C/D为0.6，盘沿尚完整；左眼C/D为0.75，下方盘沿窄。Humphrey视野（HVF）结果：右眼正常，左眼早期上方弓形暗点（图22-1）。建议患者做白内障超声

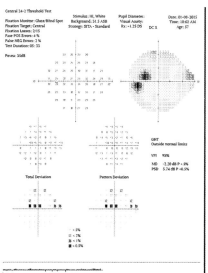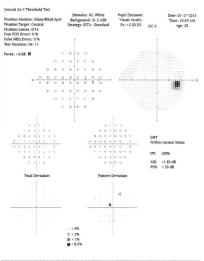

图22-1 Humphrey 视野结果显示右眼正常，左眼为早期上方弓形暗点

乳化摘除术，先做了右眼。术后矫正视力提高到20/20，眩光测试也有显著改善。术后1年随访，右眼单用拉坦前列腺素眼压控制在15 mmHg，左眼使用拉坦前列腺素和噻吗洛尔眼压控制在17 mmHg。双眼视野检查未发现明显进展。

手　术

白内障手术是美国最为常见的外科手术之一，每年约有3 000 000例[1]。自从1967年Charles Kelman发明了超声乳化手术以来，该术式已经取代了白内障囊外摘除术。2007年在美国进行的白内障手术中，超过97%的患者接受的是超声乳化手术[2]。该术式通过眼内探针释放的超声能量乳化并吸出白内障的晶状体核和皮质，这样使得微小的透明角膜切口替代了原先较大的巩膜切口，并保护了结膜组织免受损伤。这一特性对青光眼患者尤其重要。

手术的合理性

由于白内障与青光眼的患病率随年龄增长而上升，青光眼患者很多都伴有一定程度的白内障。白内障不仅会影响检测青光眼病情进展的准确度，还会对房水流出产生阻碍。晶状体混浊也使得对视神经的观察更为困难。另外，白内障对青光眼结构检查［例如光学相干断层扫描（optical coherence tomography, OCT）］及功能检查（如全自动静态视野）的结果都会产生显著影响。例如白内障手术后，使用频域OCT检测的视网膜神经纤维层（retinal nerve fiber layer, RNFL）厚度以及信号强度都会有所提高[3]。同样，白内障术后由于晶状体混浊导致的干扰因素去除，视野的平均偏离值（mean deviation, MD）也会显著改善[4]。

尽早进行白内障手术也会对青光眼患者产生诸多好处。白内障形成或加重是大多数青光眼手术最为常见的并发症。在青光眼初始治疗协作研究（CIGTS）中，白内障是小梁切除术后的首要并发症，手术治疗组中有大约20%的患者需要接受白内障摘除手术[5]。小梁切除或引流管植入术后5年约50%的患者会产生影响视力的白内障[6, 7]。在青光眼手术特别是小梁切除术之前进行超声乳化术，远比在具有功能性滤过泡的眼进行超声乳化手术风险

小。Husain等[8]对235名接受小梁切除术的青光眼患者进行的研究发现，小梁切除术后接受白内障手术越早，小梁切除术失败的可能性就越大。在该研究中，失败定义为眼压大于21 mmHg，6个月、1年和2年小梁切除失败的风险比分别为3.00、1.73和1.32。同样，Sałaga-Pylak等[9]的回顾性分析显示，小梁切除术后接受白内障摘除术的患者与不需要白内障摘除术的患者相比，成功率低20%。白内障手术后滤过泡的大小和高度均下降。白内障手术导致滤过泡失败的可能机制包括血-房水屏障的通透性增加，导致炎症增加和随后的滤过泡瘢痕化。

也许更重要的是，正如过去几十年的大量研究显示，白内障摘除导致POAG、高眼压症和原发性闭角型青光眼（primary angle-closure glaucoma, PACG）患者的眼压持续降低。2002年，Friedman等[10]报道POAG患眼白内障手术后眼压降低2～4 mmHg。Matsumara等[11]的前瞻性研究发现，对比正常人、病情得到控制的POAG（术前眼压＜21 mmHg）患者和病情未控制的POAG（术前眼压≥21 mmHg）患者的眼压，白内障手术后3年，眼压平均降低分别为1.5 mmHg、2.5 mmHg和5.5 mmHg。还有一些有说服力的数据，支持白内障摘除术作为降低高眼压症患者眼压的一种手段，例如Mansberger等[12]分析了高眼压症治疗研究（OHTS）的数据，发现接受白内障摘除的患者术后3年时眼压降低了16.5%。

与POAG患者相比，PACG患者在白内障手术后通常可以实现更大幅度的眼压下降。在白内障手术2年后PACG和POAG受试者的比较中，Hayashi等[13]发现PACG组患者眼压降低幅度较大（分别为6.9 mmHg和5.5 mmHg），药物依赖程度较低（分别为40%和19.1%患者无须药物治疗）。

患者选择

从诊断和治疗的角度而言，POAG、PACG或高眼压症的患者都可以从白内障手术中获益。为了确定哪些患者可能受益最多，有必要去探索白内障术后眼压下降的可能机制。

在PACG患者中，白内障摘除可减轻瞳孔阻滞、加深前房并促进房水进入小梁网[14]。Euswas和Warrasak的研究[15]发现眼压降低的幅度与房角关

闭的程度有关，虹膜周边前粘连（peripheral anterior synechiae, PAS）小于270°的眼比PAS小于180°的眼，眼压多降低3 mmHg。Issa[16]开发了一种新的模型，可根据术前眼压与前房深度的比值（PD比）预测术后眼压降低的程度。一般而言，术前眼压越高，前房深度越浅，白内障摘除后眼压降低越多。PD ≥ 6.0的眼平均眼压下降4.90 mmHg，而PD < 6.0的眼眼压降低幅度较小（1.64 mmHg），但与术前相比差异仍然具有统计学意义。

在POAG和高眼压症患者中，白内障手术后眼压降低的机制尚不清楚，曾有各种各样的假设。Kim等[17]推测，超声乳化期间的高液体流动可以消除小梁网中的糖胺聚糖沉积。Tong和Miller[18]推测手术所导致的小梁网微创伤可能产生类似于激光小梁成形术后的炎症效应。其他提出的机制包括：术中生化、血-房水屏障改变。囊袋内的人工晶状体作用在悬韧带上的向后的压力牵拉睫状体，防止Schlemm管塌陷，并由于小梁网受牵引引起房水流出增强[19-21]。对于哪些POAG患者可能得到最大限度的眼压降低，Poley[22]发现术前眼压越高，术后眼压降低越多。术前眼压范围在23 ~ 31 mmHg、20 ~ 22 mmHg、18 ~ 19 mmHg和15 ~ 17 mmHg的患者，术后眼压分别降低了6.5 mmHg、4.8 mmHg、2.5 mmHg和1.6 mmHg。有趣的是，术前眼压在9 ~ 14 mmHg的眼术后没有眼压降低，反而略有增加0.2 mmHg。

总之，白内障手术对绝大多数青光眼患者有益，而术前眼压较高、前房较浅、房角较窄的患者往往具有最大幅度和最长持续时间的眼压下降。

手 术 技 巧

在对青光眼患者进行白内障手术时，医师必须考虑有关标准超声乳化术的几个问题。对于曾接受过青光眼滤过手术的患者，白内障手术的时机非常重要。如前所述，Husain等[8]已经证明，青光眼手术后白内障手术进行得越早，小梁切除术失败的风险就越高。因此，小梁切除术后白内障手术应尽可能推迟，以降低小梁切除术失败的风险。

关于青光眼患者的白内障手术，有一些特殊的技巧。应尽可能采取透明角膜切口，以避免损伤结膜，这对于将来可能的青光眼手术非常重要。在手术结束时彻底清除所有黏弹剂至关重要，以降低术后眼压升高的风险。可以考虑围手术期口服碳酸酐酶抑制剂，以进一步降低术后早期眼压高峰对视神经的损害。也可以在手术结束时前房注射缩瞳剂来防止眼压升高并能够阻止瞳孔散大。

随着新型人工晶状体（intraocular lens, IOL）的开发，有更多IOL选择可用于白内障手术的最佳屈光矫正。然而，青光眼患者可能不适合某些类型IOL。多焦点人工晶状体可同时将来自不同焦点的多个图像投射聚焦到视网膜上，依赖于近距离工作时瞳孔收缩的特征，让IOL的中心和周边的不同光学区域用于不同的任务。然而，这种设计存在一些限制，包括一些不良光学现象，例如光晕或眩光，但最重要的是这种IOL降低了对比敏感度。由于多焦点IOL和青光眼视神经病变都会降低对比敏感度，因此青光眼可能是多焦点IOL植入的相对禁忌证。与多焦点IOL相比，可调节IOL是单焦点的，其对比敏感度不受损失，并且通过模拟生理调节机制以提供近距离和中间距离视觉[23]。然而，悬韧带薄弱的眼睛调节反射已经受损了，很可能并不适合可调节IOL。Toric IOL可矫正角膜散光，但其对IOL稳定性要求很高，因为其旋转可导致散光矫正失败，严重时会诱发散光[24]。因此，类似于可调节IOL、Toric IOL的偏心可能会影响视力，在悬韧带薄弱的患者中应谨慎使用。

假性剥脱是继发性开角型青光眼的常见原因，在白内障手术中存在若干潜在的挑战，包括：小瞳孔、悬韧带不稳定导致撕囊困难、后囊松弛以及相应的IOL不稳定，这些都需要相应改变手术技术。瞳孔散大困难可能导致撕囊口大小不合理，使后续步骤更加困难，并进一步增加悬韧带损伤、玻璃体脱出和术后囊膜收缩的风险[25]。多种技术和辅助手术设备可用于开大瞳孔，包括机械拉伸、瞳孔扩张环和虹膜拉钩（图22-2和图22-3）。此外，用台盼蓝染色前囊可以大大提高撕囊时前囊的可见度（图22-4）。手术医师的偏好决定了在不同情况下使用哪种技术。

在术前，悬韧带不稳定可表现为虹膜震颤、晶状体震颤、晶状体半脱位和悬韧带断裂。然而，在很多情况下，悬韧带问题可能仅表现为术中出现前囊撕开困难、前囊膜条纹、撕囊时囊袋移动、后囊松弛、吸皮质时后囊皱褶或者在完整的囊袋周围有

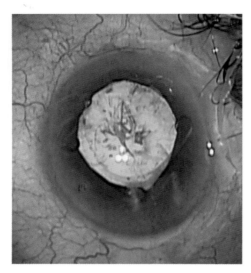

图 22-2　Malyugin 环扩大瞳孔。可以见 4 个小环钩住瞳孔

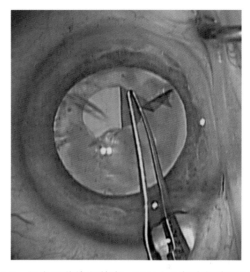

图 22-4　用台盼蓝染色前囊，可以大大提高撕囊及后续步骤中前囊的可见度

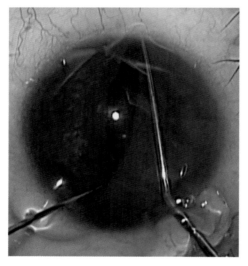

图 22-3　机械牵拉同样有助于在白内障手术中得到足够大的瞳孔

玻璃体脱出。幸运的是，使用术中的一些装置来提高囊膜支撑力，可以极大地提高医师完成白内障手术的安全性。囊袋拉钩是经过改良的虹膜拉钩，用于放置在连续曲线撕囊的边缘，以便吸出晶状体物质期间为囊袋提供足够的术中支撑。囊袋张力环或带（图 22-5）可以在术中，更重要的是术后，提供对囊袋的支撑。囊袋张力环（capsular tension ring，CTR）是聚甲基丙烯酸甲酯（PMMA）的圆环，其作用是扩展囊袋赤道部并使得完好的悬韧带受力均匀（图 22-5）。轻度悬韧带不良定义为小于 4 个钟点（≤120°）的悬韧带缺失[25]，在这种情况下，CTR 通常能得到较好的运用。在手术的任何阶段可以放置 CTR，但过早放置可能影响皮质吸除。放置 CTR 需要完整的囊袋和连续环形撕囊。更大范围的悬韧

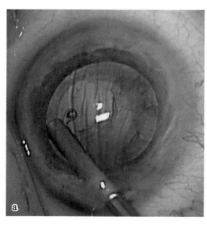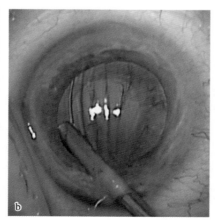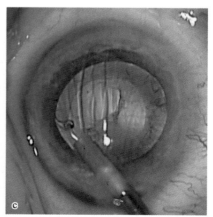

图 22-5　通过推注器植入囊袋张力环。（a）开始植入。（b）植入中途，CTR 已经展开。（c）CTR 末端植入囊袋内

带缺失，通常需要可缝合固定在巩膜的Cionni改良CTR（Cionni modified CTR, mCTR）或囊袋张力带（capsule tension segment, CTS）。

悬韧带薄弱常常使得皮质移除较为困难，而且手术技巧欠佳可能加剧悬韧带丢失。足够的水分离和用黏弹剂分离皮质-囊膜粘连对于减少作用在悬韧带上的剪切力至关重要。此外，切向而非径向剥离皮质可以帮助保持悬韧带的完整性。

具有良好支撑及居中的囊袋是人工晶状体植入的理想条件。放置CTR、mCTR或CTS有助于实现此目标。然而，如果囊袋的支撑力不充分，则可能需要将IOL缝合到虹膜或巩膜上，或放置在前房内。没有任何手术方式被证明具有普遍适用性，因此医师应该具体病例具体分析。

并发症和术后处理

尽管白内障手术通常是一种非常安全的手术，但仍应注意避免潜在的并发症，尤其是青光眼患者。此外，与常规病例相比，青光眼患者的术后管理可能更复杂。

如前所述，白内障手术后小梁切除术失败的风险较高，特别是小梁切除术后很快就进行白内障手术[8, 9]。尽管小梁切除术失败的原因可能是多因素的，但手术和术后炎症在随后发生的滤过泡瘢痕化和手术失败中起重要作用。仔细而积极地控制炎症反应是降低滤过泡失败风险的必要条件。小梁切除术后具有功能滤过泡的眼进行白内障手术后的管理模式应该按照小梁切除术而不是标准白内障摘除术。医师还可以考虑在手术时调整滤过以优化滤泡功能，包括从前房内用探针分离巩膜瓣粘连、针拨滤过泡以及滤过泡重建。如果滤过泡重建涉及的范围较大，可以结膜下注射5-氟尿嘧啶。

与小梁切除术的情况不同，减压阀/引流物植入术后的白内障手术似乎不影响IOP控制。Erie等[26]回顾性的研究发现，在Baerveldt引流物植入患者的白内障手术后21个月，基线眼压没有显著变化。

白内障手术后眼压高峰已被广泛报道，发生率高达39.5%[27]。通常，这些眼压高峰是短暂的，并且认为在很大限度上是由于黏弹剂残留所致。虽然健康的眼睛通常可以忍受短暂的高眼压，但对

于青光眼患者，即便是短暂的高眼压，也更容易使视网膜神经受到损害。此外，由于青光眼患者房水流出功能下降，因此此术后IOP高峰的风险高于正常人。所以，医师应该细心地彻底清除眼内的所有黏弹剂，特别是可能长时间阻塞小梁网的分散性黏弹剂。此外，应考虑在高危患者中口服碳酸酐酶抑制剂进行围手术期高眼压的预防。

除了前面讨论的假性剥脱可能造成的白内障术中困难外，还有一些术后需要考虑的问题。假性剥脱的患眼出现IOP高峰、角膜水肿、房水闪辉、IOL表面渗出沉积、囊性黄斑水肿（cystoid macular edema, CME）、前囊膜收缩、后囊膜混浊（posterior capsular opacification, PCO）和IOL半脱位的风险特别高[25]。术后炎症可能增加相对前段局部缺血引起的血-房水屏障破坏，导致CME、前囊膜收缩、纤维蛋白反应导致后粘连[28-30]。因此，这种情况下眼压控制和积极控制炎症显得至关重要。前囊膜收缩是IOL偏心和倾斜的危险因素，应尽早处理（图22-6）。治疗选择包括Nd：YAG激光十字形切开或手术切开，以缓解向前囊和悬韧带所受的向心牵引。前囊膜持续收缩和悬韧带受损可能导致IOL脱位。晚期IOL脱位的准确发生率尚不清楚，但一般并不常见。治疗措施取决于IOL偏心或脱位的程度。如果偏心是轻微的，可能IOL重新复位就足够了，但是随着偏心度或脱位程度的增加，则可能需要进行IOL置换、植入前房型IOL（anterior chamber IOL, ACIOL）或虹膜/巩膜缝合固定IOL。

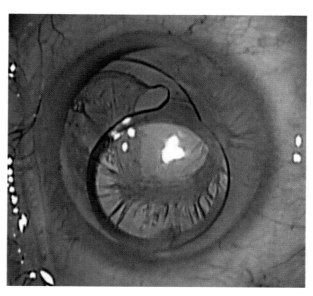

图22-6　前囊膜收缩导致人工晶状体偏位

关于青光眼患者的长期眼压控制，白内障手术提供了一个独特的机会来重新评估患者对术前降眼压治疗的需求。由于白内障手术后药物依赖性的变化，在术后简单地继续使用所有术前青光眼药物可能并不合理。此外，由于白内障手术具有降低IOP的效果，所有术前青光眼药物都有可能在术后停掉。因此白内障术后早期就仔细重新评估眼压波动以及结构和功能变化非常重要。

基于术后发生囊性黄斑水肿（CME）的一些报道[31-34]，白内障手术后使用前列腺素类衍生物（PGA）降眼压存在一些担忧。一般认为白内障手术后CME的病理生理过程涉及眼前段炎症和内源性炎症介质的释放，其中就包括前列腺素。目前尚不清楚外源性PGA是否直接导致CME，因为大多数与外源性PGA相关的CME病例报告中，患者还伴有其他导致CME的危险因素，如后囊破裂或葡萄膜炎病史。Warwar等[35]在一项大型回顾性研究中对136例接受拉坦前列腺素治疗的IOL眼进行了回顾，仅发现2例CME（1.5%）。其中1只眼后囊破裂，对侧眼在使用拉坦前列腺素之前有葡萄膜炎病史。另一项大型多中心回顾性研究中，225只眼白内障手术后开始拉坦前列腺素治疗，仅有3只眼（1.3%）发生了CME，每只眼都有后囊破裂并需要进行前段玻璃体切割术[36]。因此，目前尚不清楚PGA药物确实是导致白内障手术后发生CME的危险因素。使用PGA与否应根据具体情况进行分析后决定。

结　　论

青光眼患者的白内障手术虽然有时伴有术后眼压高峰，但从长期青光眼诊疗角度考虑，通常手术是有益的，白内障手术有利于提高视神经结构和功能评估的准确性；大多数青光眼患者白内障手术后，可以得到较低的平均眼压和较低的青光眼药物依赖性。在决定手术时，必须考虑青光眼损伤的程度、目标眼压以及术后如果发生IOP高峰对视功能进一步损伤的风险。如果上述问题较为严重，青光眼白内障联合手术可能更为合理。单纯摘除白内障，一般不会影响未来的青光眼手术选择，有时还会带来一定便利。

参考文献

[1] Trends in Vision and Hearing Among Older Americans, 2001. www.cdc.gov/nchs/data/ahcd/agingtrends/02vision.pdf. Accessed February 19, 2015

[2] Leaming DV. Practice styles and preferences of ASCRS members—2003 survey. J Cataract Refract Surg 2004;30:892–900

[3] Kim NR, Lee H, Lee ES, et al. Influence of cataract on time domain and spectral domain optical coherence tomography retinal nerve fiber layer measurements. J Glaucoma 2012;21:116–122

[4] Rehman Siddiqui MA, Khairy HA, Azuara-Blanco A. Effect of cataract extraction on SITA perimetry in patients with glaucoma. J Glaucoma 2007;16:205–208

[5] Zahid S, Musch DC, Niziol LM, Lichter PR; Collaborative Initial Glaucoma Treatment Study Group. Risk of endophthalmitis and other long-term complications of trabeculectomy in the Collaborative Initial Glaucoma Treatment Study (CIGTS). Am J Ophthalmol 2013;155:674–680, 680.e1

[6] Jampel HD, Solus JF, Tracey PA, et al. Outcomes and bleb-related complications of trabeculectomy. Ophthalmology 2012;119:712–722

[7] Gedde SJ, Herndon LW, Brandt JD, Budenz DL, Feuer WJ, Schiffman JC; Tube Versus Trabeculectomy Study Group. Postoperative complications in the Tube Versus Trabeculectomy (TVT) study during five years of follow-up. Am J Ophthalmol 2012;153:804–814.e1

[8] Husain R, Liang S, Foster PJ, et al. Cataract surgery after trabeculectomy: the effect on trabeculectomy function. Arch Ophthalmol 2012;130:165–170

[9] Sałaga-Pylak M, Kowal M, Zarnowski T. Deterioration of filtering bleb morphology and function after phacoemulsification. BMC Ophthalmol 2013;13:17

[10] Friedman DS, Jampel HD, Lubomski LH, et al. Surgical strategies for coexisting glaucoma and cataract: an evidence-based update. Ophthalmology 2002;109:1902–1913

[11] Matsumura M, Mizoguchi T, Kuroda S, Terauchi H, Nagata M. [Intraocular pressure decrease after phacoemulsification-aspiration+ intraocular lens implantation in primary open angle glaucoma eyes].Nippon Ganka Gakkai Zasshi 1996;100:885–889

[12] Mansberger SL, Gordon MO, Jampel H, et al; Ocular Hypertension Treatment Study Group. Reduction in intraocular pressure after cataract extraction: the Ocular Hypertension Treatment Study. Ophthalmology 2012;119:1826–1831

[13] Hayashi K, Hayashi H, Nakao F, Hayashi F. Effect of cataract surgery on intraocular pressure control in glaucoma patients. J Cataract Refract Surg 2001;27:1779–1786

[14] Liu L. Deconstructing the mechanisms of angle closure with anterior segment optical coherence tomography. Clin Experiment Ophthalmol 2011;39:614–622

[15] Euswas A, Warrasak S. Intraocular pressure control following phacoemulsification in patients with chronic angle closure glaucoma. J Med Assoc Thai 2005;88(Suppl 9):S121–S125

[16] Issa SA. A novel index for predicting intraocular pressure after cataract surgery. Br J Ophthalmol 2005;89:543–546

[17] Kim DD, Doyle JW, Smith MF. Intraocular pressure reduction following phacoemulsification cataract extraction with posterior chamber lens implantation in glaucoma patients. Ophthalmic Surg Lasers 1999;30:37–40

[18] Tong JT, Miller KM. Intraocular pressure change after sutureless phacoemulsification and foldable posterior chamber lens implantation. J Cataract Refract Surg 1998;24:256–262

[19] Hansen TE, Naeser K, Nilsen NE. Intraocular pressure 2 1/2 years after extracapsular cataract extraction and sulcus implantation of posterior chamber intraocular lens. Acta Ophthalmol (Copenh) 1991;69:225–228

[20] Steuhl KP, Marahrens P, Frohn C, Frohn A. Intraocular pressure and anterior chamber depth before and after extracapsular cataract extraction with posterior chamber lens implantation. Ophthalmic Surg 1992;23:233–237

[21] Banov E, Moisseiev J, Blumenthal M. Intraocular pressure following ECCE, ICCE, and IOL implantation. Cataract. 1984;1:21–24

[22] Poley BJ. Long term effects of phacoemulsification with intraocular lens implantation in normotensive and ocular hypertension eyes. J Cataract Refract Surg 2008;34:724–742

[23] Alió JL, Plaza-Puche AB, Montalban R, Javaloy J. Visual outcomes with a

single-optic accommodating intraocular lens and a low-addition-power rotational asymmetric multifocal intraocular lens. J Cataract Refract Surg 2012;38:978–985

[24] Visser N, Bauer NJ, Nuijts RM. Toric intraocular lenses: historical overview, patient selection, IOL calculation, surgical techniques, clinical outcomes, and complications. J Cataract Refract Surg 2013;39:624–637

[25] Shingleton BJ, Crandall AS, Ahmed II. Pseudoexfoliation and the cataract surgeon: preoperative, intraoperative, and postoperative issues related to intraocular pressure, cataract, and intraocular lenses. J Cataract Refract Surg 2009;35:1101–1120

[26] Erie JC, Baratz KH, Mahr MA, Johnson DH. Phacoemulsification in patients with Baerveldt tube shunts. J Cataract Refract Surg 2006;32:1489–1491

[27] Pohjalainen T, Vesti E, Uusitalo RJ, Laatikainen L. Phacoemulsification and intraocular lens implantation in eyes with open-angle glaucoma. Acta Ophthalmol Scand 2001;79:313–316

[28] Pohjalainen T, Vesti E, Uusitalo RJ, Laatikainen L. Intraocular pressure after phacoemulsification and intraocular lens implantation in nonglaucomatous eyes with and without exfoliation. J Cataract Refract Surg 2001;27:426–431

[29] Kato S, Suzuki T, Hayashi Y, et al. Risk factors for contraction of the anterior capsule opening after cataract surgery. J Cataract Refract Surg 2002;28:109–112

[30] Drolsum L, Davanger M, Haaskjold E. Risk factors for an inflammatory response after extracapsular cataract extraction and posterior chamber IOL. Acta Ophthalmol (Copenh) 1994;72:21–26

[31] Ayyala RS, Cruz DA, Margo CE, et al. Cystoid macular edema associated with latanoprost in aphakic and pseudophakic eyes. Am J Ophthalmol 1998;126:602–604

[32] Moroi SE, Gottfredsdottir MS, Schteingart MT, et al. Cystoid macular edema associated with latanoprost therapy in a case series of patients with glaucoma and ocular hypertension. Ophthalmology 1999;106:1024–1029

[33] Rowe JA, Hattenhauer MG, Herman DC. Adverse side effects associated with latanoprost. Am J Ophthalmol 1997;124:683–685

[34] Wand M, Gaudio AR. Cystoid macular edema associated with ocular hypotensive lipids. Am J Ophthalmol 2002;133:403–405

[35] Warwar RE, Bullock JD, Ballal D. Cystoid macular edema and anterior uveitis associated with latanoprost use. Experience and incidence in a retrospective review of 94 patients. Ophthalmology 1998;105:263–268

[36] Lima MC, Paranhos A Jr, Salim S, et al. Visually significant cystoid macular edema in pseudophakic and aphakic patients with glaucoma receiving latanoprost. J Glaucoma 2000;9:317–321

23 内路小梁切开术：小梁消融术
Trabeculectomy by Internal Approach: Trabectome

Kevin Kaplowitz, Igor I. Bussel, and Nils A. Loewen

小梁消融术（NeoMedix, Tustin, CA）是从前房内进行的小梁切开术，它是一种成熟的青光眼微小切口手术（MIGS），已经有超过10年的确切疗效报道[1, 2]。该手术旨在通过生理途径，增加小梁网房水流出量。本专题主要讨论小梁消融术作为初始或辅助青光眼手术的适应证、技术、疗效及并发症。通过小梁消融术可以将平均眼压降低至15 mmHg，青光眼降眼压药物数量降至1种。该手术的眼压下降幅度取决于小梁网后的房水流出阻力，与术前眼压无关。据报道，威胁患者视力并发症的发生率小于1%。因此，小梁消融术为广大的青光眼患者提供了一种有效而安全的手术选择。

病　例

一名81岁的慢性闭角型青光眼女性患者病情不断恶化。几年前她曾接受过角膜内皮移植术和白内障手术。尽管已经使用了最大限度的降眼压药物治疗，包括3种局部药物和口服乙酰唑胺，视力仍然下降至20/150，眼压为20 mmHg。角膜专家认为，多种抗青光眼药物的使用导致了角膜前表面水肿。沿鼻侧有近180°的虹膜周边前粘连、虹膜角膜接触，患者为IOL眼。视野显示上方及下方弓形暗点，上方暗点更大。垂直C/D为0.75，下方盘沿窄。手术中使用小梁消融探头的尖端分离鼻侧房角以暴露小梁网，然后行小梁消融术（图23-1）。1年后，患者仅使用噻吗洛尔滴眼液，眼压降至12 mmHg，角膜也恢复了透明，同时视力提高到20/60。

手　术

小梁消融术的机制为等离子体手术，使用550 kHz双极电极，通过前房角镜观察来消融鼻侧

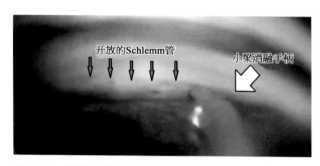

图 23-1　使用小梁消融手柄分离关闭的房角。注意由于角膜水肿成像不太清晰。手柄从左至右伸入房角粘连区域，左侧见已经开放的房角

小梁网。它主要用于开角型青光眼增加房水流出，同时避免了眼外滤过手术的并发症。小梁消融术系统由4个部分组成：一次性手柄、脚踏板、蠕动泵控制注吸的电灼发生器及支架（图23-2）。

手术的合理性

通过去除小梁网，房水可直接进入Schlemm管，通过减少房水流出阻力来显著增加流出速率。几十年前的研究表明，小梁网的邻管组织与Schlemm管中内皮细胞是最大的房水流出阻力来源[3]。因为Schlemm管内壁以外的组织仅提供35%的房水流出阻力，让房水绕过该阻力区域能极大地促进房水流出[4]。流出阻力降低与小梁切开面积之间存在非线性关系，部分原因是因为Schlemm管有分隔并且在集液管附近Schlemm管更宽[5]。大范围的小梁网消融可以将更多的集液管开口直接暴露于前房。

因为该手术不依赖于房水的眼外滤过，所以仅需制作一个透明角膜切口。保持结膜不受扰动并且眼内不植入任何装置。与传统的青光眼滤过性手术相比，该手术的并发症更接近于超声乳化手术。

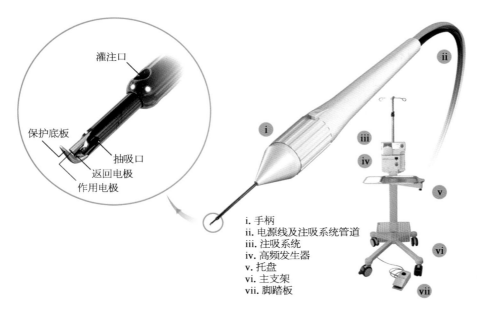

i. 手柄
ii. 电源线及注吸系统管道
iii. 注吸系统
iv. 高频发生器
v. 托盘
vi. 主支架
vii. 脚踏板

图 23-2 小梁消融术系统。手柄（i）通过线缆及管道（ii）与注吸系统（iii）和高频发生器（iv）相连。手柄可以放在干净的托盘上（v）。注吸装置、高频发生器和清洁托盘安装在带有可调节杆（vi）的轮式支架上。通过手动调节装置上方的平衡盐溶液瓶来控制流体流量，脚踏板（vii）用于打开灌注，然后进行抽吸和消融

患 者 选 择

因为需要满意地观察到小梁网才能进行手术操作，在最初的临床报道中[1]，仅描述了小梁消融术用于开角型青光眼（消融角度至少为20°）。理论上，窄房角的患者由于消融面积小，具有更大的纤维化或虹膜周边前粘连（PAS）的可能使消融的小梁网重新闭合。不过，该理论受到很多临床数据的挑战（参见下文的"安全性、有效性和结果"）。实际上，我们现在经常对多种病因的青光眼病例进行该手术，包括窄房角、创伤、巩膜扣带和葡萄膜炎，以及既往小梁切除术失败的病例[6, 7]。

手术有体位要求，患者必须能够旋转他们的颈部或侧卧，以确保医师能够通过房角镜观察到房角。因为该手术依赖于上巩膜静脉进行房水引流，如果患者青光眼的原因是继发于上巩膜静脉压力增高，那么可能该手术无法达到降低眼压的目的。此外，增加的上巩膜静脉压会增加血液通过Schlemm管回流的风险，可能导致反复前房少量积血，这会导致视力下降和眼压升高[8]。文献中广泛报道的唯一禁忌证是活动性新生血管性青光眼。这种禁忌证并非基于任何已发表的使用小梁消融术治疗新生血管性青光眼并发症的报道，而是认为试图消融血管化的房角会导致前房出血，从而引起纤维组织闭合手术切口。最后，因为小梁网是目标组织，当存在较重的小梁网色素沉着时，手术部位会很容易辨别。患有色素性青光眼的患者可

能有更好的眼压下降结果（见下文的"安全性、有效性和结果"）。

手 术 技 巧

本专题内容介绍了如何最大限度地降低术后眼压，同时尽量减少潜在并发症的关键步骤。停用全身血小板抑制剂或抗凝血剂并非绝对必要，但如果这样做是安全的，可以考虑。停用血液稀释剂不会降低术后前房出血的概率，这是术后早期低眼压时血液倒流的结果。然而，如果虹膜血管出血是由手柄尖端造成的创伤引起的，那么上述药物可能会增加出血的可能性。

单独施行手术

手柄尖端为19.5 G，采用专有的多层聚合物涂层，以确保在消融小梁组织同时保护周围组织免受热损伤[9]。电消融装置的工作频率为550 kHz，功率为0.1 ~ 10 W。

吸引口距离电极尖端只有0.3 mm，因此消融的碎屑可以快速有效地吸除，以保持视野清晰。而灌注也有助于保持前房深度[9]。用脚踏板控制灌注和抽吸。位置1激活连续、非线性抽吸；位置2激活消融。抽吸的最大流速为10 mL/min[10]。脚踏板上黑色的球可以在敲击时激活连续灌注。

术前准备与表面麻醉下透明角膜切口超声乳化术相同，使用房角镜使小梁网组织可见。医师坐在

患者颞侧，与超声乳化术一样，先进行前房穿刺术以注射1%不含防腐剂的利多卡因。为了加深房角并利于观察，灌注瓶应在视神经病变状态所能耐受的最高高度。不需要使用黏弹剂，因为消融中产生的气泡会影响观察。

主切口大小应为1.6～1.8 mm，使手柄紧密贴合切口，以保持前房深度（图23-3）。切口应该是单面的并且与虹膜平行，以利于手柄插入前房。为了降低虹膜通过切口脱出的风险，切口应在角膜缘内1～2 mm。如果从角膜缘做出斜面切口，进入前房的入口也应在角膜缘前方1～2 mm处。为了消融超过90°，我们建议扩大内侧切口。通过单面切口并扩大左、右内口，可以有更多空间利于手柄扫到两侧更大范围而不会造成角膜皱褶影响观察。

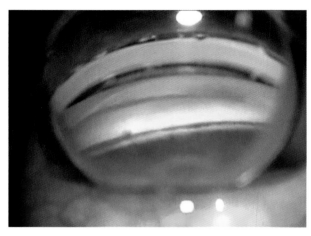

图23-4 通过放出部分前房水造成暂时的低眼压，可以使血液倒流回 Schlemm 管。照片中充血的结构就是需要消融的小梁网组织

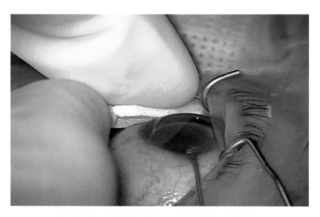

图23-3 透明角膜切口小梁消融术照片

切口制作好后，必须满意看到小梁网。最常用的房角镜为改良的 Swan-Jacobs 直接前房角镜（Ocular Instruments, Bellingham, WA）。在放置镜片之前，不需要偶联凝胶，但应在角膜上涂抹平衡盐溶液。为了得到最清晰、最深的视野，前房与医师之间应保持60°～80°：显微镜向下旋转30°～40°，患者头部向远离医师方向旋转30°～40°。如果患者无法旋转颈部，则需要患者侧卧，但这可能使医师的手难以稳定。如果已经看到房角但无法找到小梁网，则可以从主切口放出少量房水引起暂时的低眼压。低眼压可使血液回流到 Schlemm 管中，使小梁网组织更容易辨别（图23-4）。消融错误的结构可能是许多病例术后早期出现过度前房出血的主要原因。

使用房角镜观察到小梁网组织后，就可以将手柄伸入前房（图23-5）。手柄尖端应以一定角度接

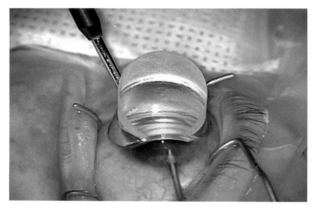

图23-5 在房角镜观察下，消融手柄通过透明角膜切口进入前房

触小梁网组织，向上的角度更有助于手柄与小梁网组织接合（图23-6）。另一种技巧是避免从垂直角度接近小梁网。接近的角度应该与消融方向成大于90°的角。一旦尖端刺入小梁网内，应该以平滑的方式扫过房角，因为一旦进入 Schlemm 管位置正确，消融的阻力非常小（图23-7）。在进行消融时，至关重要的是施加非常轻微的向内力来抵消伴随扫过房角的自然向外压力。特别是当尖端接近眼球上部或下部前房角镜图像的边缘时，此时房角曲率不能很好反映在图像中。向内拉力有助于避免尖端直接损伤 Schlemm 管外壁的微小集液管开口。

按照既往的病例报道所述，消融初始功率应该从 0.8 mW 开始[1]。消融的理想功率尚无研究报道。如果消融不充分，可以增加功率，但不应增加到 1～3 mW 以上。如果功率太高，则会在消融边缘处看到变黑的坏死组织。通常可以在无须调整参数

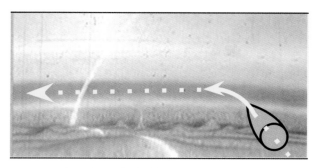

图 23-6 小梁消融手柄尖端斜着接近并插入小梁网，进入 Schlemm 管

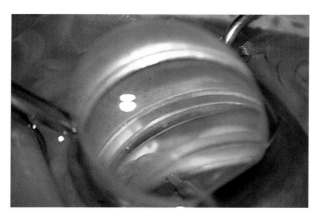

图 23-7 手术照片显示小梁消融术过程。在手柄的右侧见小梁网及 Schlemm 管内壁已经被消融，暴露 Schlemm 管外壁（白色），部分血液（红色）从集液管开口回流

的情况下完成前 60° 的消融，我们通常在每个方向上做接近 90° 的消融。沿消融方向旋转房角镜可以帮助拓宽上、下两个方向的视野。在消融的末端，手柄尖端从小梁组织脱离并朝向虹膜旋转 180°，使得消融可以在另一个方向上继续。通过消融 180° 小梁组织，房水可以直接进入至少 240° 的集液管。因为研究发现，通过小梁网上的一个开口可以为房水流出提供约 60°Schlemm 管[11]。在完成消融的后半部分之后，在消融区表面注射黏弹剂以减少从 Schlemm 管倒流回来的血液所引起的前房积血。我们在连续 192 名患者中使用上述技术，术后 1 年，81% 的患者 IOP ≤ 18 mmHg、52% 的患者 IOP ≤ 15 mmHg、27% 的患者 IOP ≤ 12 mmHg[12]。

对于窄房角并具有 PAS 的患者，小梁消融手柄的光滑尖端是做房角分离的极好工具（图 23-8）。如果 PAS 不是非常紧密，只需将虹膜向下和向后扫过，就可以将其从小梁网上分离。避免力量过大，以防止虹膜根部离断或睫状体解离。如果粘连很紧密，则可以用手柄尖端插入虹膜并且非常轻柔地从

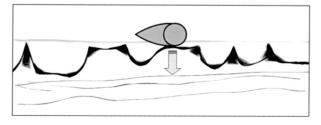

图 23-8 使用小梁消融手柄圆形足板可以安全地进行房角分离，并利用灌注和抽吸来获得稳定的前房深度，碎屑可以被快速清除。尖端的钝侧在虹膜粘连上施加轻微的向下压力以将其拉离小梁网。灰色显示的是 Schwalbe 线

小梁网上剥离下来。

与超声乳化手术联合进行

如果小梁消融术与超声乳化术联合进行，应首先完成小梁消融术。这样在消融手术期间可以实现更紧密的切口水密和保持前房。消融完成后，手柄离开小梁网并从切口取出，可以在消融区域内注射黏弹剂以减少前房积血。此时可以将主切口扩大到超声乳化所需的大小，切口应制作成三平面的。撕囊和超声乳化可以按照常规进行。如果患者的房角狭窄并且不能通过灌注予以加深，小梁消融手术可以在白内障手术后进行。实际上，一些医师更倾向在白内障术后进行小梁消融术，因为此时小梁组织暴露得最好。但如果使用这种技术，需要缝合白内障切口，并将消融手柄尖端插入缝线一侧的切口。缝合可以有效地减小切口以配合消融手柄的大小，有助于维持前房。在注吸期间，一些医师会有意在鼻侧消融部位留下一些黏弹剂，以减少术后前房积血的风险。

手术并发症

小梁消融术具有与超声乳化术相似的安全性，特别是与超声乳化术联合应用时。术后早期的前房积血是由于短暂血液倒流的结果，在小梁消融术后很常见，不应视为一种重要的并发症。当然，前房出血还可能发生在术后较长的时间，但极为罕见。据报道，有 12 名患者手术后 2 ～ 31 个月诉出现短暂视物模糊，经检查发现这些患者发生了自发性血液反流，并伴有眼压升高，平均比之前随访的眼压高 12 mmHg[8]。在我们完成手术的 800 名患者中，只有 1 名患者发生复发性前房出血。该患者患有高

度近视，眼轴长 27 mm，并伴有高眼压。当停用阿司匹林抗凝治疗后，前房出血也就停止了，恢复使用阿司匹林后的 6 个月未再发生前房出血。

在 4%～10% 的患者术后会出现短暂的眼压升高 ≥ 10 mmHg[13, 14]。另一个常见问题是虹膜周边前粘连（PAS），可在多达 24% 的患者中发生[1]。如果 PAS 导致 IOP 升高，可以使用 Nd ： YAG 激光进行 PAS 松解[15]。

在有晶状体眼中进行单独的小梁消融术似乎不会加速白内障的进展；手术后 30 个月，86 例白内障患者中只有 1 名患者（1.2%）有明显进展[16]。据报道，192 名白内障超声乳化-小梁消融联合手术患者中仅有 1.6% 发生了囊性黄斑水肿[17]。

大范围文献检索显示，最常报道的严重并发症是手术 1 个月后 10 名患者发生低眼压（IOP<5 mmHg）[2, 18]。但是，文章中没有详细说明目标眼压是多少，有什么可能的病因，以及是否具有临床意义。

与所有眼内手术一样，眼内炎、视网膜脱离和出血也都是可能的并发症。据报道，1 名患者接受超声乳化-小梁消融联合手术后 1 周，因在飓风引起的 1 周停电期间使用了不卫生的水，发生了粪肠球菌眼内炎[19]。此外，有 1 例脉络膜上腔出血的报道，但没有进一步的详细说明[20]。尽管小梁消融术经常用于高度近视患者，以避免小梁切除术和引流管植入术后的视网膜并发症，但在术后 3 个月内没有视网膜脱离或裂孔的报道。我们有 1 例眼轴 28 mm 的患者在超声乳化-小梁消融联合手术后 1 年半发生眼前闪光和漂浮物，检查发现视网膜浅脱离。该患者经注气治疗后视网膜成功复位。

有 4 名术后发生房水迷流性青光眼（恶性青光眼）的报道，但文章没有提供关于慢性房角关闭或短眼轴等危险因素的详细信息，也不清楚是否为联合手术[17]。有 7 例术后发生睫状体解离的报道，其中 4 名患者的瘘口自行闭合了[21]。有 1 名患者因术后 6 个月持续低眼压转诊到我们医院，患者来诊时已经使用了阿托品。患者在手术过程中突然头部向手柄方向转动而导致了一个狭窄而长的睫状体解离。通过超声生物显微镜确定位置后，我们从外部通过结膜、巩膜和睫状体简单缝合即关闭了瘘口，无须进行切开巩膜的缝合。

正如我们在 5 个病例中发现的那样，小梁消融

手术在伴或不伴有房角后退的外伤性青光眼患者中同样有效。手术应该选择在没有房角后退部位的小梁组织上。没有交感性眼炎的病例报告。

截至 2015 年 4 月，没有因小梁消融手术发生 2 行或更多（Snellen 视力表）视力下降的报道。虽然大多数报道直接指出没有患者视力下降达到 2 行或更多，但有一篇文章指出有 13 名患者（5%）术后视力至少下降了 2 行，但文章没有说明视力丧失是否与青光眼或其他疾病有关、是否有手术或术后并发症以及这些患者是否接受过联合手术[22]。

如何识别并处理并发症

大多数术后出现的前房出血很轻微，在术后第 1 周内即可吸收，不需要任何额外的护理。微量出血外观上与术后前房炎症细胞相似，但不需要改变治疗方法。只有 3 个病例因为前房积血、眼压升高需要进行外科手术的报道[8, 17]。在手术结束时保持一定眼内压并在消融区附近留下少量黏弹剂可以减少术后血液反流。如果小梁消融术以后需要再次手术，有报道术中会出现前房出血。建议采取措施避免再次手术时出现低眼压，例如确保前房有足够的黏弹剂，以及使用可拆除缝线等方法[23]。

应在术后 1 个月常规进行房角镜检查，如果眼压已经开始升高则应更早检查。在小梁消融手术后会看到 PAS，目前仍然不清楚 PAS 会造成什么样的功能性后果。在一项小型的 8 名患者的研究中，研究小组报道使用 YAG 激光行房角穿刺术，针对粘连点使用 0.2～0.6 mJ 的能量进行 3～15 次击射[15]。患者的眼压在 11 个月后下降了 21%，但没有进一步有关此治疗方法成功的报道。如果发现睫状体解离，最好尽可能推迟手术缝合，因为报道的 6 例睫状体解离的患者中至少有 4 例自发闭合了。

其他注意事项和手术技巧

● 为了减少前房出血，可以在术前使用阿可乐定或溴莫尼定滴眼液，或术中使用不含防腐剂的肾上腺素前房注射。彻底的灌注和抽吸有助于减少术后前房出血。如果灌注后血液回流仍很明显，可考虑前房中空气泡填塞或鼻侧房角注射少量黏弹剂。

- 如果观察房角不够清晰，应注意不对房角镜施加压力或减少切口边缘扭转来减少角膜皱褶。如果切口处发生角膜上皮水肿，则去除该区域中的上皮可改善观察质量。

- 如果房角太窄，请增加控制台的灌注量，并确保角膜切口不要太大。

- 如果虹膜阻挡视线，则将手柄的尖端一直推进到房角处，以便灌注向下推到虹膜的前表面上，而不是向虹膜后面流动从而导致虹膜向前膨隆。也可以在周边房角注射黏弹剂以向后推虹膜。

- 虹膜脱出通常是由于切口制作不当造成，可以采用前房穿刺以降低前房压力并联合黏弹剂来回复虹膜。

- 为了有利于定位小梁网组织，术前房角镜检查对于确定房角解剖标志结构至关重要。当前房支撑好后，确定睫状体带和巩膜突，并向前寻找就能找到小梁网。另外，如上所述，人为造成暂时性低眼压可能导致血液回流到Schlemm管并使小梁网易于辨认。

- 角膜内皮或后弹力膜损伤通常不具有临床意义，不需要治疗。但如果损伤范围较大，则应在前房内注射空气泡，顶压后弹力膜复位。

- 通过术前使用毛果芸香碱或术中前房内注射缩瞳剂收缩瞳孔，可以避免晶状体损伤。手术前应该计算好人工晶状体度数，以防术中囊膜破裂而需要摘除晶状体。

- 通过形成前房，并在插入手柄时开启灌注，可以防止手柄插入前房所造成的虹膜损伤。如果前房仍然很浅，则在颞侧切口部位内注射黏弹剂。为了避免在组织消融过程中损伤虹膜，请注意不要试图去消融观察不够满意的房角。如果发生，虹膜损伤通常较局限，出现在消融弧的上、下方。

- 可以通过在适当的位置（小梁网组织而不是睫状体带）进行治疗，并避免手柄尖端或患者头部的突然运动，避免睫状体解离。

术 后 处 理

常规对于单独和联合手术病例，所有青光眼药物都可以在手术当天停药。术后常规可与白内障超声乳化术后相同，1%醋酸泼尼松龙或0.5%氯替泼诺、氟喹诺酮滴眼，加用每天4次1%～2%毛果芸

香碱，手术当天应使用毛果芸香碱2～4次。手术后抗生素可维持1周，类固醇逐渐减少维持1个月。毛果芸香碱可在1个月后减量，然后再1个月后停药。毛果芸香碱使周边虹膜变平，可以降低术后纤维化和虹膜前粘连闭合手术消融口的风险[15]。术后屈光检查应该延迟到停用毛果芸香碱。

手术失败的两个最常见原因是消融不充分（例如没有进入正确的小梁组织并且完全消融小梁组织）[24]及手术消融口的纤维化。已证实Schwalbe线[25]处的角膜内皮细胞可以迁移和修复受伤的小梁组织，并可能在消融裂隙上形成膜[26]。大多数失败发生在术后6个月内。超过5年随访的738例单独小梁消融手术的患者中，14%的患者需要额外手术。其中88%的患者需要在术后6个月内进行第二次手术[27]。在另一项研究中，再次手术的时间从3天到18个月不等，平均4.9个月[28]。

在小梁消融手术失败后，各种类型的常规手术和激光都可以作为后续手术方式，但最常见的是小梁切除术[17, 22, 29]。虽然有一些重复进行小梁消融的报道，但尚无足够的数据来证实其有效性[29]。有人建议用上巩膜静脉液流法来鉴别手术失败的原因是消融口纤维化还是远端房水流出结构的异常（降低前房压力，然后将灌注/抽吸手柄直接放在消融口附近并灌注，观察平衡盐溶液是否流入上巩膜静脉、结膜血管或房水静脉，以证实集液管远端结构是否通畅）[30]。本文作者认为，如果明确消融裂隙开放，不能观察到上巩膜静脉液流，此时再次进行小梁消融手术成功的可能性更大。但该处理需要再次进入手术室。

安全性、有效性和结果

所有发表的小梁消融手术数据都使用眼压作为主要观察指标。目前尚无直接观察患者视野稳定性或视网膜神经纤维层厚度的文章。此外，至今尚无随机对照试验研究结果。

单独小梁消融术和超声乳化-小梁消融联合手术都可以预期将眼压降低至平均15 mmHg，术后眼压与术前眼压相对无关，但会高于8 mmHg左右的上巩膜静脉压理论极限[31]。这种残余流出阻力被认为来源于Schlemm管外壁[4]。据统计，患者术后眼压通常会平均降低8 mmHg或31%，同时将青光

眼药物数量减少到1种[18]。目前最大的临床研究截至2010年共记录了1 878例小梁消融病例（单独或联合超声乳化）[32]，其中有5名患者已经术后随访了6年，并且仍保持38%的平均眼压下降幅度。

根据现有的报道，小梁消融术已经应用在很多种类型青光眼中。其中2/3报道的病例仍然用于POAG。有证据表明小梁消融术在继发性开角型青光眼中效果更好。两项前瞻性研究发现，色素性青光眼或假性剥脱性青光眼的眼压降低幅度大于POAG[14, 17]。对于假性剥脱，联合超声乳化术可以避免假性剥脱物质的进一步积累。由于其相对于外部滤过性手术所具有的安全性，它可以在疾病进展的早期使用，有助于避免病变进展后因悬韧带断裂所带来的手术并发症。

由于不同的研究所使用的手术成功定义不同，因此很难估计平均手术成功率。目前时间最长的成功率分析（来自小梁消融术研究组）将成功定义为：在没有再次手术的情况下，IOP ≤ 21 mmHg，并且保持20%的基线眼压下降水平。5年后联合手术病例的成功率为85%，7.5年后单独小梁消融手术病例的成功率为56%，所有患者总体成功率为66%[2]。只有7%的病例需要再次手术。其成功率与其他研究相似[14, 33]。

手术失败的最大危险因素是较低的术前基线眼压，风险比为0.96/1 mmHg[29]。另一项研究（n=304）将联合手术病例进行眼压分层研究，发现当基线眼压>25 mmHg时，术后12个月时眼压下降了45%。但如果基线眼压<20 mmHg，那么实际上术后眼压增加了0.2%（尽管与基线相比，患者的青光眼药物数量减少了60%）[10]。这很可能由于地板效应，无论基线眼压如何，大多数成功病例的眼压都保持在15 mmHg或更低。此外，另一个可能的解释是，基线眼压较高，手术的主要目标是降低眼压；而在基线眼压较低的患者中，主要目标则变为减少药物依赖。第二个主要失败风险因素是年龄（风险比每年0.98）[29]。

目前尚无小梁消融术与其他治疗方法的随机临床研究。以平均眼压下降幅度而言，小梁消融术可以得到平均8 mmHg（33%）眼压下降，既往研究表明，单独的超声乳化术可将眼压降低1.5 ～ 2 mmHg[34]。iStent手术（Glaukos, Laguna Hills, CA）可以将眼压降低8%[35] ～ 27%[36]，总体平均最

终眼压为17 mmHg。内镜下睫状体光凝术可以在POAG患者使眼压总体平均降低7 mmHg或31%；在晚期继发性青光眼（主要是新生血管性青光眼），使眼压降低18 mmHg（降低50%）[37]。在多中心随机引流管与小梁切除术对比研究中，Baerveldt引流管使眼压降低41%（术后5年平均眼压为14.4 mmHg），小梁切除术降低50%（术后5年平均眼压为12.6 mmHg）[38]。该结果与其他大型研究结果相一致，其中包括全国性调查[39]以及荟萃分析，其结果发现小梁切除术比引流管植入术多降低3.8 mmHg[40]。

两项研究将小梁消融术与小梁切除术联合MMC进行了比较，但研究均未随机分组。第一项前瞻性研究发现，小梁切除术术后眼压降低52%，小梁消融术后降低30%，两组患者的成功率无显著差异[13]。第二项研究为回顾性研究（n=217）[29]，术后2年成功率分别为：小梁消融术43%，而小梁切除术为76%。与良好的降眼压效果不同，小梁切除术的并发症发生率为35%，而小梁消融术仅为4%。

作为辅助或次选手术的其他适应证

因一般认为窄房角失败风险较高，既往认为是小梁消融手术的相对禁忌证。然而，对比单独小梁消融手术与小梁消融联合超声乳化手术的前瞻性研究的结果显示，在降低眼压、抗青光眼药物数量、并发症以及成功率方面，窄角和开角患者之间没有显著差异[7]。研究也证实，小梁消融可以在小梁切除术和引流管手术失败的病例成功降低眼压约30%[6, 41]。

最近，小梁消融术也被作为引流管植入术、三联手术（iStent、白内障摘除和睫状体光凝术）以及黏小管成形术失败后的进一步治疗方法。在黏小管成形术后的患者，可以用消融手柄将Schlemm管中的缝线拉进前房。这样可以完成全周小梁切开，鼻侧房角的小梁切开边缘可以进一步消融以避免重新闭合。同样，对于iStent植入后眼压失控的患者，我们取出了5枚iStent。我们沿着鼻侧消融小梁组织，并得到了理想的眼压下降幅度。这些眼大多数都有持续的炎症反应，一个iStent被植入了睫状体，导致持续的动脉出血与高眼压。这些小梁支架由于纤维化而难以用显微镊子取出（图23-9）。

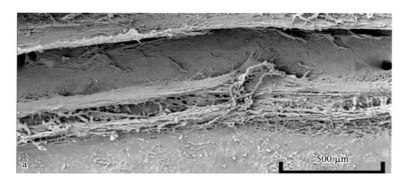

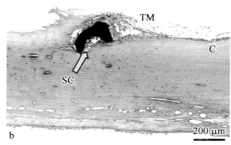 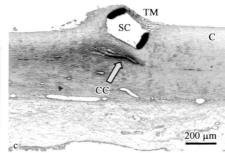

图23-9 房角手术中遇到的挑战。（a）小梁消融术后的Schlemm管的电镜照片。红色箭头显示的是集液管开口，该开口可能被房角切开或缝线小梁切开的小梁组织前、后唇所堵塞。（b）小梁支架管腔的部分堵塞。（c）集液管开口被小梁支架所堵塞。TM，小梁网；CC，集液管；C，睫状体；SC，Schlemm管

成本考虑因素

小梁消融手术成本高的原因主要在于一次性手柄。它不能重复使用，因为在手术期间电流通过输出和返回电极可能导致手柄涂层的变化，如果再次使用则可能引起能量释放不准确。此外，电流发生器和注吸控制手术系统也是一次性的。

美国约有200万青光眼患者，其直接医疗费用估计为每年29亿美元[42]，这还不包括其他直接成本或生产力损失。鉴于这些因素和青光眼的慢性特征，值得考量MIGS与青光眼药物治疗相比所节省的成本。加拿大安大略省健康保险计划进行的成本分析研究表明，与药物治疗相比，小梁消融治疗提供了一定程度的成本下降[43]。在研究的6年时间内，成功的小梁消融手术可以累积分别节省每

名单药、2种药物、3种药物治疗患者279.23美元、1 572.55美元和2 424.71美元。但是，目前尚未进行正式的成本效益研究以测试这些估计。

结　论

自2004年推出内路小梁消融术以来已经积累了大量的临床数据。平均而言，小梁消融术可将眼压降低约31%，术后最终平均眼压约为15 mmHg。在多种其他类型青光眼也可以获得相似结果，包括闭角、非活动性新生血管性青光眼，葡萄膜炎性青光眼，外伤性和手术后青光眼。威胁视力的并发症目前仅限于个别病例报告，并且发生率<1%。小梁消融术为各种青光眼提供了一种有效而安全的手术选择。

参考文献

[1] Minckler DS, Baerveldt G, Alfaro MR, Francis BA. Clinical results with the Trabectome for treatment of open-angle glaucoma. Ophthalmology 2005;112:962–967

[2] Mosaed S. The first decade of global Trabectome outcomes. Clinical & Surgical Ophthalmology. 2014;32:1

[3] Johnson MC, Kamm RD. The role of Schlemm's canal in aqueous outflow from the human eye. Invest Ophthalmol Vis Sci 1983;24:320–325

[4] Schuman JS, Chang W, Wang N, de Kater AW, Allingham RR. Excimer laser effects on outflow facility and outflow pathway morphology. Invest Ophthalmol Vis Sci 1999;40:1676–1680

[5] Hann CR, Bentley MD, Vercnocke A, Ritman EL, Fautsch MP. Imaging the aqueous humor outflow pathway in human eyes by three-dimensional

micro-computed tomography (3D micro-CT). Exp Eye Res 2011;92:104–111

[6] Bussel II, Kaplowitz K, Schuman JS, Loewen NA, Trabectome Study Group. Outcomes of ab interno trabeculectomy with the Trabectome after failed trabeculectomy. Br J Ophthalmol 2015;99:258–262

[7] Bussel II, Kaplowitz K, Schuman JS, Loewen NA, Trabectome Study Group. Outcomes of ab interno trabeculectomy with the Trabectome by degree of angle opening. Br J Ophthalmol 2015;99:914–919

[8] Ahuja Y, Malihi M, Sit AJ. Delayed-onset symptomatic hyphema after ab interno trabeculotomy surgery. Am J Ophthalmol 2012;154:476–480.e2

[9] Pantcheva MB, Kahook MY. Ab interno trabeculectomy. Middle East Afr J Ophthalmol 2010;17:287–289

[10] Francis BA, Minckler D, Dustin L, et al; Trabectome Study Group. Combined cataract extraction and trabeculotomy by the internal approach for coexisting cataract and open-angle glaucoma: initial results. J Cataract Refract Surg 2008;34:1096–1103

[11] Rosenquist R, Epstein D, Melamed S, Johnson M, Grant WM. Outflow resistance of enucleated human eyes at two different perfusion pressures and different extents of trabeculotomy. Curr Eye Res 1989;8:1233–1240

[12] Kaplowitz K, Schuman JS, Loewen NA. Techniques and outcomes of minimally invasive trabecular ablation and bypass surgery. Br J Ophthalmol 2014;98:579–585

[13] Francis BA, Winarko J. Ab interno Schlemm's canal surgery: Trabectome and i-stent. Dev Ophthalmol 2012;50:125–136

[14] Ting JL, Damji KF, Stiles MC; Trabectome Study Group. Ab interno trabeculectomy: outcomes in exfoliation versus primary open-angle glaucoma. J Cataract Refract Surg 2012;38:315–323

[15] Wang Q, Harasymowycz P. Goniopuncture in the treatment of short-term post-Trabectome intraocular pressure elevation: a retrospective case series study. J Glaucoma 2012

[16] Minckler D, Baerveldt G, Ramirez MA, et al. Clinical results with the Trabectome, a novel surgical device for treatment of open-angle glaucoma. Trans Am Ophthalmol Soc 2006;104:40–50

[17] Jordan JF, Wecker T, van Oterendorp C, et al. Trabectome surgery for primary and secondary open angle glaucomas. Graefes Arch Clin Exp Ophthalmol 2013;251:2753–2760

[18] Kaplowitz K, Bussel I, Schuman JS, Loewen N. Meta-analysis of ab interno trabeculectomy outcomes. American Glaucoma Society annual meeting, San Diego, 2015

[19] Kaplowitz K, Chen X, Loewen N. Two year results for 180 degree Trabectome ablation. American Glaucoma Society annual meeting, San Francisco, 2013

[20] Minckler D, Dustin L, Mosaed S. Trabectome UPdate: 2004–2010. Poster, American Glaucoma Society, Naples, FL, 2001

[21] Mosaed S, Rhee D, Filippopoulos T. Trabectome outcomes in adult open-angle glaucoma patients: one-year follow-up. Clin Surg Ophthalmol. 2010;28:5–9

[22] Ahuja Y, Ma Khin Pyi S, Malihi M, Hodge DO, Sit AJ. Clinical results of ab interno trabeculotomy using the Trabectome for open-angle glaucoma: the Mayo Clinic series in Rochester, Minnesota. Am J Ophthalmol 2013; 156:927–935.e2

[23] Knape RM, Smith MF. Anterior chamber blood reflux during trabeculectomy in an eye with previous Trabectome surgery. J Glaucoma 2010;19: 499–500

[24] Francis BA, See RF, Rao NA, Minckler DS, Baerveldt G. Ab interno trabeculectomy: development of a novel device (Trabectome) and surgery for open-angle glaucoma. J Glaucoma 2006;15:68–73

[25] McGowan SL, Edelhauser HF, Pfister RR, Whikehart DR. Stem cell markers in the human posterior limbus and corneal endothelium of unwounded and wounded corneas. Mol Vis 2007;13:1984–2000

[26] Whikehart DR, Parikh CH, Vaughn AV, Mishler K, Edelhauser HF. Evidence suggesting the existence of stem cells for the human corneal endothelium. Mol Vis 2005;11:816–824

[27] Minckler D, Mosaed S, Dustin L, Ms BF; Trabectome Study Group. Trabectome (trabeculectomy-internal approach): additional experience and extended follow-up. Trans Am Ophthalmol Soc 2008;106:149–159, discussion 159–160

[28] Jea SY, Mosaed S, Vold SD, Rhee DJ. Effect of a failed Trabectome on subsequent trabeculectomy. J Glaucoma 2012;21:71–75

[29] Jea SY, Francis BA, Vakili G, Filippopoulos T, Rhee DJ. Ab interno trabeculectomy versus trabeculectomy for open-angle glaucoma. Ophthalmology 2012;119:36–42

[30] Fellman RL, Grover DS. Episcleral venous fluid wave: intraoperative evidence for patency of the conventional outflow system. J Glaucoma 2014; 23:347–350

[31] Sit AJ, Ekdawi NS, Malihi M, McLaren JW. A novel method for computerized measurement of episcleral venous pressure in humans. Exp Eye Res 2011;92:537–544

[32] Vold SD. Ab interno trabeculotomy with the Trabectome system: what does the data tell us? Int Ophthalmol Clin 2011;51:65–81

[33] Francis BA. Trabectome combined with phacoemulsification versus phacoemulsification alone: a prospective, non-randomized controlled surgical trial. Clin Surg J Ophthalmol 2010;28:10

[34] Shingleton BJ, Pasternack JJ, Hung JW, O'Donoghue MW. Three and five year changes in intraocular pressures after clear corneal phacoemulsification in open angle glaucoma patients, glaucoma suspects, and normal patients. J Glaucoma 2006;15:494–498

[35] Craven ER, Katz LJ, Wells JM, Giamporcaro JE; iStent Study Group. Cataract surgery with trabecular micro-bypass stent implantation in patients with mild-to-moderate open-angle glaucoma and cataract: two-year follow-up. J Cataract Refract Surg 2012;38:1339–1345

[36] Fernández-Barrientos Y, García-Feijoó J, Martínez-de-la-Casa JM, Pablo LE, Fernández-Pérez C, García Sánchez J. Fluorophotometric study of the effect of the Glaukos trabecular microbypass stent on aqueous humor dynamics. Invest Ophthalmol Vis Sci 2010;51:3327–3332

[37] Kaplowitz K, Kuei A, Klenofsky B, Abazari A, Honkanen R. The use of endoscopic cyclophotocoagulation for moderate to advanced glaucoma. Acta Ophthalmol (Copenh) 2015;93:395–401

[38] Gedde SJ, Schiffman JC, Feuer WJ, Herndon LW, Brandt JD, Budenz DL; Tube versus Trabeculectomy Study Group. Treatment outcomes in the Tube Versus Trabeculectomy (TVT) study after five years of follow-up. Am J Ophthalmol 2012;153:789–803.e2

[39] Edmunds B, Thompson JR, Salmon JF, Wormald RP. The National Survey of Trabeculectomy. II. Variations in operative technique and outcome. Eye (Lond) 2001;15(Pt 4):441–448

[40] Minckler DS, Vedula SS, Li TJ, Mathew MC, Ayyala RS. Aqueous shunts for glaucoma (Cochrane review). Cochrane Database Syst Rev 2006;2: CD004918

[41] Mosaed S. Effect of Trabectome in Patients with Prior Failed Tube Shunts Surgery. American Glaucoma Society annual meeting, 2014

[42] Rein DB, Zhang P, Wirth KE, et al. The economic burden of major adult visual disorders in the United States. Arch Ophthalmol 2006;124:1754–1760

[43] Iordanous Y, Kent JS, Hutnik CML, Malvankar-Mehta MS. Projected cost comparison of Trabectome, iStent, and endoscopic cyclophotocoagulation versus glaucoma medication in the Ontario Health Insurance Plan. J Glaucoma 2014;23:e112–e118

24 内路小梁切除术：双刃小梁切除器
Trabeculotomy by Internal Approach: Dual Blade

Handan Akil and Brian A. Francis

眼压是青光眼最重要的、可治疗的危险因素[1]。眼压升高是由于小梁网邻近Schlemm管组织及其远端流出结构中的房水流出阻力增高所致[2, 3]。对成年青光眼患者进行房角切开术或小梁切开术，眼压降低并不像在先天性青光眼那样有效[4]。成人的长期预后不良可能与小梁组织切除不完全、膜形成或在剩余小梁组织上形成瘢痕有关，最终导致眼压升高。最近有报道，一种新型的双刀片内路小梁切除术比成人传统小梁切开术更完全地切除小梁组织[6, 7]。

Kahook双刃小梁切除器（KDB, New World Medical, Inc., Rancho Cucamonga, CA）是一种一次性眼科刀，用于在小梁网上做平行切口，切除一条小梁组织。该设备是显微器械，可通过小的透明角膜切口插入前房。不锈钢主体由一个细长的轴组成（便于穿过前房）、一个用于在房角镜观察下刺穿小梁组织的尖端、一个在装置前进时抬起和拉伸组织的斜面，以及两个用于切割组织的刀刃（图24-1～图24-3）。远侧切割表面的角度和装置轴的尺寸大小设计成能够通过单个透明角膜切口后切割到最大角度的房角组织。

在人供体角巩膜组织的临床前研究中，KDB装置用于在小梁网上制作平行切口，并且将结果与微型玻璃体视网膜（microvitreoretinal, MVR）刀和小梁消融术（NeoMedix, Tustin, CA）的治疗结果进行比较[6]，包括收集样本并在光学显微镜下进行组织学检查。文章作者还完成了离体人眼灌注研究，以评估每种方法降低眼压的效果。使用MVR刀可以制作穿过小梁组织的全厚度切口，仅去除很少量最小的组织和残留大片小梁组织膜，此外还会造成邻近巩膜损伤。小梁消融术在小梁网上制作了一个开口，残留的组织和残余小梁膜边缘有热损伤。用KDB刀处理的样本的组织学分析显示更完整的小梁组织去除而不损害邻近组织。在这项研究中，双刃

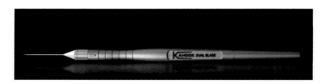

图 24-1　Kahook 双刃小梁切除器（New World Medical, Inc., Rancho Cucamonga, CA）是一次性使用的眼科切开刀（经 New World Medical, Inc., Rancho Cucamonga, CA 批准转载）

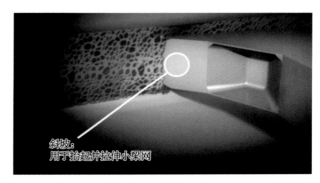

斜坡：
用于抬起并拉伸小梁网

图 24-2　斜坡设计用于在双刃刀形成平行切口并移除组织之前抬起小梁网组织

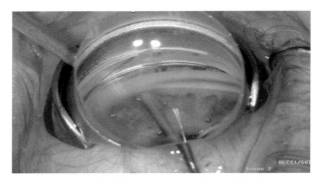

图 24-3　在房角镜下使用 Kahook 双刃小梁切除器切除小梁组织

小梁切除器、MVR 刀和小梁消融手术均导致眼压显著降低。与MVR刀相比，双刃小梁切除器和小梁消融术的眼压下降幅度更大，但差异没有达到统计学意义。三种装置中，所切割的小梁组织长度与眼

压降低幅度均无显著相关性。

Abdullah 等[7] 在一项会议摘要中讨论了新型双刃小梁切除器装置的初步临床经验（结果尚未发表）。他们设计了一项针对122只眼的多中心研究，这些患者接受了：① 白内障联合KDB（60%）。② 联合白内障、内镜下睫状体光凝术（ECP）和KDB（14%）。③ KDB联合ECP（16%）。④ 仅KDB（7%）。⑤ KDB联合其他手术（4%；由于四舍五入，总和超过100%）。青光眼类型多为原发性开角型青光眼（70%），其他包括假性剥脱综合征、色素性青光眼、闭角型青光眼和正常眼压性青光眼。

术前平均眼压为 18.9 ± 6.8 mmHg（平均值 ± 标准差），3个月后眼压降至 13.3 ± 4.1 mmHg。对于接受白内障联合双刃小梁切除器手术的73只眼，眼压从 17.5 ± 5.3 mmHg 降 至 11.8 ± 2.5 mmHg。作者发现，与术前情况相比，83%的眼至少减少一种降低眼压药物。白内障联合双刃小梁切除器手术病例的药物减少百分比为69%。主要的并发症是10%的患者术后1天出现前房出血，1名患者需要接受额外的青光眼手术。

单独双刃小梁切除器内路小梁切除（开）术的早期临床研究结果与白内障摘除和（或）ECP联合手术的疗效相似，是令人鼓舞的。期待长期临床结果以证明其长期疗效。

参考文献

[1] Quigley HA, Broman AT. The number of people with glaucoma worldwide in 2010 and 2020. Br J Ophthalmol 2006;90:262–267

[2] Grant WM. Experimental aqueous perfusion in enucleated human eyes. Arch Ophthalmol 1963;69:783–801

[3] Johnson DH, Tschumper RC. Human trabecular meshwork organ culture. A new method. Invest Ophthalmol Vis Sci 1987;28:945–953

[4] Luntz MH, Livingston DG. Trabeculotomy ab externo and trabeculectomy in congenital and adult-onset glaucoma. Am J Ophthalmol 1977;83:174–179

[5] Francis BA, See RF, Rao NA, Minckler DS, Baerveldt G. Ab interno trabeculectomy: development of a novel device (Trabectome) and surgery for open-angle glaucoma. J Glaucoma 2006;15:68–73

[6] Seibold LK, Soohoo JR, Ammar DA, Kahook MY. Preclinical investigation of ab interno trabeculectomy using a novel dual-blade device. Am J Ophthalmol 2013;155:524–529.e2

[7] Abdullah S, Jasek MC, Radcliffe NM, et al. A novel dual-blade device for goniotomy: initial clinical experience. Paper presented at the annual meeting of the Association for Research in Vision and Ophthalmology (ARVO), Seattle, 2016. http://www.arvo.org/webs/am2016/sectionpdf/GL/Session_448.pdf

25　前房角镜辅助内路小梁切开术

Gonioscopy-Assisted Transluminal Trabeculotomy

Davinder S. Grover and Ronald L. Fellman

病　例

一名轻中度青光眼患者，已经接受了最大耐受剂量的药物治疗，眼压控制仍不理想，房角开放。患者角膜透明，前房常深，并未接受长期抗凝治疗。医师和患者讨论使用微创技术来改善房水流出阻力，患者理解如果不能改善自身的房水引流，那么他将需要接受进一步、更积极的滤过性手术来降低眼压。前房角镜辅助内路小梁切开（gonioscopy-assisted transluminal trabeculotomy，GATT）不会损伤巩膜和结膜，这不会影响将来患者可能接受的传统青光眼手术。根据患者的晶状体状态，该手术可以通过透明角膜单独进行或与白内障摘除联合进行。

手　术

小梁切开术通过切开小梁网-Schlemm管复合体（小梁网、邻管组织和Schlemm管内壁）以增加房水流出，该复合体是房水流出的最大阻力所在区域。这种非滤过泡依赖手术可改善患者自身房水引流系统的流出量。小梁切开术已经从放大镜辅助的外路手术演变为现代的房角镜辅助内路青光眼微小切口手术（MIGS）。

小梁切开术最初是在1962年，为一名年轻Marfan综合征继发青光眼的患者而设计，希望通过切开畸形的房角以降低眼压[1]。Grant的研究[2]发现，成年人眼房水流出的大部分阻力都产生在小梁网-Schlemm管复合体。其他医师依据这个结果扩展了小梁切开术的手术适应证。Grant认为小梁切开术可以减少75%的房水流出阻力。但后续的研究发现，在较低的眼内灌注压下，小梁切开术实际只能消除40%～50%的流出阻力[3, 4]。小梁切开术的主要进步在于如何定位Schlemm管，从最初由

Redmond Smith用缝线识别Schlemm管[5]，然后在巩膜瓣下识别Schlemm管[6]，Schlemm管360°穿线[7]，最后发展到带照明的微导管[8, 9]。目前最新的进展为从内路360°切开Schlemm管，而不损伤结膜或巩膜组织，即GATT[10]。

一般认为，使用McPherson[11]或Harms小梁切开器所做的局限小梁切开术在成人患者的长期疗效欠佳。然而，在过去10年中，技术的进步改善了成人青光眼小梁切开术的结果，尤其是全周小梁切开术。例如，Chin等[12]发现360°缝线小梁切开术在成人原发性和继发性青光眼的降眼压方面明显比传统金属小梁切开器所做的局限小梁切开更有效，成功率分别为84%和31%。

在过去的10年中，全周小梁切开术的适应证已经扩大到更多的成人青光眼[13]。这主要因为希望通过改善眼的自然房水流出通道阻力，以减少滤过性手术的并发症，特别是滤过泡相关的问题。此外，在过去的10年中，治疗开角型青光眼的多种针对房角的手术有了大幅增加，例如小梁消融术（NeoMedix, Tustin, CA）、黏小管成形术和小梁网微支架，诸如：iStent（Glaukos, Laguna Hills, CA）或Hydrus（Ivantis, Irvine, CA）之类的设备。

基于Schlemm管的MIGS包括小梁旁路支架（iStent）或切开Schlemm管内壁（小梁消融术、缝线切开或微导管切开）。所有这些微创技术使医师能够根据患者的需要、生活方式、青光眼损伤程度和原有的房水流出功能来定制青光眼手术，这是青光眼治疗的重大进步。

手术的合理性

增强患者自身房水流出系统的流出能力是青光眼手术的重要一步。房水流入患者自身的集液管系统可防止通过结膜下建立人工滤过相关的所有问

题。这种微小切口手术方法避免了滤过泡与引流管相关的问题，并有助于患者术后快速恢复。此外，MIGS与现代白内障手术配合良好。MIGS的一个问题是术前无法评估集液管通道的状况。了解患者自身房水流出系统的状态对手术成功与否至关重要，因为某些类型的开角型青光眼可能会存在巩膜内的集液管通道的损坏，即使医师成功植入小梁网支架或切开小梁网，下游集液管通道也可能不起作用，手术可能注定要失败（见第26个专题）。

患 者 选 择

患者选择对于所有手术的结果至关重要，尤其是青光眼手术，其中集液管通道的健康程度和伤口愈合的不可预测性可能显著影响手术成功率。针对Schlemm管的手术的患者选择是困难的，因为Schlemm管手术的成功与下游集液管通道的健康和完整性有关。目前，我们还没有可靠的术前方法来观察和评估集液管通道。如果集液管通道严重损坏或堵塞，则可能限制Schlemm管手术的效果。各种研究报道了不同MIGS的效果，我们认为与集液管通道损坏相关的关键因素有：疾病的严重性、疾病持续时间、眼表状况较差及术中存在上巩膜静脉液流波（episcleral venous fluid wave, EVFW）[14]。因此，年轻患者可能更适合基于Schlemm管的手术，因为他们的集液管通道萎缩的时间较短。这种手术方法与滤过性手术相反，后者对于产生瘢痕较少的老年患者往往更为合适。此外，小梁切开术特别适用于患有原发性先天性青光眼（primary congenital glaucoma, PCG）和青少年开角型青光眼（juvenile open-angle glaucoma, JOAG）的患者，因为这些患者的小梁网引流系统发育异常、Schlemm管存在分隔，但集液管系统往往正常。

对于所有计划进行GATT的患者，术前必须进行仔细的房角镜检查，如果发现异常房角血管或广泛的虹膜周边前粘连（PAS），我们不建议采用GATT。此外，手术因为需要在前房内进行多次操作，松弛或不稳定的人工晶状体/囊袋复合体是GATT的禁忌证。色素性青光眼和假性剥脱综合征是良好的手术适应证，因为过多的异常物质沉积通常会导致小梁网的房水流出阻力增加，正好GATT能够靶向治疗该部位。此外，我们发现只要患者的房角是开放的，GATT对于青光眼引流管或小梁切除术失败的患者通常来说是合理的选择。对于已经接受过传统青光眼手术的患者，术前必须评估引流管或巩膜切除的位置，以确保Schlemm管不受影响。对于类固醇诱导的青光眼患者、与抗血管内皮生长因子（VEGF）治疗相关的青光眼、房角后退性青光眼和某些类型的葡萄膜炎性青光眼，我们在GATT方面也有相对较好的治疗结果。

手 术 技 巧

在标准的无菌消毒之后常规铺巾，使用鼻侧开口的开睑器撑开眼睑。在鼻上方或鼻下方角膜缘用23 G针做切线方向（非径线方向）前房穿刺口。微导管或用电凝器烧钝的缝线由此穿刺口进入前房。通过该切线穿刺口将黏弹剂（透明质酸钠）注射入前房。在颞侧角膜缘制作穿刺口。当使用缝线时，作者先用手术记号笔染色4/0透明尼龙缝线尖端，然后用电凝器将缝线尖端烧钝（图25-1）。这使得缝线尖端环形通过Schlemm管时更容易观察。如果使用Ellex发光微导管（Ellex Medical Lasers, Adelaide, Australia），由于尖端自带闪烁光，便于

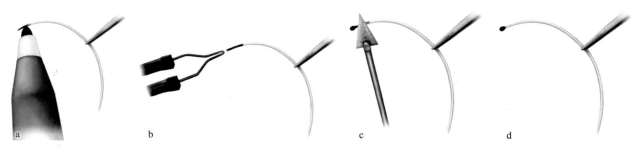

图25-1 标记透明的4/0尼龙缝线。（a）缝线的尖端首先用手术标记笔标记。（b）使用低温眼科烧灼器钝化尖端，以熔化缝线的尖端并将墨水混合到缝线中。（c）使用平衡盐溶液和Weck-cell海绵从尖端除去剩余的墨水。（d）钝的4/0尼龙缝线，尖端具有永久的颜色标记

观察Schlemm管中的探头，这一步是不需要的。我们建议首先使用微导管来熟悉并掌握GATT，因为我们认为这样有利于医师学习并掌握技术的关键部分，以便今后转换成缝线。

接下来，将缝线或微导管通过鼻侧穿刺口插入前房，并将尖端放置在鼻侧房角。然后设置显微镜和患者头部位置，用Swan-Jacob房角镜观察到患者鼻侧房角。从颞侧将显微刀片伸入前房，在鼻侧小梁网前部做1～2 mm的切开。刀片尖端轻微下压切开的小梁组织后唇以暴露Schlemm管。通常，眼压降低时，血液将回流到Schlemm管中，便于房角结构的识别。然后从颞侧切口伸入显微手术镊抓住前房内的微导管或缝线。将微导管或缝线的尖端插入切开的Schlemm管中。在前房内，用显微手术镊

推动导管或缝线360°穿过Schlemm管。

当使用微导管时，医师可以在导管通过Schlemm管时注射黏弹剂扩张Schlemm管腔，以帮助导管通过（尚未有文献证实）。如果进行黏弹剂扩张，则必须始终保持导管向前移动，因为如果导管停顿，则黏弹剂可能导致后弹力膜脱离。通过观察闪烁的导管尖端来明确微导管的位置。当使用缝线时，可以使用房角镜或通过角膜缘外部观察染色的尖端来确定缝线的位置。导管围绕Schlemm管360°之后，导管尖端用显微镊从鼻侧房角抓住并通过颞侧切口拉到眼外，完成360°小梁切开术的前半部分。然后牵拉导管的近端，从而完成360°内路小梁切开术（图25-2和图25-3）。然后通过双手灌注抽吸系统（通过先前制作的角膜穿刺口）从前房移

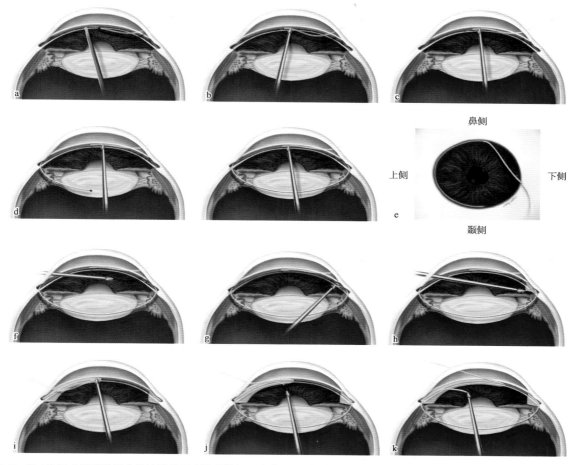

图25-2　用4/0尼龙缝线进行房角镜辅助下内路小梁切开术（GATT）。（a）用显微手术刀片制作小梁网切开。（b）用显微手术镊将缝线尖端从切开部位插入Schlemm管。（c）标记的4/0尼龙缝线正穿过Schlemm管。（d）缝线Schlemm管经过270°后停止了。白色箭头指向标记缝线的尖端。由于染色标记，医师可以在外部看到缝线尖端，而无须借助房角镜。（e）医师也可以借助房角镜来观察标记的缝线尖端。（f）在缝线尖端所在位置的小梁网做切开。（g）通过房角切开口取出缝线。（h）牵拉缝线两端，切开270°小梁网。（i）然后缝线以顺时针方向从初始切口插入Schlemm管，以便处理剩余的90°。（j）缝线已经绕过360°Schlemm管，并且远端已被从前房取出。（k）牵拉缝线的两端，从而切开剩余的90°小梁网，完成整个360°小梁切开

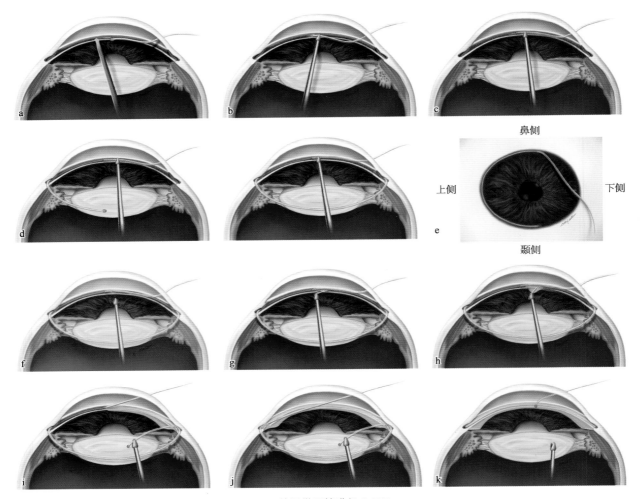

图 25-3　使用微导管进行 GATT

除黏弹剂并冲洗前房内的血液。在手术结束时，可以使用黏弹剂来充填 25% ~ 50% 的前房，以利于减少来自 Schlemm 管的出血。我们根据血液反流的程度及术中 EVFW 的程度来决定黏弹剂填充的量。将Healon 留在前房可防止术后即刻的低眼压，并可降低术后出现明显前房积血的可能。最后在切口注射平衡盐液水密角膜切口。根据医师的判断，给予类固醇激素（结膜下或前房内）和抗生素滴眼液。图25-2 和图 25-3 总结了缝线和导管的关键手术步骤。

在某些情况下，缝线或微导管不能在一个方向上 360° 通过，而是停在 180° ~ 270°。在这种情况下，医师应该在导管停止位置的对侧做前房穿刺，在房角镜观察下直接在导管尖端停止的位置上做小梁切开。从切开口取出导管尖端，切开 270° 小梁网。然后使用 23 G 针在鼻侧角膜缘再制作反方向穿刺口，缝线/微导管通过这个新切口进入 Schlemm管，完成 360° 小梁切开（图 25-2）。

如果一开始医师无法将微导管或缝线插入Schlemm 管，例如从鼻下方入路开始，那么医师应该取出导管，并在鼻上方制作第二个切口，重新定位微导管或缝线，并再次尝试从反方向进入Schlemm 管。

单独施行手术

GATT 可以安全地在有晶状体眼或人工晶状体眼（IOL）患者进行。在有晶状体眼中，医师可能会考虑前房内注射氯乙酰胆碱来收缩瞳孔以保护晶状体。在 IOL 患者中，医师必须确保 IOL 稳定并且之前的白内障手术没有并发症，因为前房如果存在玻璃体可能导致 GATT 失败。

与白内障摘除手术联合进行

GATT 可以与白内障手术安全地联合进行。虽然 GATT 可以在标准透明角膜切口的白内障手术之前或之后进行，但作者更倾向于首先进行GATT，然后进行白内障手术和IOL植入。我们认为，在整个手术过程中前房内平衡盐溶液（BSS）的冲洗可以对远端集液管系统进行灌洗，并且还有利于减少术后低眼压的风险。

手术并发症

使用微导管或缝线的全周小梁切开术通常会导致前房出血。一般术后前房积血量很小，但在极少数情况下可能出血较多，需要返回手术室进行前房冲洗。大多数前房出血会在术后7～10天自行吸收。小梁切开术的罕见并发症包括虹膜根部离断或睫状体解离，这可能是由于在房角手术期间过度操作而导致。在各种房角手术中都可能发生后弹力膜脱离，在GATT中极个别患者也会发生。我们还观察到在GATT后，原本不稳定的IOL复合体的稳定性进一步降低了。

认识并治疗并发症

医师应始终警惕与术后前房出血相关的并发症。这可能需要局部或口服抗青光眼药物，如果效果不佳，则需要返回手术室以冲洗前房。前房中的血液可能会导致房角组织瘢痕形成，如果在术后1周仍然有明显的前房积血，我们会选择进行前房冲洗。每次患者随访时，都需要仔细用房角镜观察是否发生PAS所导致的房角关闭。如果存在这个问题，患者可以在睡前滴用1%的毛果芸香碱1次或每天滴用2次，从而将外周虹膜拉离手术区域。GATT有10%～30%的失败率，这些手术失败的患者需要接受滤过性手术或引流管手术。手术失败的原因可能是下游集液管通道功能不良或房角切开处瘢痕形成。

术　后　处　理

手术后，所有患者均应给予局部广谱抗生素和外用类固醇。如果眼压>15 mmHg，毛果芸香碱可在术后立即使用，这可能有助于保持小梁瓣膜开放。小梁瓣膜是小梁切开所剩余的小梁组织，该组织附着在巩膜突，并且通常会脱垂到虹膜上并与其产生粘连。通过其背面白色的巩膜壁，可以轻松地

看到切开的Schlemm管。术后1周可以停用局部抗生素。局部类固醇（1%醋酸泼尼松龙）在1～2个月内逐渐减少，具体取决于炎症情况。除了类固醇外，还可以使用局部非甾体抗炎药（NSAID）来帮助控制炎症。尽管小梁网已被360°切开，但患者仍可能发生类固醇性高眼压反应，其发生机制目前知之甚少[15]，但可能与Schlemm管外壁巩膜纤维细胞转化为分泌糖蛋白的肌成纤维细胞有关，糖蛋白阻碍了下游的集液管通道。在这些情况下，我们会使用局部NSAID来控制炎症，同时迅速逐渐减少局部类固醇滴眼剂。根据医师的判断来决定是否需要降眼压药物治疗，但一般停用局部类固醇滴眼剂后，眼压就会下降。通常，患者在术后第1天、第1周末，以及在第1个月底随访。此后患者每1个月或2个月随访1次，然后每3个月随访1次，最终每6个月随访1次。房角镜检查应在术后1个月随访时进行，然后定期检查以确保小梁瓣膜保持开放且无PAS。

安全性、有效性和临床结果

现已证明GATT是非常安全有效的，其结果与先前发表的外路全周小梁切开术的结果相似。我们报道了GATT的初步结果[10]，这是第一篇详细描述该技术及其安全性和有效性的文章。在这个短期随访队列中，85名患者的85只眼完成了至少6个月的术后随访。在12个月时，POAG组有57只眼，该组的眼压平均下降11.1 mmHg，并减少了1.1种抗青光眼药物。术后12个月，在继发性开角型青光眼（secondary open-angle glaucoma group, SOAG）组有28只眼，该组的眼压平均下降19.9 mmHg，减少1.9种抗青光眼药物。术后1年累积失败率范围为0.1～0.32，取决于具体的疾病亚组。

我们还评估了GATT在治疗原发性先天性青光眼和青少年开角型青光眼中的疗效和安全性。本研究观察了10名患者（14只眼）接受GATT治疗后超过1年的随访结果[16]。该组患者的年龄为17个月至30岁，平均眼压从术前的27.3 mmHg降至术后的14.8 mmHg，青光眼药物的数量从术前的2.6种降至术后的0.86种。

我们随后对更大的患者队列进行了更长时间的

跟踪，发现其中期结果与我们成人的初始报告相似。该中期队列包括198名患者的198只眼，术前眼压≥18 mmHg，无既往青光眼手术史。该队列分为以下6组：第1组，接受单独GATT的POAG患者；第2组，接受GATT和白内障联合手术的POAG患者；第3组，接受单独白内障手术的人工晶状体眼POAG患者；第4组，接受单独GATT的SOAG患者；第5组，SOAG患者接受白内障-GATT联合手术；第6组，人工晶状体眼SOAG患者接受单独的GATT。简而言之，在术后18个月时，所有6组患者的眼压和青光眼药物均较术前有显著而稳定的减少。根据亚组的不同，在18个月时累积失败的比例为0.1～0.3；需要接受再次手术来控制IOP的累积比例为0.07～0.25。

关于安全性，约1/3的患者在1周时出现前房出血。一般出血是短暂的，95%的患者在术后1个月、100%的患者在术后3个月出血吸收。其他有临床意义的并发症包括：2只眼发生虹膜根部离断、1只眼发生出血性后弹力膜脱离。虹膜根部离断不会导致长期低眼压，并在几个月自行修复。

结　论

GATT是一种新颖、安全、微创、不扰动结膜的青光眼手术，可以独立进行或与白内障手术相联合。中期结果与先前公布的外路全周小梁切开术结果相似。此外，令人兴奋的是，该手术不涉及结膜，因此不影响今后可能的、更具侵入性的传统青光眼手术（例如小梁切除术或青光眼引流管植入术）的成功率。

参考文献

[1] Allen L, Burian HM. Trabeculotomy ab externo. A new glaucoma operation: technique and results of experimental surgery. Am J Ophthalmol 1962;53:19–26

[2] Grant WM. Further studies on facility of flow through the trabecular meshwork. AMA Arch Opthalmol 1958;60(4 Part 1):523–533

[3] Ellingsen BA, Grant WM. The relationship of pressure and aqueous outflow in enucleated human eyes. Invest Ophthalmol 1971;10:430–437

[4] Johnstone MA, Grant WG. Pressure-dependent changes in structures of the aqueous outflow system of human and monkey eyes. Am J Ophthalmol 1973;75:365–383

[5] Smith R. A new technique for opening the canal of Schlemm. Preliminary report. Br J Ophthalmol 1960;44:370–373

[6] Lynn JR, Berry PB. A new trabeculotome. Am J Ophthalmol 1969;68:430–435

[7] Beck AD, Lynch MG. 360 degrees trabeculotomy for primary congenital glaucoma. Arch Ophthalmol 1995;113:1200–1202

[8] Sarkisian SR Jr. An illuminated microcatheter for 360-degree trabeculotomy [corrected] in congenital glaucoma: a retrospective case series. J AAPOS 2010;14:412–416

[9] Girkin CA, Marchase N, Cogen MS. Circumferential trabeculotomy with an illuminated microcatheter in congenital glaucomas. J Glaucoma 2012; 21:160–163

[10] Grover DS, Godfrey DG, Smith O, Feuer WJ, Montes de Oca I, Fellman RL. Gonioscopy-assisted transluminal trabeculotomy, ab interno trabeculotomy: technique report and preliminary results. Ophthalmology 2014; 121:855–861

[11] McPherson SD Jr. Results of external trabeculotomy. Am J Ophthalmol 1973;76:918–920

[12] Chin S, Nitta T, Shinmei Y, et al. Reduction of intraocular pressure using a modified 360-degree suture trabeculotomy technique in primary and secondary open-angle glaucoma: a pilot study. J Glaucoma 2012;21:401–407

[13] Godfrey DG, Fellman RL, Neelakantan A. Canal surgery in adult glaucomas. Curr Opin Ophthalmol 2009;20:116–121

[14] Fellman RL, Grover DS. Episcleral venous fluid wave: intraoperative evidence for patency of the conventional outflow system. J Glaucoma 2014;23:347–350

[15] Overby DR, Bertrand J, Tektas OY, et al. Ultrastructural changes associated with dexamethasone-induced ocular hypertension in mice. Invest Ophthalmol Vis Sci 2014;55:4922–4933

[16] Grover DS, Smith O, Fellman RL, et al. Gonioscopy assisted transluminal trabeculotomy: an ab interno circumferential trabeculotomy for the treatment of primary congenital glaucoma and juvenile open angle glaucoma. Br J Ophthalmol 2015;99:1092–1096

26 上巩膜静脉液流波：小梁网外流通道功能的写照

Episcleral Venous Fluid Wave: A Snapshot of Patency of the Trabecular Outflow Pathway

Ronald L. Fellman and Davinder S. Grover

基于Schlemm管的青光眼微小切口手术（MIGS）的成功取决于小梁网流出途径的通畅性和功能。具体而言，手术切开部位附近的集液管及其下游通路必须完整且具有功能，以达到增加房水流出的目的。研究表明，这些集液管通路可能在青光眼病变中受损[1]，但目前我们还没有临床可用的方法来显示这些微小的集液管通路或确定其功能。

从解剖学和生理学的角度来看，整个小梁网房水流出通路非常复杂，我们目前对其仍然知之甚少。图26-1显示了房水通过弯曲的小梁通路流出的模式图，在这个通路上有至少11个阻力位点。

我们发现了一种简便的术中操作，可以在小梁消融术后观察手术附近下游集液管通路的通畅性，并称之为上巩膜静脉液流波（EVFW）[2]。其方法是通过平衡盐溶液的液流通过开放的Schlemm管和静脉的流出特征，体现附近集液管通道的整体健康状况，这种现象倾向于与手术预后相关（图26-2）。EVFW是一种术中可见的结果标志物，就像滤过液积聚形成的滤过泡，可以预测基于Schlemm管的手术预后。

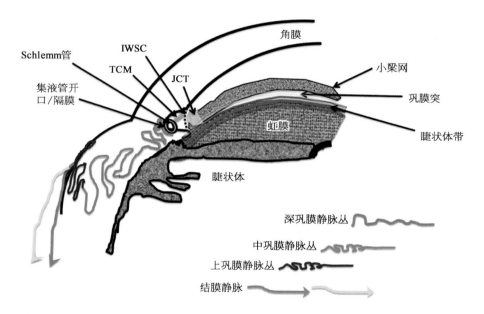

图26-1 小梁网房水流出通路。房水从前房到上巩膜静脉和结膜静脉有很长途径。沿着这条通路有多个阻力位点，而且大多数我们都知之甚少。小梁切开术消除了50%的流出阻力。尽管小梁网-Schlemm管复合体通过小梁切开术切开，但是下游巩膜内集液管通道（intrascleral collector channel, ISCC）的阻力仍然是相当大的。这些ISCC中的房水流动隐藏在巩膜中，但术中上巩膜静脉中的液流[上巩膜静脉液流波（EVFW）]可以揭示这些隐藏通道的整体状况。集液管开口的隔膜不仅是开口的一部分，同时也是与Schlemm管平行的ISCC的内壁（Murray Johnstone，个人通讯）。注意，ISCC的第一部分（红色）与Schlemm管几乎平行，而不是垂直的。JCT，邻管组织；IWSC，Schlemm管内壁；TCM，穿Schlemm管的微管

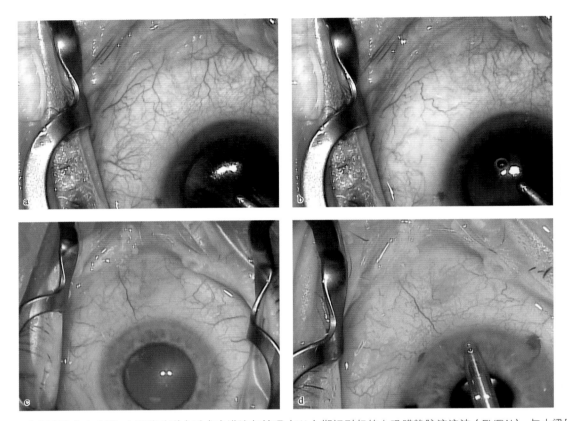

图 26-2　在超声乳化白内障 - 小梁消融联合手术中灌注与抽吸（I/A）期间引起的上巩膜静脉液流波（EVFW），与小梁网液体流出具有相关性。（a）在低眼压（IOP）状态下没有平衡盐溶液（BSS）流向上巩膜静脉的外观。因为与前房压力相比，静脉的压力更大，此时上巩膜静脉很容易看到。（b）弥散的上巩膜静脉液流波（EVFW）冲走血液并使血管变白。由于升高了 I/A 的瓶高，使得压力梯度逆转，上巩膜静脉系统的血液被涌出的 BSS 冲洗掉。表现为在较大的巩膜扇形区域内血管变白。表现为弥散 EVFW 的患者具有完整且有功能的集液管通道。与 EVFW 不明显的患者相比，这些患者的术后眼压往往较低，并且需要较少的抗青光眼药物。（c）几乎没有 EVFW。低 IOP 状态下没有 BSS 流向上巩膜静脉。在 EVFW 之前很容易看到上巩膜血管。（d）完全没有 EVFW 现象。即使将灌注瓶升高到最大高度，BSS 进入下游集液管的流量也很小，这很可能是由于青光眼引起的小梁网流出通道明显损伤造成了 ISCC 阻塞。因为这些患者固有的集液管系统已经受损或功能不全，他们可能需要进一步的青光眼手术以创建新的房水流出系统

参考文献

[1] Nesterov AP. Pathological physiology of primary open angle glaucoma: the aqueous circulation. In: Cairns JE, ed. Glaucoma, vol 1. Orlando, FL: Grune and Stratton; 1986:335–336

[2] Fellman RL, Grover DS. Episcleral venous fluid wave: intraoperative evidence for patency of the conventional outflow system. J Glaucoma 2014; 23:347–350

27 360° 内路小梁切开术
360-Degree Ab Interno Trabeculotomy

Steven R. Sarkisian, Jr. and Evan Allan

病　例

一名80岁男性患者，两种药物治疗眼压控制在15 mmHg左右。患者有晶状体，Humphrey视野检查证实患有轻至中度的开角型青光眼。鉴于其较为轻微的青光眼病变程度以及受控的眼压，治疗的主要方向是白内障。他并不需要接受过滤性手术。在超声乳化手术的同时可以考虑使用TRAB360™手术器械（Sight Sciences, Menlo Park, CA）进行青光眼治疗，以最大限度地减少白内障手术后的眼压峰值并减少抗青光眼药物使用的负担。

手　术

青光眼手术治疗的金标准历来是使用抗代谢药物的小梁切除术。然而，尽管有效地降低了眼压，但小梁切除术后存在多种并发症的风险。术后低眼压和终生的滤过泡相关眼内炎风险是小梁切除术后最严重的两种并发症。

近年来，人们努力试图恢复天然小梁网房水流出通路功能，导致了开角型青光眼手术方法的进步。新的手术方法不再将房水引流到非生理性引流部位，因此不会导致术后低眼压。

小梁切开术通过改善Schlemm管和邻近集液管通道的房水流出来降低眼压，而并不依赖于结膜滤过泡[1-5]。目前，最常见的术式是外路小梁切开术，需要切开结膜和制作巩膜瓣，这些都可能降低手术成功率。最近一些内路小梁切开的手术方式陆续进入临床应用，包括小梁消融术以及使用缝线或新型双刃刀片装置的房角镜辅助下经前房小梁切开（开）术[6]。小梁消融手术的一个缺点是它无法完成360°小梁切开。

TRAB360是一种可以进行360°内路小梁切开术的新型装置。该手术是一种治疗开角型青光眼的微创方法。此外，该手术不依赖结膜滤过泡降低眼压。

TRAB360是一种"小梁切开刀"，无须外接动力，用于手动切割小梁网或小梁切开（图27-1）。它可用于机械切开360°小梁网。

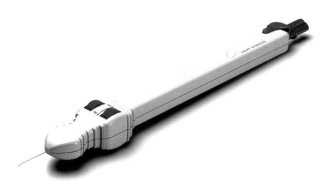

图27-1　TRAB360装置。注意手柄上的蓝色"滚轮"和引导蓝色尼龙探头的金属尖端（由Sight Sciences, Inc. 提供）

手术的合理性

与传统的切口性青光眼手术甚至其他目前开展的青光眼微小切口手术（MIGS）相比，TRAB360具有多项优势。

首先，传统的滤过或分流手术存在多种早期和晚期并发症，如滤过泡渗漏、低眼压、脉络膜上腔出血、滤过泡炎和眼内炎，这些并发症的后果可能很严重。病变早期的患者可能适合更保守的手术方式。因为TRAB360非滤过泡依赖以及不扰动结膜，如果术后患者随着时间的推移眼压控制不理想，仍然可以使用传统的滤过或分流手术。

研究已经证明了小梁切开术在成年患者中的安全性和有效性。成人的临床数据表明小梁切开术具有良好及持久的降低眼压疗效。传统的小梁切开术需要通过外路完成，可以完成180°或360°小梁切开[7-11]。使用TRAB360可以实现360°的小梁网切开。

其他MIGS的缺点包括：眼内操作或分离手法有一定难度、设备成本高以及需要电源。此外，避免了外路小梁切开术或小管成形术时医师所担心的识别Schlemm管困难的问题。最后，不需要对设备或电源进行资本投资。

患 者 选 择

在医师使用该装置的学习曲线期间，需要选择合适的患者，一般选择眼压受药物控制较好的轻至中度青光眼的患者。一旦医师熟悉了该装置的使用，该手术可考虑用于更严重的开角型青光眼患者或具有更高眼压的患者。患者可以是有晶状体或人工晶状体眼，但必须房角开放，并且能够良好观察房角。患者还需要能够耐受继发于短暂前房出血的术后视力模糊。该手术的其他候选者还包括医师不希望冒风险进行滤过或分流手术的患者，以及结膜条件差（菲薄或瘢痕）或眼表疾病极其严重的患者。

手 术 技 巧

医师首先使用角膜刀（1.5～2.8 mm）制作颞侧角膜切口。必须注意避开角膜缘上的任何血管，因为任何出血都会通过干扰界面来遮挡视野。如果手术是在表面麻醉下进行的，需要前房内注射麻醉药，然后注入内聚性黏弹剂。重要的是要充分支撑前房，否则视野会更容易扭曲。但是过度支撑前房会使Schlemm管塌陷，导致房角解剖变形或难以进入Schlemm管。然后在角膜上涂黏弹剂。

手术最重要的一步是清晰观察到房角并识别其解剖结构。类似于其他基于房角的手术，患者的头部应旋转远离医师约30°，显微镜向手术医师倾斜约30°。使用诸如Swann Jacobs、Hill、Vold或Ritch镜头之类的直接房角镜或双镜面间接房角镜来观察房角。通常增加显微镜放大倍率有助于看清房角。了解房角解剖至关重要，因为眼内注射黏弹剂后虹膜附着位置发生改变，看到的房角可能与门诊的房角镜所见不同。有时，没有经验的医师会因为患者小梁网无色素以及前房过度充填黏弹剂，而错误地将睫状体带识别为小梁网。

接下来，用装置的尖端切开小梁网，探头前进到Schlemm管中（图27-2）。该装置应与虹膜平行，以免医师因推动后唇或切口而使视野扭曲。有时医师可能需要从插入部位拔出探头尖端并用器械重新插入Schlemm管中。此时，重要的是不要将探头引导到小梁网之后或使探头偏离小梁网。如果发生这种情况并且没有及时发现，则可能机械损伤虹膜、虹膜根部或睫状体，也可能发生睫状体解离。

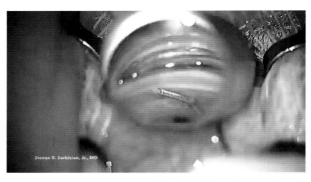

图27-2　看到TRAB360装置的尼龙探头通过金属导向器尖端切开的小梁网进入Schlemm管

一旦探头前进180°，医师就会使用推-拉动作来切开小梁网以实现180°的小梁切开（图27-3）。在小梁切开期间必须小心不要让探针自行退出。使用Healon来填塞房角，减少出血。然后反转该装置，以同样的操作切开在另外180°的房角。

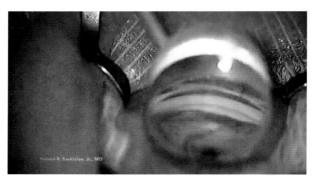

图27-3　TRAB360装置进行"推-拉"动作，完成半圈小梁切开

最后，灌吸冲洗出前房内的Healon。

手 术 并 发 症

与任何基于房角的手术一样，术后前房积血几乎是很常见的，但积血通常在术后第1周末消退。

对于人工晶状体眼玻璃体前界膜破裂的患者，较多的前房出血可能进入玻璃体。这在有玻璃体丢失病史的患者中更常见。

如上所述，如果手术中没有正确识别小梁网并且探头伸入虹膜根部后面没有发现，则可能发生虹膜、虹膜根部或睫状体损伤甚至睫状体解离。如果它从一开始就在Schlemm管中，它将在整个过程中保持在管腔内。

最后，与所有房角手术一样，医师必须意识到皮质类固醇性青光眼的风险。

如何识别并处理并发症

TRAB360的大多数并发症是短暂的并且是可预料的。我们告诉患者，血液在重力作用下沉积在下方房角，然后会随着眼球运动再次漂浮起来，因此，患者会出现间歇性视力模糊。这种现象被称为"雪花玻璃球"效应。

如果患者的房水流出系统已经瘢痕化了，这些患者的眼压控制一般不会理想。他们应该接受药物治疗降低眼压，并且可能需要接受滤过性手术。通常情况下，医师应该告知患者任何涉及移除或切开小梁网的内路手术的目的是恢复房水自然流出功能。但是如果手术失败，则需要通过更具侵入性的手术，绕过自然流出系统，创建一个结膜下引流途径，即青光眼滤过性手术，但这会带来更高的并发症风险。

术 后 处 理

术后我们的患者都接受了局部抗生素滴眼每天4次维持1周，如果联合白内障手术，则使用非甾体抗炎药（NSAID）、2%毛果芸香碱（每天2次维持1个月）、低剂量皮质类固醇［Lotemax/氟米龙（FML）/Vexol］（在1个月内逐渐减量）。青光眼患者通常对皮质类固醇反应非常敏感。只要不存在前房出血，并且前房反应正在消退，我们就会在这类患者中迅速地减少皮质类固醇用量。

安全性、有效性和临床结果

我们总结了TRAB360的临床结果，并于2015年美国白内障和屈光手术协会会议（ASCRS）上做

了报道。我们回顾分析了2014年2月至2015年1月期间患者的临床资料（n=21名患者，26只眼），手术时的平均（±标准差）年龄为80.7±11.8岁。小梁切开术后平均随访时间为131.5±101.6天。5名患者接受了双眼小梁切开术，2名患者仅右眼接受手术，14名患者仅左眼接受了手术。术前诊断见表27-1。每只眼仅记录1项诊断。人口统计数据在表27-2中以眼数呈现。

表 27-1　以术前诊断分类

诊　　断	眼　　数	百分比
OAG，K-Scar	1	3.85%
POAG	24	92.3%
PXG	1	3.85%
总计	26	100.0%

注：OAG，开角型青光眼；POAG，原发性开角型青光眼；PXG，假性剥脱性青光眼。

表 27-2　以人种分类

人　　种	眼　　数	百分比
亚洲人	1	3.85%
非洲裔美国人	5	19.23%
白种人	20	76.92%
总　　数	26	100.0%

平均术前眼压为19.8±6.4 mmHg。表27-3列出了术后平均眼压值以及术前/术后配对检验的显著性结果。

在Snellen视力表，平均术前视力（visual acuity, VA）为0.69±0.51 LogMar，相当于20/45。术后视力见表27-4，红色标注为VA（与术前相比）下降，绿色标注为VA（与术前相比）改善。简单来说，VA在术后立即明显下降，然后在第1个月末恢复到术前水平。

术前平均抗青光眼药物数量为1.1±1.2种。表27-5列出了术后药物数量变化，红色表明药物数量显著增加（与术前相比），绿色表示药物数量减少（与术前相比）。由于该变量的取值范围较小（0、1、2、3或4），因此还展示了Wilcoxon秩和检验的统计结果。

表 27-3　不同时间段的平均眼压（±SD）

时　间	眼　数	IOP（mmHg）	范　围	P 值*
术前	26	19.8 ± 6.4	9.0 ～ 35.0	NA
1 天	25	13.6 ± 8.7	5.0 ～ 50.0	0.009 4
1 周	26	12.7 ± 5.3	5.0 ～ 24.0	<0.000 1
1 个月	22	14.4 ± 5.1	6.0 ～ 27.0	0.002 1
2 个月	12	12.8 ± 4.7	7.0 ～ 22.0	0.008 3
3 个月	14	13.2 ± 3.4	8.0 ～ 20.0	0.006 5
6 个月	7	12.0 ± 2.4	10.0 ～ 17.0	0.002 9**
9 个月	7	11.9 ± 2.3	10.0 ～ 16.0	0.001 4**
12 个月	0	—	—	—
末次随访	26	13.5 ± 4.6	5.0 ～ 22.0	<0.000 1

注：*术后与术前眼压进行配对t检验。**由于眼睛数量少，应谨慎解释推论结果。

表 27-4　不同时期平均视力

时　间	眼　数	视力（LogMar）	视力（Snellen）	范　围	P 值*
术前	26	0.69 ± 0.51	45	20 ～ 100	NA
1 天	24	1.50 ± 1.26	263	15 ～ 2 000	0.004 5
1 周	25	1.08 ± 1.18	207	20 ～ 2 000	0.121 5
1 个月	22	0.66 ± 1.11	102	5 ～ 800	0.784 1
2 个月	12	0.54 ± 0.62	43	20 ～ 150	0.322 0
3 个月	13	0.43 ± 1.20	101	4 ～ 2 000	0.184 6
6 个月	7	0.18 ± 0.18	24	20 ～ 30	0.001 8**
9 个月	7	0.31 ± 0.22	28	20 ～ 40	0.000 3**
12 个月	0	—	—	—	—
末次随访	26	0.72 ± 1.40	174	4 ～ 2 000	0.894 5

注：*配对t检验，LogMar视力术后与术前视力比较。**由于眼睛数量少，应谨慎解释推论结果。

表 27-5　不同时期平均抗青光眼药物数量（±SD）

时　间	眼　数	抗青光眼 药物数量	范　围	P 值*	P 值+
术前	26	1.1 ± 1.2	0.0 ～ 4.0	NA	NA
1 天	25	0.3 ± 0.7	0.0 ～ 2.0	0.002 0	0.000 2

（续表）

时　间	眼　数	抗青光眼药物数量	范　围	P 值 *	P 值 +
1 周	26	0.2 ± 0.5	0.0 ～ 2.0	0.001 0	0.000 9
1 个月	22	0.1 ± 0.5	0.0 ～ 2.0	0.000 4	0.000 1
2 个月	12	0.1 ± 0.3	0.0 ～ 1.0	0.002 1	0.002 0
3 个月	14	0.4 ± 0.6	0.0 ～ 2.0	0.000 9	0.002 0
6 个月	7	0.3 ± 0.8	0.0 ～ 2.0	0.003 8 **	0.031 3 **
9 个月	7	0.0 ± 0.0	0.0 ～ 2.0	0.008 2 **	0.062 5 **
12 个月	0	—	—	—	—
末次随访	26	0.2 ± 0.5	0.0 ～ 2.0	0.000 3	0.000 1

注：* 配对 t 检验，术后与术前抗青光眼药物数量比较。+ Wilcoxon 秩和检验，术后与术前抗青光眼药物数量比较。** 由于眼睛数量少，应谨慎解释推论结果。

我们将那些不符合手术失败标准的眼定义为手术成功。分为完全成功（不使用药物）或部分成功（使用药物）。如果满足以下任何条件，则认为手术失败：① IOP 高于或低于阈值（术后最后 2 次随访的 IOP>21 mmHg 或 <6 mmHg）。② 需要进一步手术治疗，包括睫状体破坏性手术。③ 严重并发症，如视力无光感、脉络膜上腔出血、恶性青光眼、眼内炎、视网膜脱离、浆液性脉络膜渗漏需要手术干预或脉络膜脱离呈现对吻征。

在本次研究中到最后一次随访，没有患者需要接受进一步的青光眼手术。没有患者同时符合眼压失败标准和手术并发症失败标准。

在 21 ～ 18 mmHg 的眼压范围内，1 名患者在手术后 3 个月出现严重并发症（视网膜脱离）。没有患者因低眼压而失败，总体成功率为 96.2%。完全成功率和部分成功率分别为 73.1% 和 19.2%。如果将成功阈值降至 16 mmHg，总体成功率为 76.9%，完全成功率和部分成功率分别为 65.4% 和 11.5%（表 27-6）。

表 27-6　不同眼压阈值下的手术成功率

结　果	21 mmHg	18 mmHg	16 mmHg
成　功			
完全成功	19（73.1%）	19（73.1%）	17（65.4%）
部分成功	5（19.2%）	5（19.2%）	3（11.5%）
总　数	26（96.2%）	26（96.2%）	20（76.9%）
失　败			
手术并发症	1（3.8%）	1（3.8%）	1（3.8%）
眼压达到或高于阈值	1（3.8%）	1（3.8%）	5（19.2%）

我们观察到如下并发症：术后患者普遍出现短暂性前房出血。7 名患者出现短暂性角膜水肿，没有观察到持续性水肿的病例。3 名患者发生微小虹膜根部创伤或睫状体解离，两者均无临床意义。没有发现低眼压或眼压高峰的病例。在术后第 1 周末随访未发现特殊体征后，1 名患者在术后 1 个月就诊

时出现玻璃体出血。视网膜专科检查未发现视网膜裂孔或脱离，随后他继续在视网膜专科就诊，并在手术后3个月被诊断出视网膜脱离。除此之外，没有观察到其他并发症。

结　论

TRAB360是一种新型装置，可用于进行360°小梁切开术。与目前使用的其他手术方法相比，它具有很多优点，并且是安全和有效的。对更多患者进行长期随访将有助于确认我们的初步结果；另外，来自Chin等[8]、Grover等[10]的数据以及上面提到的使用缝线或导管进行小梁切开术的报道表明，内路小梁切开术是一种降低眼压的重要且损伤较小的手术方法。此外，这些数据表明，进行全周360°小梁切开术可以得到比部分小梁切开术更低的眼压。因为其独特的设计以及内路MIGS的特征[8, 10]，我们认为TRAB360设备比其他手术方法更容易、侵入性更小、切口更少。

参考文献

［1］ Gregersen E, Kessing SV. Congenital glaucoma before and after the introduction of microsurgery. Results of "macrosurgery" 1943-1963 and of microsurgery (trabeculotomy/ectomy) 1970-1974. Acta Ophthalmol (Copenh) 1977;55:422–430

［2］ Haas J. Principles and problems of therapy in congenital glaucoma. Invest Ophthalmol 1968;7:140–146

［3］ Harms H, Dannheim R. Epicritical consideration of 300 cases of trabeculotomy "ab externo." Trans Ophthalmol Soc U K 1970;89:491–499

［4］ McPherson SD Jr, McFarland D. External trabeculotomy for developmental glaucoma. Ophthalmology 1980;87:302–305

［5］ Smith R. A new technique for opening the canal of Schlemm. Preliminary report. Br J Ophthalmol 1960;44:370–373

［6］ Seibold LK, Soohoo JR, Ammar DA, Kahook MY. Preclinical investigation of ab interno trabeculectomy using a novel dual-blade device. Am J Ophthalmol 2013;155:524–529.e2

［7］ Vold SD. Ab interno trabeculotomy with the Trabectome system: what does the data tell us? Int Ophthalmol Clin 2011;51:65–81

［8］ Chin S, Nitta T, Shinmei Y, et al. Reduction of intraocular pressure using a modified 360-degree suture trabeculotomy technique in primary and secondary open-angle glaucoma: a pilot study. J Glaucoma 2012;21:401–407

［9］ Ahuja Y, Ma Khin Pyi S, Malihi M, Hodge DO, Sit AJ. Clinical results of ab interno trabeculotomy using the Trabectome for open-angle glaucoma: the Mayo Clinic series in Rochester, Minnesota. Am J Ophthalmol 2013;156:927–935.e2

［10］ Grover DS, Godfrey DG, Smith O, Feuer WJ, Montes de Oca I, Fellman RL. Gonioscopy-assisted transluminal trabeculotomy, ab interno trabeculotomy: technique report and preliminary results. Ophthalmology 2014;121:855–861

［11］ Nakasato H, Uemoto R, Isozaki M, Meguro A, Kawagoe T, Mizuki N. Trabeculotomy ab interno with internal limiting membrane forceps for open-angle glaucoma. Graefes Arch Clin Exp Ophthalmol 2014;252:977–982

小梁旁路手术：iStent
Trabecular Bypass: iStent

John P. Berdahl, Christine L. Larsen, and Thomas W. Samuelson

病　例

一名69岁的男性因为白内障视力显著下降要求手术治疗来就诊，患者同时患有相对控制的POAG。尽管已经使用了最大耐受剂量的药物治疗，但他的眼压仍处在临界范围。他的转诊医师建议进行小梁切除术，但患者已经考虑了各种术式选择，并希望尝试iStent植入术。

患者为高度近视，右眼有中度上方弓状视野缺损，左眼有非特异性视野改变（图28-1）。晶状体核硬化，双眼最佳矫正视力为20/40。房角镜检查显示房角开放，中等量的小梁网色素。在使用3种局部降眼压药物（贝美前列腺素和布林佐胺噻吗洛尔）后，测得压平眼压为右眼23 mmHg和左眼22 mmHg，患者角膜厚度正常。

在与患者进行术前讨论时，该患者表达了对白内障手术后视力改善的期望，同时医师告知了他手术的常见风险。此外，充分沟通后患者理解了微支

架植入的目标是控制眼压并减少药物负担，并且术后他可能仍需要一些局部药物治疗来控制他的青光眼。

患者成功接受了白内障手术，在右眼中植入了iStent，1个月后左眼也接受了相同的手术。术后，患者停用了布林佐胺噻吗洛尔，继续双眼使用贝美前列腺素。由于炎症得到较好控制，他的皮质类固醇滴眼液在2周内相对迅速地减量了。在左眼手术后大约6周，他的双眼的未矫正远视力为20/20，仅使用贝美前列腺素的眼压为右眼19 mmHg和左眼18 mmHg。

手　术

iStent（或小梁微型旁路支架）已成为MIGS的重要手术之一。与更具侵入性的滤过性手术相比，MIGS具有更高的安全性和更快的恢复时间。该手术可以在降低眼压的同时，减少患者对药物的需求。从青光眼患者依从性的角度考虑，是一个显

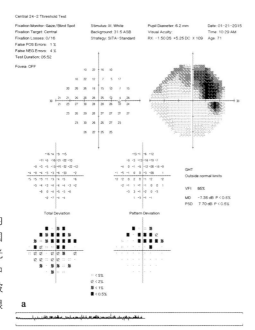

图28-1（a，b）患者的视野如上所述。双眼符合国际疾病分类（ICD-9）青光眼分期代码所定义的轻至中度青光眼的标准。iStent被批准用于轻度和中度青光眼患者

著的优势[1]。此外，与大多数其他青光眼手术不同，iStent植入术不会降低现代超声乳化术所带来的良好视觉效果和屈光状态。iStent由Glaukos公司（Laguna Hills, CA）开发，于2005年在美国首次进入临床应用[2]。该支架用于植入Schlemm管并保留在管内，由非磁性钛制成，有一个与植入部分成40°角连接的入口（或"引流管"）组成。将iStent连接到26 G一次性植入器的尖端，该装置已通过γ辐射灭菌（图28-2）。iStent有一个尖端便于进入Schlemm管，并且根据不同方向有右手型或左手型两种型号。手术医师可以根据自己的偏好，使用左手型或右手型的iStent以便于植入。植入部分包括半圆柱形开口，表面有肝素涂层包被，有助于防止阻塞或纤维化。3个固定弓有助于确保装置在Schlemm管内固定。iStent是目前最小的人体植入医疗器械，它的长度为1.0 mm，高度为0.33 mm，重量为60 μg。引流管的长度为0.25 mm，孔径为120 μm[3]（图28-3）。

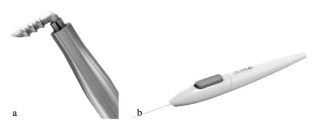

图28-2 （a，b）植入器的尖端方向（按钮朝上时）表示右手型或左手型（由Glaukos Corp., Laguna Hills, CA 提供）

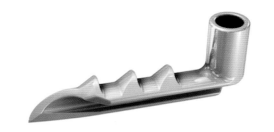

图28-3 iStent是目前最小的人体植入物（由Glaukos Corp., Laguna Hills, CA 提供）

手术的合理性

与许多其他MIGS一样，iStent在小梁网（TM）水平发挥作用。POAG生理学的研究表明，病理状态的TM是流出阻力增加的主要位置，导致房水流出减少[4]。大约75%的阻力在邻近Schlemm管内壁

的小梁组织。iStent（即小梁微型旁路支架）的设计意味着，该装置的植入使房水绕过流出阻力升高的TM，提供进入Schlemm管和随后的集液管的直接通道（图28-4）。

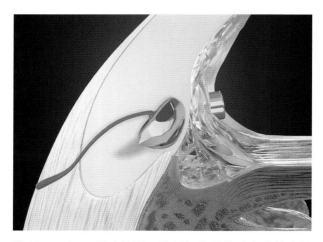

图28-4 iStent所致的眼压降低与装置绕过患病的小梁网建立房水到集液管的直接通路有关（由Glaukos Corp., Laguna Hills, CA 提供）

美国iStent研究小组对已经接受计划白内障手术的POAG患者进行了一项大型临床对照研究，以比较单纯白内障摘除术与白内障摘除联合iStent植入术的疗效[5]。在该研究之前，已经有几项试验性研究证明了iStent降低眼压的有效性。Zhou和Smedley[6]观察了小梁网旁路手术对房水流出易度及眼压的作用，用一系列方程式探讨了这种关系，并证明在正常健康的眼中，单个和两个支架可以分别增加房水流出易度13%和26%。通过增加房水流出易度，IOP可以降低到生理水平。Bahler等[7]进一步以离体培养的人眼前段，研究了小梁旁路对IOP的影响。放入Schlemm管的单个支架提供了最大的眼压下降幅度（从21.4 ± 3.8 mmHg至12.4 ± 4.2 mmHg，$P<0.001$），植入更多的支架可以进一步降低眼压，但降压幅度较第一个弱。

患 者 选 择

2012年美国食品药品管理局（FDA）批准将iStent与白内障摘除联合用于使用1～3种降眼压药物的轻至中度开角型青光眼患者。

理想的手术适应证是得到稳定和良好控制的青光眼。那些在目前的药物治疗方案还表现出病情进

展的患者可能需要更为积极的手术干预，例如滤过性手术。符合上述描述的患者通常也需要降低眼压，但并不要求达到极端水平（即 15 mmHg 或更低的目标 IOP）。手术总体目标是减少对局部用药的依赖，同时不增加治疗的侵入性。

可以从手术适应证特征推断出，需要非常低的目标 IOP 的患者不适合此项手术。也应该避免前房非常浅的患者，因为植入可能很困难，同时虹膜或内皮损伤的风险增加。这些患者摘除晶状体后，房角可能会显著加深。类似地，已有报道在原发性闭角型青光眼患者中结合房角分离术进行 iStent 植入。在这些患者中可能遇到上述植入困难，并且还可能存在房角瘢痕形成的可能。由于 iStent 的功能依赖于房水绕过患病的小梁组织直接进入下游流出系统，因此对于上巩膜静脉压升高（如 Sturge-Weber 综合征）相关的继发性青光眼，将不适于 iStent 植入。新生血管性青光眼患者是本手术的禁忌，因为会增加出血风险以及本身存在房水流出系统功能破坏[8]。

虽然手术医师通过训练植入技术使得手术更加顺畅，但仍应当首先选择那些仅仅通过白内障手术就可以获得良好效果的患者。因为即便植入不成功，这些患者术后仍可能得到良好的治疗效果。选择初始手术病例的其他有利特征还包括具有至少中度色素沉着小梁组织的患者、高度合作的患者以及房角结构可以良好辨别的患者。此外，如果手术医师更擅长右眼或左眼进行超声乳化术，那么他们也应该选择擅长的一侧眼进行初次的 iStent 植入。

手 术 技 巧

掌握术中房角镜检查技术是 iStent 植入成功的关键。对于不经常进行房角镜检查的手术医师来说，多检查门诊患者以更好地熟悉房角解剖结构是非常有用的。此外，在植入第一个微支架之前，在常规白内障术中进行房角镜检查是有益的。用黏弹剂针头轻轻接触前部小梁网也可以帮助医师掌握植入时手的位置。

一旦完成白内障手术并植入人工晶状体（IOL），注射缩瞳剂有助于将虹膜拉离房角，注入黏弹剂将有助于维持前房深度（图 28-5a）。对于初始病例，应该在瞳孔收缩之前将瞳孔后和囊袋内所

有黏弹剂（OVD）吸除。之后，一旦获得更多经验，许多手术医师将选择等到 iStent 成功植入后清除 OVD 并注入缩瞳剂。患者的头部和手术显微镜在相反的方向上旋转 30° ～ 40°，以便于房角镜观察。在患者角膜上涂耦合剂（Goniosol，OVD）并放置房角镜，在高放大倍数下观察房角。注意不要用房角镜对眼施加压力，因为所产生的角膜皱褶会妨碍房角观察（图 28-5b）。同样，手术医师应该避免插入套管对切口施加压力，以避免 OVD 流出，影响对房角的观察。一旦清晰观察到小梁网结构，将植入器通过透明角膜颞切口插入前房并穿过前房朝向鼻侧房角前进。如前所述，iStent 有两种不同的设计尖端的方向。独特的 iStent 设计的目的是在植入后，支架的主体指向下方房角，因此右眼使用右支架，左眼使用左支架。目前没有证据证明右侧或左侧支架有何临床疗效差异。因此，大多数手术医师认为右侧和左侧支架是可以互换的（即右侧和左侧两种支架都可用于右眼和左眼），这取决于手术医师用哪一侧手植入感觉更舒适（正手或反手）。

在小梁网的前 1/3，以 15° 角用尖端刺穿小梁网。植入部分前进到 Schlemm 管中。通过稍微调整 iStent 的角度（降低后部和抬高尖端），支架将更容易滑入 Schlemm 管（图 28-5c）。一旦牢固地定位，小梁网组织覆盖在支架的固定弓上，通过按下植入器上的按钮释放该 iStent（图 28-5d）。轻微的向后压力和放松的手可确保稳定的释放。

释放后，iStent 应停留在固定位置，主体完好无损地位于 Schlemm 管内。此时 iStent 应与虹膜平面平行。然后使用植入器尖端轻轻推动引流口以确认其固定稳定（即推动其微小位移后，它将返回到原始位置）（图 28-5e）。成功放置后，必须在手术结束时彻底清除黏弹剂（图 28-6 和图 28-7）。

单独施行手术

目前，iStent 批准与白内障摘除术联合使用。此外，植入多于 1 个支架被认为是适应证外使用。如前所述，Bahler 等[7] 发现，将多于 1 个支架植入离体培养的人眼前段组织可比植入 1 个支架提供额外的降眼压作用，但程度较低。此后发表的一些研究和病例报告，证实了植入多个支架的功效[9-11]。一般来说，随着多个植入物的放置，可以看到对 IOP 降低的累加效应。在迄今的研究中，多个支架植入

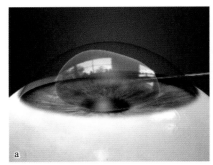
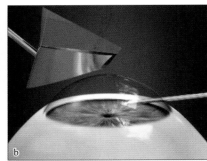

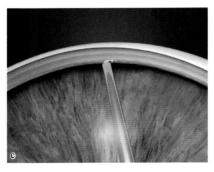
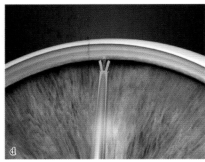
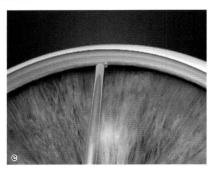

图 28-5 （a）注入黏弹剂（OVD）维持前房深度。（b）非主导手将房角镜放在已经涂了耦合剂的角膜上，并注意不要在角膜上施加压力。（c）将 iStent 推进到鼻侧房角并插入小梁网。（d）插入后看到从引流管流出来的血液是放置位置准确的证据。（e）植入器用于轻轻推动引流口并确定放置稳固（由 Glaukos Corp., Laguna Hills, CA. 提供）

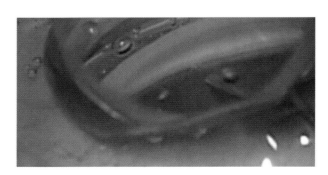

图 28-6 成功插入后，可以看到支架与虹膜平面平行，引流管暴露在前房角；固定弓上面覆盖有色素小梁网（由 Thomas Samuelson 医师提供）

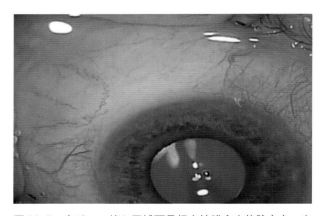

图 28-7 在 iStent 植入区域可见相应结膜房水静脉变白，表明进入集液管和巩膜静脉系统的房水流量增加（由 Thomas Samuelson 医师提供）

术后 IOP 和局部降眼压药物数量的进一步降低显示了 iStent 用于晚期青光眼患者的希望（图 28-8）。有必要进行进一步的前瞻性研究。

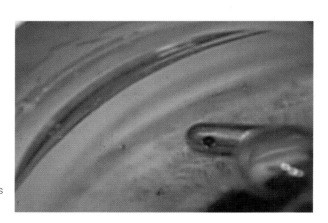

图 28-8 良好植入在 Schlemm 管中的 2 个 iStent（由 Thomas Samuelson 医师提供）

在这些多个支架植入研究中，有证据表明在有晶状体患者和之前接受滤过性手术的患者植入iStent的可能性[10, 11]。Ahmed等[11]的一项前瞻性研究纳入了39名有晶状体眼患者，其未用药的基线眼压在22 ~ 38 mmHg。患者通过透明角膜切口植入2个支架。术后13个月平均未用药的IOP从术前的25.3 ± 1.8 mmHg下降至17.1 ± 2.2 mmHg。

并 发 症

iStent手术的优点包括不扰动结膜，不仅可以避免长期并发症，还可以避免与小梁切除术和引流管手术相关的短期风险。更具体地说，因为上巩膜静脉压的存在，避免了术后低眼压的问题。

然而，对于任何外科手术，都可能发生不良事件。迄今，涉及iStent的研究未显示出与单独的白内障手术相比有任何显著增加的风险。来自iStent研究组发表的12个月和24个月的结果显示，单独的白内障手术和联合iStent植入的白内障手术的不良事件发生率和长期安全性总体相似，没有发生未预料到的不良反应[5, 12]（表28-1）。

表28-1 iStent用户研究组24个月的观察中发现的术中并发症

术中并发症	iStent 组（ *n*=116 ）	对照组（ *n*=117 ）
玻璃体脱出	5（4.3%）	3（2.6%）
更换人工晶状体（晶状体襻断裂）	0	1（0.9%）
术中更换 iStent	1（0.9%）	—
iStent 位置不佳	1（0.9%）	—
接触虹膜	7（6%）	—
接触角膜内皮	1（0.9%）	—

注：引自 Craven ER, Katz LJ, Wells JM, Giamporcaro JE; iStent Study Group. Cataract surgery with trabecular micro-bypass stent implantation in patients with mild-to-moderate open-angle glaucoma and cataract: two-year follow-up. J Cataract Refract Surg 2012; 38: 1339–1345.

如何识别并处理并发症

尽管iStent手术的整体风险和不良事件与单纯白内障手术相似，但术中仍可能遇到一些问题，可采取一些措施以确保植入成功。

当使用房角镜观察房角准备放置支架时，Schlemm管通常因充血而很容易辨认。这对于Schlemm管的识别是有益的，但是当TM穿刺后流出的血液会妨碍观察房角。如果房角解剖结构变得模糊，则可以利用灌注和抽吸来清除血液，或者注入额外的黏弹剂将血液推开。插入iStent后看到从引流管流出血液是一个好征象，表明支架在Schlemm管内正确位置。从引流管回流的血液比在装置周围流出的血液或来自其他受损的组织血液有更好的提示作用。

前房过度充满黏弹剂会导致小梁网处压力增加，导致Schlemm管塌陷。放置IOL后，应从前房和虹膜后方完全去除黏弹剂。将注吸头伸到IOL后面可以确保所有黏弹剂已被吸除。成功吸除所有黏弹剂是预防术后早期IOP高峰的最重要步骤。在注射缩瞳剂后，重新注入前房的黏弹剂量应保持在提供前房稳定和Schlemm管的可见性，而不会对小梁网造成压力。放置支架后，再次彻底清除黏弹剂，以避免术后第1天的眼压高峰。

如前所述，避免在浅前房的患者进行该手术可以避免内皮损伤或虹膜根部撕裂的问题。如果已经发生这些问题，支架仍然可以安全植入，但患者可能需要更频繁的术后护理，可能会出现角膜水肿或前房积血。

如果iStent需要重新调位，另一个步骤涉及重新抓取iStent，需要引起足够重视。尽管可以通过植入器轻易地重新抓住微支架，但是必须注意确保重新抓握的尖端不会意外地与支架一起把虹膜抓住。如果发生这种情况，可能会导致虹膜根部离断或虹膜损伤。

术 后 处 理

无论白内障手术是单独进行还是与iStent植入术相联合，POAG患者在手术后更容易出现眼压升高。因此，彻底清除黏弹剂非常重要，可以减少术后眼压高峰的可能性。除了术后早期眼压升高外，这些患者对皮质类固醇反应风险也更高。更快速地逐渐减少皮质类固醇用量可能是有益的。例如，如果在泼尼松龙每天4次滴眼的第1周随访中发现IOP升高，则可降低至每天2次，只要炎症得到控制，就在第2周或第3周停药。联合使用非甾体抗炎药的患者通常能够提前停用皮质类固醇药物，从而避免或将IOP升高的可能降至最小。

手术后通常需要6～8周才能达到IOP的新稳定状态。青光眼药物可根据具体情况考虑停药。较低病变风险和较低药物负担的患眼（即1种或2种局部药物）或许能够停用所有青光眼药物治疗。对于需要2种或更多药物或高风险的患者，应该更加谨慎地停药，一次停用1种药物。

术后其他可能遇到的问题包括：前房出血、支架可能被血块或虹膜组织堵塞。在这种情况下，治疗前房出血与常规的治疗方法没有区别。如果支架被虹膜组织阻塞，IOP控制不良，可以使用Nd ：YAG激光或氩激光来清除阻塞。

安全性、有效性和临床结果

迄今最大规模研究是来自iStent研究小组的初步结果，发表于2011年。该研究纳入239名患者，其中116名患者接受了iStent植入术。参与该研究的是患有轻至中度青光眼的患者，其IOP为22～36 mmHg。主要疗效指标定义为1年时未用药的IOP≤21 mmHg，治疗组有72%的眼、对照组有50%的眼达到这一标准。次要结果是术后1年眼压降低≥20%，治疗组有66%的眼、对照组有48%的眼达到这一标准。iStent组中只有大约一半的患者术后1年时仍使用局部抗青光眼药物，这表明iStent植入可能会延迟或减少单纯白内障手术后患者对青光眼药物的需求（iStent组药物平均减少1.4种，而

白内障组仅减少1.0种）。

如前所述，在iStent研究组中，白内障手术联合iStent植入术与单纯白内障手术相比，不良事件的发生率相似。没有发现意想不到的不良反应。两组中≥95%的患者达到了改善视力的目标。

iStent研究小组随后发表的一篇论文观察了术后24个月时上述相同指标的结果[12]。研究发现，在不用药物治疗的情况下，对于IOP<21 mmHg的患者比例，iStent组明显高于对照组。平均眼压在iStent组术后1年和2年均保持稳定，但在对照组中眼压略有增加（17.0±3.1 mmHg和17.8±3.3 mmHg）。在12个月时，iStent组的青光眼药物数量显著少于对照组。在术后24个月时iStent组药物数量仍然较少，但差异不再具有统计学意义。值得注意的是，初始研究设计的目标是仅检测术后1年的差异。同样，24个月后各组的术后并发症和不良事件发生率相似（表28-2）。此后，又有一些研究结果证实了iStent在疗效和安全性方面有相似的结果[13, 14]。

对于iStent技术的研究不断进展，目前正在开发第二代iStent。iStent植入系统由连接到狭窄手柄的微支架组成，该手柄连接到更宽的凸缘上。只需将微支架直接插入Schlemm管中而无须调整植入角度。新型iStent位于Schlemm管内，具有4个均匀间隔的引流口用于房水流入。1个植入器一次植入2个微支架（图28-9）。同样，Bahler等[15]研究了新型iStent对离体培养的人眼前段组织房水流出易度的影响，发现植入单个微支架后，房水流出易度增加，IOP降低，植入第2个微支架可以导致流出易

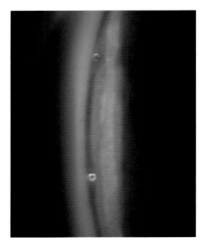

图28-9 第二代iStent植入系统允许一次植入2个支架（由Thomas Samuelson医师提供）

表 28-2　iStent 用户研究组报道的术后 24 个月眼部并发症

并 发 症	iStent 组（n=116）	对照组（n=117）
可预测的术后早期并发症*	20（17.2%）	22（18.8%）
后囊膜混浊	7（6%）	12（10.3%）
眼压升高	4（3.4%）	5（4.3%）
眼压升高需要口服或静脉使用药物，或者需要手术干预	1（0.9%）	3（2.6%）
支架堵塞	5（4.3%）	—
视力模糊	4（3.4%）	8（6.8%）
支架位置异常	3（2.6%）	—
虹膜炎	1（0.9%）	6（5.1%）
降眼压药物所致的结膜充血	1（0.9%）	3（2.6%）
视盘出血	1（0.9%）	3（2.6%）

注：*角膜水肿、前房细胞、角膜上皮糜烂、不适、结膜下出血、视力模糊或漂浮物。引自 Craven ER, Katz LJ, Wells JM, Giamporcaro JE; iStent Study Group. Cataract surgery with trabecular micro-bypass stent implantation in patients with mild-to-moderate open-angle glaucoma and cataract: two-year follow-up. J Cataract Refract Surg 2012; 38: 1339–1345。

度的进一步增加。因此，与第一代 iStent 相比，这种第二代旁路支架在治疗轻至中度开角型青光眼方面可能具有相似的潜力，并具有更容易植入的额外优势。

青光眼的传统治疗中，通过药物、激光或滤过性手术来使患者达到目标 IOP 水平。小梁切除术或引流管植入术导致术后并发症的风险显著增加，促使人们开发出新的治疗方法（如 iStent）以填补空白。在迄今的基础研究和临床经验中，与单纯白内障手术相比，iStent 植入与白内障联合手术可以得到更低的眼压，减少降眼压药物依赖性。在 MIGS 中，iStent 为轻至中度开角型青光眼患者提供了更多益处，该手术具有良好的安全性，并不损伤结膜组织，并为将来可能的滤过性手术提供了便利。

参考文献

[1]　Okeke CO, Quigley HA, Jampel HD, et al. Adherence with topical glaucoma medication monitored electronically the Travatan Dosing Aid study. Ophthalmology 2009;116:191–199

[2]　Karmel M. Glaucoma treatment paradigm driven by new interventions. EyeNet Magazine 2011;November:41–45

[3]　Francis BA, Singh K, Lin SC, et al. Novel glaucoma procedures: a report by the American Academy of Ophthalmology. Ophthalmology 2011;118: 1466–1480

[4]　Rosenquist R, Epstein D, Melamed S, Johnson M, Grant WM. Outflow resistance of enucleated human eyes at two different perfusion pressures and different extents of trabeculotomy. Curr Eye Res 1989;8:1233–1240

[5]　Samuelson TW, Katz LJ, Wells JM, Duh YJ, Giamporcaro JE; US iStent Study Group. Randomized evaluation of the trabecular micro-bypass stent with phacoemulsification in patients with glaucoma and cataract. Ophthalmology 2011;118:459–467

[6]　Zhou J, Smedley GT. A trabecular bypass flow hypothesis. J Glaucoma 2005;14:74–83

[7]　Bahler CK, Smedley GT, Zhou J, Johnson DH. Trabecular bypass stents decrease intraocular pressure in cultured human anterior segments. Am J Ophthalmol 2004;138:988–994

[8]　Karmel M. Two approaches to MIGS: iStent and Trabectome. EyeNet Magazine 2014;November:36–41

[9]　Belovay GW, Naqi A, Chan BJ, Rateb M, Ahmed IIK. Using multiple trabecular micro-bypass stents in cataract patients to treat open-angle glaucoma. J Cataract Refract Surg 2012;38:1911–1917

[10]　Roelofs K, Arora S, Dorey MW. Implantation of 2 trabecular microbypass stents in a patient with primary open-angle glaucoma refractory to previous glaucoma-filtering surgeries. J Cataract Refract Surg 2014;40:1322–1324

[11]　Ahmed IIK, Katz LJ, Chang DF, et al. Prospective evaluation of microinvasive glaucoma surgery with trabecular microbypass stents and prostaglandin in open-angle glaucoma. J Cataract Refract Surg 2014;40: 1295–1300

[12]　Craven ER, Katz LJ, Wells JM, Giamporcaro JE; iStent Study Group. Cataract surgery with trabecular micro-bypass stent implantation in patients with mild-to-moderate open-angle glaucoma and cataract: two-year follow-up. J Cataract Refract Surg 2012;38:1339–1345

[13]　Arriola-Villalobos P, Martínez-de-la-Casa JM, Díaz-Valle D, Fernández-Pérez C, García-Sánchez J, García-Feijoó J. Combined iStent trabecular micro-bypass stent implantation and phacoemulsification for coexistent open-angle glaucoma and cataract: a long-term study. Br J Ophthalmol 2012;96:645–649

[14]　Augustinus CJ, Zeyen T. The effect of phacoemulsification and combined phaco/glaucoma procedures on the intraocular pressure in open-angle glaucoma. A review of the literature. Bull Soc Belge Ophtalmol 2012; 320:51–66

[15]　Bahler CK, Hann CR, Fjield T, Haffner D, Heitzmann H, Fautsch MP. Second-generation trabecular meshwork bypass stent (iStent inject) increases outflow facility in cultured human anterior segments. Am J Ophthalmol 2012;153:1206–1213

29 青光眼微小切口手术中的高端人工晶状体

Premium Intraocular Lenses in Minimally Invasive Glaucoma Surgery

Joel M. Solano and John P. Berdahl

虽然不同专科眼科医师都共同关注一个小器官，但他们的患者管理目标可能有所不同。例如，如果青光眼专科医师和白内障屈光专科医师诊治同一患者，则青光眼医师的目的是额外的眼压降低，而白内障屈光医师的目的可能是通过增加0.25 D来减少术后散光。虽然不同专科医师很自然地更加重视他们每天遇到的问题，但扩大专科医师的关注范围变得越来越重要。

随着人口老龄化，人们对改善治疗结果的愿望也在增加。医师必须适应以满足这些不断增长的患者需求。今天的眼科医师必须更广泛地了解患者的关注点并确定患者的治疗目标，以确认他们与转诊医师的目标一致。

从历史上看，青光眼手术一直具有高度侵入性并且经常与多种术后并发症相关[1]。此时再加入屈光目标会使情况变得更复杂。幸运的是，青光眼微小切口手术（MIGS）的引入使我们能够将目标眼压和医师的期望与患者的屈光目标结合起来。

minimally invasive glaucoma surgery，由Iqbal（读音：Ike）Ahmed创造的术语，具有以下特征：内路手术、生物相容性、对正常解剖/生理学破坏最小、高安全性、有效降低眼压、恢复时间快。iStent（Glaukos Corp., Laguna Hills, CA）是目前唯一获得批准在美国使用的MIGS设备，与白内障手术相联合时具有很高的安全性[2]。iStent不影响屈光状态，使我们能够在降低患者眼压的同时，不引入额外的光学像差。

本专题阐述了我们处理超声乳化（phaco）-MIGS联合手术患者的方法。我们将讨论有关眼表疾病、准分子激光、眼压高峰和单眼患者的问题。本专题将以一个患者案例结束，以说明其中的一些概念。

phaco-MIGS：确定期望和目标

确定MIGS和屈光性白内障联合手术计划至关重要的因素是明确患者的目标。在确定患有需要手术干预的青光眼和白内障时，下一步是确定患者是否希望减少对眼镜的依赖。

虽然许多患者表示他们不介意戴眼镜，而更多人则强烈希望脱离对眼镜的依赖。接受phaco-MIGS的患者一般有3种屈光选择：术后仍戴眼镜、看远不戴眼镜，或者看远、看近都不依赖眼镜。

术后仍戴眼镜

对于不介意在手术后戴眼镜的患者，手术医师可以使用标准的单焦点人工晶状体，其屈光目标与患者的愿望相匹配。通常，屈光目标是看远时无屈光度，但有时患者希望阅读时无屈光度（看远时近视）；患者的选择是自由的，但应该告知患者如果选择这样的屈光目标则意味着在大多数情况下都需要使用眼镜。医师可以在最终验配眼镜时解决手术残余的球镜或柱镜误差。患者需要通过生物测量来帮助评估所需的人工晶状体（IOL）度数，以最好地实现他们的屈光目标。表29-1显示了不同辅助检查结果在手术中或术后使用眼镜来纠正任何术后残余散光的作用。

术后不戴眼镜

对于希望更大程度地不戴眼镜的患者，有两种选择：看远不戴眼镜或看远和看近都不戴眼镜。仔细解决散光问题可以帮助这些患者实现目标。

有些患者不介意佩戴老花镜或电脑眼镜，因此选择使他们看远时不戴眼镜。另一些患者希望尽可能看远或看近都不戴眼镜。对于后一组患者，手术医师可以同他们讨论单眼视IOL与老视矫正IOL的各自特点，包括多焦点人工晶状体和可调节人工晶状体。患眼的解剖学、生理学特别是视野检查结果可用于指导希望植入老视矫正IOL患者的选择。

看远不戴眼镜

对于青光眼患者而言，看远不戴眼镜的选择与没有青光眼的患者没有区别。当患者希望看远不戴眼镜时，他们可以通过组合测试来帮助他们实现这一目标。

要实现上述目标需要将手术眼矫正为正视眼，这需要准确地矫正屈光不正的球镜和柱镜。理想的术前评估包括评估患者的角膜曲率、角膜地形图、屈光度和生物测量。这些测试有助于精确预测术后

残余散光。

为了更好地减少术后屈光不正，可以在手术时使用术中波前像差测量法来确认 IOL 度数计算残余散光。眼反应分析仪（ocular response analyzer, ORA）在减少散光应用上可能很有价值，并可用来指导联合哪些手术，如散光轴上切口、散光性角膜切开术（astigmatic keratotomy, AK）、飞秒激光或手动 AK、散光人工晶状体或这些的组合，具体取决于术前散光的程度（表 29-1）。

表 29-1 解决散光的临床测量方法

	角膜曲率测量	角膜地形图	生物测量	屈光检测	术中异位测量
用眼镜矫正散光			×		
术中矫正散光	×	×	×	×	×

看远、看近都不戴眼镜

在青光眼患者中，远距离和近距离都不戴眼镜的人工晶状体选择包括多焦点 IOL、单眼视 IOL 植入和可调节 IOL。患者的视野评估有助于指导他们的选择。

在对青光眼患者使用多焦点 IOL 之前，要求患者没有视野缺损。青光眼和多焦点 IOL 都可以使患者的对比敏感度降低[3, 4]，并且视野有变化的青光眼患者中植入多焦点 IOL 所带来的无须眼镜的好处并不能超越术后视觉质量降低的缺点，特别是考虑到青光眼有可能进展时。

对于存在视野缺陷的患者，医师可以考虑单眼视 IOL 植入和可调节 IOL 以减少对眼镜的依赖。

单眼视 IOL 植入在青光眼患者与正常人群相似。理想的接受单眼视力矫正患者是曾经尝试隐形眼镜矫正或者碰巧具有天然单眼视并且能够接受这样的视力的患者。对于没有经历过单眼视但对其可能感兴趣的患者，临床医师应该要求先进行佩戴隐形眼镜试验；然而，这在老年患者中可能具有一定难度，此外，如果白内障明显，则试验效果不会很好。通常，主视眼保留用于看远，而非主视眼用于看近。与患者就青光眼疾病进展的风险以及随后的单眼视可能面临的困难进行彻底讨论至关重要。采用单眼视觉时，患者视野应为轻度损伤并不干扰日常生活非常重要。

此外，可以在具有视野缺陷的青光眼患者中考虑可调节 IOL。可调节 IOL 的光学部没有多焦点设计，因此不会出现多焦点所致的对比敏感度降低。所以，对于希望通过矫正远视力同时希望具有一定近视力的青光眼患者，可调节 IOL 是合理的选择。在考虑可调节 IOL 时，彻底的术前检查很重要。由于假性剥脱患者存在悬韧带–囊袋不稳定的风险并且可能因为囊袋收缩导致 Z 综合征，因此应避免在此类患者中使用可调节 IOL。

最后，如果患有中至重度青光眼的患者希望使用可调节 IOL，应与他们进行开诚布公地讨论。向患者提供所有选项（包括每个选项的缺点），患者经常会提出想要能够比标准单焦点 IOL 具有视觉优势的 IOL。因此，应该非常重视为患者提供所有选择，同时尊重他们的意愿。最终决定权属于患者，而不是医师。

特别注意事项

眼表疾病

接受青光眼治疗的患者如果同时患有眼表疾病，会影响屈光手术的视力结果。事实上，许多降眼压药物都可能进一步使眼表疾病恶化，这样就使完全脱离眼镜的依赖具有一定难度。青光眼和白内障医师都必须进行全面检查并治疗眼表疾病，以确保最佳的屈光结果。健康的眼表对于实现术后正视

的屈光状态至关重要。

具体而言，手术医师应该关注干眼、睑板腺功能障碍（meibomian gland dysfunction, MGD）和前部基底膜营养不良（anterior basement membrane dystrophy, ABMD）。干眼、MGD 和 ABMD 应在术前进行治疗，因为眼球表面不规则会导致生物测量困难。有时，术前没有对轻微的 ABMD 进行治疗，术后可能需要对这些患者进行光性治疗性角膜切除术（phototherapeutic keratectomy, PTK）。

准分子激光支持

青光眼专家通常不会使用准分子激光来进行屈光矫正，这使得不戴眼镜的目标变得有些困难但并非不可能。正如能够提供优质 IOL 服务的综合眼科医师团队可能会与当地的屈光医师合作一样，青光眼专家也应该与屈光医师形成类似的关系。

进行屈光性白内障手术的花费是很高的，但是对于经济上受限的患者来说，有时候可以通过角膜曲率测量以及一支标记角膜散光轴向的标记笔这样的方式来减少成本。

高端人工晶状体可以在没有准分子激光支持的情况下让许多患者从中受益，享受其由远到近的视觉潜能。目前 FDA 进行的临床试验中有一种可调光的 IOL[5]，这种 IOL 使得超声乳化 IOL 植入患者在手术后的近期时间内可以调整其术后屈光度。

青光眼患者术后的眼压高峰

值得注意的是，各种外科手术干预均可以使术后眼压升高（表 29-2）。

表 29-2　不同手术中眼压升高的程度

手术种类	眼压升高	眼压升高持续时间
超声乳化手术	>60 mmHg	5 ～ 30 分钟
飞秒辅助白内障手术	14 mmHg	30 ～ 120 秒
飞秒辅助 LASIK 手术	130 mmHg	30 ～ 90 秒

在超声乳化手术中，在超声乳化和灌注/抽吸过程中眼压可以升高到 60 mmHg。飞秒手术中的眼压升高取决于手术类型，因为保持吸力的压力不同。对于飞秒白内障手术，IOP 升高程度低于飞秒激光辅助原位角膜磨镶术（laser-assisted in-situ keratomileusis, LASIK），分别为 14 mmHg 和 130 mmHg。

为了避免飞秒 LASIK 中眼压升高超过 100 mmHg，可以为患者提供光性屈光性角膜切削术（photorefractive keratectomy, PRK）作为替代方案。在上述任何一种手术下，医师都应该注意由于角膜变薄对 IOP 测量的人为影响。应告知患者薄角膜和眼压之间的关系，以便他们可以告知将来接诊的眼科医师，并恰当地调整眼压。

独眼患者

独眼患者需要特别注意，建议他们在白内障手术后佩戴保护眼镜，对这些患者仍然可以考虑不戴眼镜的矫正方案。独眼患者如果是身体健康状态良好并且愿意佩戴保护眼镜，则可以为其提供高端 IOL。这些患者从最佳视力中获益时，存在的风险也较低。也有人认为既然目标是良好的裸眼视力，手术医师就应该为这些患者提供一种无须保护眼镜的方法。尽管如此，以最佳视觉潜力为目标仍然是患者的最佳利益所在。

病　例

一名 59 岁的女性因眩光而出现夜间驾驶困难来就诊。10 年前，她接受了近视 LASIK。她有青光眼家族史，每晚都会双眼使用拉坦前列素。

她的最佳矫正视力双眼均为 20/40，但在明亮状态下视力降至右眼 20/150 和左眼 20/200。她的眼压双眼均是 15 mmHg，之前确定的目标眼压是双眼略高于 15 mmHg（LASIK 术后设定的目标眼压）。

眼科相关检查结果包括房角开放，伴有少量色素沉着，1+核性白内障伴2+后囊下白内障，C/D为双眼0.9。视野和角膜地形如图29-1和图29-2所示。双眼视神经和黄斑的光学相干断层扫描（OCT）是正常的。

由于患者有LASIK手术史，仔细评估她的目标视力非常重要。她的爱好包括打网球和电脑游戏。她说自己喜欢读书，但并不是一个狂热的读者。她说非常希望减少对眼镜的依赖，并希望术后不要戴眼镜。

鉴于此背景，我们跟她讨论了植入可调节人工晶状体（Crystalens）。虽然可以考虑多焦点人工晶状体，但我们担心会降低对比敏感度。此外，Crystalens是散光IOL，可以在白内障和iStent手术时同时矫正角膜散光。

术中使用眼部反应分析仪来确认和指导散光人工晶状体的轴向放置。她的主视眼右眼的目标屈

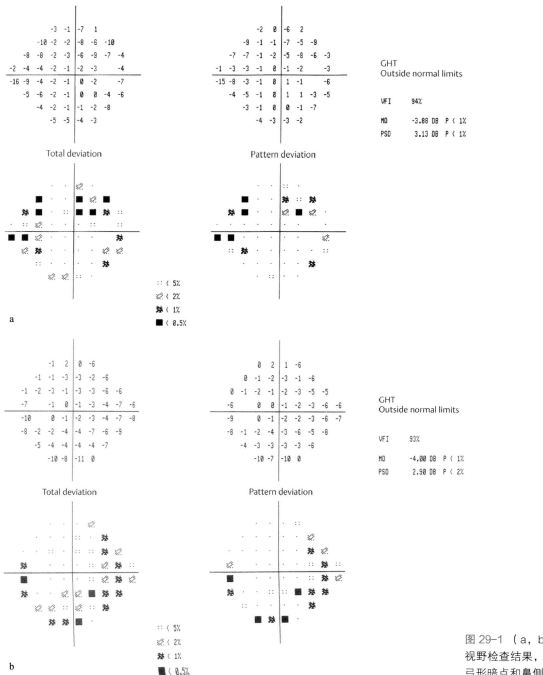

图 29-1 （a，b）患者就诊时的视野检查结果，双眼表现为早期弓形暗点和鼻侧阶梯

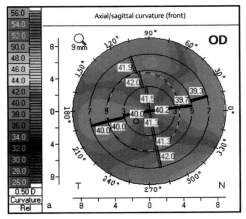
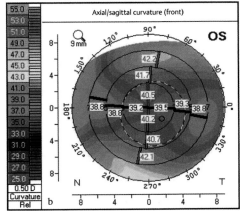

图29-2（a，b）患者就诊时的角膜地形图结果。表现为很规则的散光以及较平的角膜曲率（患者有近视LASIK手术史）

光度为正视，非主视眼左眼的目标屈光度为−0.5 D球镜。

术后1个月，她的视力为右眼20/25，J5和左眼20/60，J3。她的验光结果是右眼平光−0.50×160和左眼−0.75球镜。尽管她自行停止拉坦前列腺素治疗，但她的双眼眼压仍然保持在16 mmHg。鉴于她的IOP仍在目标眼压水平，建议她可以继续停用拉坦前列腺素。

术后3个月，患者说她的远视力不理想。右眼视力为20/30，但经−0.25−0.50×175矫正后为20/20。

跟患者讨论右眼尝试光性屈光性角膜切削术（PRK），患者选择接受治疗。在PRK之后，她的右眼裸眼视力为20/20，她对该视力非常满意。

患者眼压一直保持在她的目标IOP范围，此后她继续随访青光眼。她的视野保持稳定，她对自己的视力很满意。

结　　论

随着时间的推移，患者对治疗的期望不断提高。随着患者年龄的增长，他们面临着多种并存疾病。作为青光眼领域专家，重要的是要记住，治疗青光眼时，还有治疗屈光不正的潜力和机会。

将屈光不正和青光眼共同考虑，有助于我们实现患者的最佳视觉收益。许多手术医师在面对可能视力丧失的青光眼患者时犹豫是否使用高端人工晶状体，而事实却是患者完全可以在这种能够最大化提高视力的选择中获益。

参考文献

[1] Gedde SJ, Herndon LW, Brandt JD, Budenz DL, Feuer WJ, Schiffman JC; Tube Versus Trabeculectomy Study Group. Postoperative complications in the Tube Versus Trabeculectomy (TVT) study during five years of follow-up. Am J Ophthalmol 2012;153:804–814.e1

[2] Samuelson TW, Katz LJ, Wells JM, Duh Y-J, Giamporcaro JE; US iStent Study Group. Randomized evaluation of the trabecular micro-bypass stent with phacoemulsification in patients with glaucoma and cataract. Ophthalmology 2011;118:459–467

[3] McKendrick AM, Sampson GP, Walland MJ, Badcock DR. Contrast sensitiv-ity changes due to glaucoma and normal aging: low-spatial-frequency losses in both magnocellular and parvocellular pathways. Invest Ophthalmol Vis Sci 2007;48:2115–2122

[4] Souza CE, Muccioli C, Soriano ES, et al. Visual performance of AcrySof ReSTOR apodized diffractive IOL: a prospective comparative trial. Am J Ophthalmol 2006;141:827–832

[5] Ford J, Werner L, Mamalis N. Adjustable intraocular lens power technology. J Cataract Refract Surg 2014;40:1205–1223

30 小梁网旁路手术：Hydrus
Trabecular Bypass: Hydrus

Husam Ansari and Reay H. Brown

Hydrus微支架（Ivantis, Inc., Irvine, CA）是一种青光眼微小切口手术（MIGS）装置，旨在降低眼压（IOP），同时避免传统青光眼滤过手术的并发症。Hydrus微型装置在MIGS装置中是独一无二的，因为它不仅提供小梁旁路通路，而且可以支撑Schlemm管3个钟点范围位置，其上方的小梁网得到拉伸，使房水更容易进入下游集液管通道。本专题系统介绍了Hydrus手术技术、患者选择和初步临床结果。

病　　例

一名79岁的原发性开角型青光眼（POAG）女性患者主诉左眼视力下降。由于迎面而来的车灯眩光，影响夜间阅读和驾驶。目前使用局部β受体阻滞剂和前列腺素拟似物控制青光眼。患者希望通过白内障手术来改善她的视功能，另外尽管她坚持药物治疗，但仍希望能够减少对青光眼局部用药的依赖。术前，她具有轻度近视和散光，最佳矫正视力（BCVA）为20/60，眼压为15 mmHg。晶状体中度核硬化，房角开放4级，小梁网（TM）中度色素沉着。视盘下方盘沿可见切迹，视野测试结果显示上方鼻侧阶梯。鉴于患者使用两种药物控制的中度POAG和明显影响视功能的白内障，确定患者是白内障摘除联合Hydrus植入手术的良好候选者。

患者左眼顺利进行了白内障摘除、人工晶状体植入和Hydrus微支架植入。Hydrus微支架放置在鼻侧房角。她的术后病程较为顺利，BCVA得到稳定改善，术后立即停用了局部青光眼药物。手术后2年，她的裸眼视力为20/20，眼压为15 mmHg，不使用任何青光眼药物，而且Hydrus微支架位于其原位。

Hydrus 微支架

Hydrus微支架是一种8 mm长镍钛合金植入物，通过3种机制增强房水流出（图30-1）。首先，装置的远端穿过TM并停留在Schlemm管（SC）中，同时，装置的近端（入口）保持在前房（AC）中，提供从AC到SC无阻碍的房水流动。其次，装置前面的3个窗口拉伸小梁网，为沿着装置的3个钟点位置长度的TM提供房水流出的替代路径。第三，装置支撑SC，便于房水沿着装置进入Schlemm管中的房水进入下游集液管通道。扩展的支撑概念将Hydrus与iStent（Glaukos Corp., Laguna Hills, CA）区分开来，后者是一种先前FDA批准的MIGS装置，其机制也是针对小梁旁路，iStent虽然有一个半管腔的部分放入SC，但其支撑SC的跨度较短。

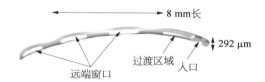

图30-1 Hydrus 微支架。一旦装置插入 Schlemm 管，远端窗口位于 Schlemm 管中并拉伸小梁网，而入口和近端部分保留在前房中以提供小梁旁路（由 Ivantis, Inc. 提供）

临床前研究结果已显示微支架在非人类灵长类动物和兔子中具有优异的长期生物相容性，并且可以增加房水流出易度，降低流出阻力，并在人尸体眼中维持集液管开口的通畅[1-5]。在前房角镜辅助下，通过透明角膜切口，使用预装的手持式植入器可以直观地植入该装置，并且容易与超声乳化白内障摘除术联合（图30-2）。

患　者　选　择

Hydrus微支架的适应证为使用1种或2种局部

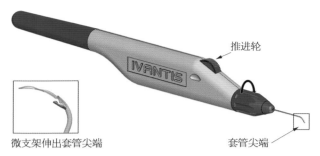

微支架伸出套管尖端　　　　　　　　　套管尖端

图 30-2　Hydrus 微支架植入器。转动蓝色转盘使得装置尖端旋转以对准 Schlemm 管长轴。手术医师使用示指旋转推进轮来植入装置（由 Ivantis, Inc. 提供）

药物能够控制的轻至中度开角型青光眼，目标眼压在 15 mmHg 左右，小梁网具有中度色素沉着，并且需要白内障手术。这些患者已经决定通过白内障手术以改善视力，此时可以建议联合 Hydrus 植入手术。该手术对原先白内障手术风险增加很小，目的是降低患者的眼压并减少或消除他们对青光眼药物的需求。TM 色素沉着将有利于手术医师对前房角靶组织的观察，使得 Hydrus 更容易放入 SC 内。

手 术 技 巧

接受 Hydrus 植入联合白内障手术患者的术前用药与常规白内障手术一致。可以使用表面或球后麻醉。在白内障摘除和人工晶状体植入后，前房内注射缩瞳剂有助于看清房角。随后 AC 用黏弹剂填充。

接下来，必须摆好患者和手术显微镜的位置。手术医师通常坐在患者颞侧，当然医师坐在患者头端也可以。显微镜应向手术医师倾斜 30° ～ 40°，同时患者的头部向远离手术医师方向倾斜 30° ～ 40°（图 30-3）。在患者和显微镜以这种方式定位的情况下，通过手持式直接房角镜可以很好看清鼻侧房角。

在将植入器伸入眼内之前，手术医师必须先检查几个步骤以确保装置的平稳植入。手术医师的示指放在植入器的推进轮上，将手腕旋转到最舒适的任何位置，然后旋转植入器尖端转盘使其保持最佳的展开角度。将套管尖端浸入黏弹剂中然后通过旋转推进轮部分地前进，接着缩回微支架来润滑支架。在即将进入眼之前，手术医师应确保微支架的远端在套管尖端中可见但不从套管伸出（图 30-4）。将装置的远端放置在该"就绪"位置，确保一旦套管穿过小梁网后所需要旋转推进轮的幅度最小。

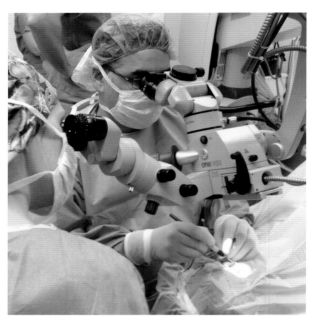

图 30-3　角膜放置房角镜之前的手术位置。手术显微镜向手术医师倾斜 30° ～ 40°，同时患者的头部与手术医师倾斜 30° ～ 40°

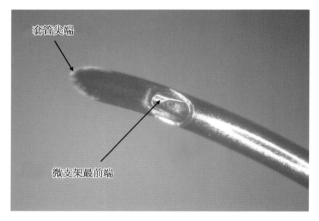

套管尖端

微支架最前端

图 30-4　"就绪"位置。Hydrus 的远端向前推进，可以在套管的尖端看到（由 Ivantis, Inc. 提供）

对于右利手的手术医师，角膜切口的最佳位置是与子午线呈 45°。可以使用白内障手术的切口。但如果白内障手术切口不在最佳定位，则应另做一个 1.5 mm 的切口。套管应从瞳孔边缘穿过前房（不要越过瞳孔中心）朝向鼻侧房角的 135° 子午线（图 30-5）。在 135° 子午线处开始植入，可以完整显示微支架全部 3 个钟点长度，而无须在植入期间重新调整房角镜。

在 TM 处，套管的尖端朝向 Schwalbe 线向前倾斜并且刺入 TM 中（图 30-6）。用示指旋转推进轮推进微支架。在不移动眼内植入器的情况下旋转方

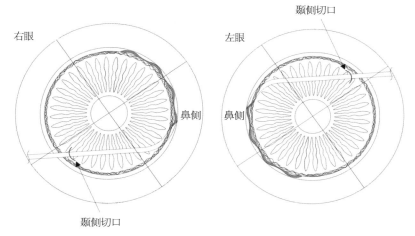

图 30-5　套管应与瞳孔边缘相切穿过前房（AC），以确保无须调整房角镜就可以观察到整个微支架的全长（由 Ivantis, Inc. 提供）

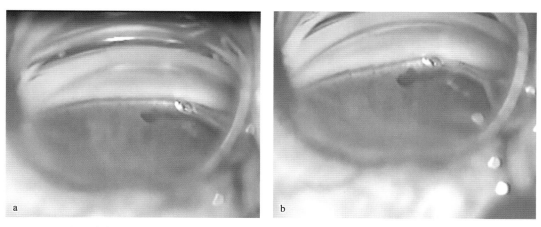

图 30-6　（a）术中照片显示套管尖端接近小梁网的角度。（b）套管尖端刺入小梁网并开始放置微支架

向盘至关重要。当支架的窗口从尖端出来时对它们进行计数会很有帮助。一旦看到第三个窗口，手术医师就可以准备释放微支架。旋转推进轮直至推不动，然后稍微向后拨动轮子，使植入器与微支架脱离，通过将植入器在角膜切口内轻微向后旋转，植入器完全脱离微支架并从眼内取出。如果需要，可以使用眼内钩来调整微支架在 SC 内的位置。理想的最终位置是 TM 切口正好位于微支架的过渡区域，所有三个窗口均位于 SC 中以及房水入口位于前房内（图 30-7）。最后，吸除黏弹剂并根据切口稳定性用水密或缝线来关闭角膜切口。

并 发 症

Hydrus 手术可能会遇到的问题与所有内路房

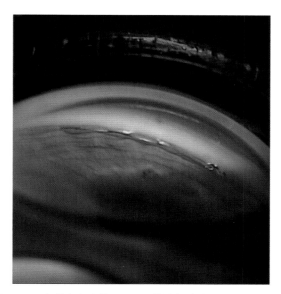

图 30-7　在前房角内的 Hydrus 微支架（由 Jason Jones 医师提供，Sioux City, IA）

角手术所面临的问题相同：建立和维持清晰的房角图像、识别TM、角膜皱褶条纹、血液反流、手术医师的学习曲线和患者的意外动作。用黏弹剂填充前房准备植入微支架之前，使用Barraquer 15～21 mmHg术中眼压计（Ocular Instruments, Inc., Bellevue, WA）可以帮助确保IOP足够高以避免角膜在手术期间产生褶皱，同时也不会因为眼压过高导致SC塌陷，使得微支架植入困难。如果TM颜色较浅，可以通过血液反流来识别它，或者可以使用台盼蓝来染色小梁网。使用台盼蓝染色，即使是非色素的小梁网也可以轻松识别。

Hydrus微支架的长度较长，以及需要将其完全伸入到SC狭窄管腔可能会对这种术式带来特别的挑战。手术医师需要在整个手术过程中保持房角3个钟点位置的可见性。在植入过程中，患者或手术医师的任何突然或过度移动都可能导致不正确的插入。在进入眼睛之前将微支架的远端尖端置于套管内的"就绪"位置对于尽量缩短植入时间至关重要。如果患者的眼球动作幅度过大妨碍了安全插入，可以将表面麻醉转换为球后麻醉，再尝试重新插入。如果微支架没有正确进入SC，则可能比预期更早发现推进轮推不动了，表明微支架远端的尖端遇到无法穿透的组织。或者套管尖端可能从TM切口处被推开，支架中间和近侧的窗口出现在AC中而不是在SC中。在可能的情况下，必须在将支架从植入器释放之前发现这种情况，以便收回微支架并在另一个位置重新放置（通过原角膜切口或在不同子午线处的新的角膜切口）。一旦释放，微支架就不容易重新装载到植入器上。

术后处理

本手术的术后处理与通常的白内障手术术后处理相同，包括：局部使用类固醇、非甾体抗炎药物和抗生素药物，并在手术后1天、1周和1个月进行随访。手术后可以立即停用青光眼药物，并根据眼压变化需要暂时或长期地逐渐添加。

临床结果

Hydrus微支架植入临床研究的初步结果表明，在降低眼压和减少青光眼药物的同时，不良事件发生率低且严重程度低。Pfeiffer及其同事[6]将轻至中度POAG［定义为术前Humphrey视野检测的平均偏差（MD）值不低于-12 dB］的患者随机分入Hydrus植入联合白内障手术组（治疗组）或单纯白内障手术组（对照组）。将100名患者的100只眼以1∶1的比例随机分配到两个组，随访2年，并在基线、12个月和24个月时测量不用青光眼药物的昼夜IOP。与对照组相比，治疗组不用药物的平均昼夜IOP显著较低（16.9±3.3 mmHg *vs.* 19.2±4.7 mmHg），同时使用的平均药物数量也较少（0.5±1.0种 *vs.* 1.0±1.0种）。此外，与对照组相比，治疗组中不用药物IOP降低20%的患者比例更高（80% *vs.* 46%），治疗组24个月不使用青光眼药物的患者比例显著高于对照组（73% *vs.* 38%）。这项研究证实微支架是安全的。随访中没有微支架移位、重新放置或取出的病例。在该研究治疗组的50名患者中有2名患者术后出现了超过基线眼压水平10 mmHg的眼压高峰。与微支架相关的最常见不良事件是在支架入口附近（50名患者中有9名）的局灶性（小于1个钟点）虹膜周边前粘连（PAS）。但是，没有观察到这些PAS对IOP或药物使用的影响。

Tetz及其同事的另一项研究[7]评估了单独Hydrus植入与Hydrus-白内障联合手术对轻度、中度和晚期POAG，以及假性剥脱性青光眼和色素性青光眼患者的疗效。在这项研究中，40名患者接受了单独Hydrus植入。在该组中，平均眼压从基线时的21.6 mmHg降至24个月时的18.3 mmHg。此外，使用的平均药物数量从基线时的1.7种降至24个月时的0.4种。联合手术组产生的结果与Pfeiffer及其同事的研究结果相似。

最近刚完成患者入组的美国食品药品管理局（FDA）批准的关键研究结果与Pfeiffer及其同事的研究结果相似[8]。这表明美国FDA可能批准Hydrus微支架植入应用在轻至中度POAG患者，并必须与白内障手术联合实施而不是作为独立手术实施，也不适用于晚期POAG患者。随着将来手术经验的增加和更多数据的积累，可能可以考虑在人工晶状体眼患者使用Hydrus微支架植入或作为单独手术进行。

结　论

Hydrus微支架将成为青光眼外科手术装置的

绝佳补充。该技术的学习曲线与针对前房角的其他内路手术相当，并且装置特异性并发症很少见。有大量的实验室证据和越来越多的临床证据表明，Hydrus是安全的并且能够有效地降低IOP。Hydrus微支架，无论是单独植入还是与白内障手术相联合，都有可能通过降低眼压或减少青光眼药物的数量来减轻青光眼患者的治疗负担。

财务声明

Husam Ansari获得了Ivantis, Inc.和Allergan, Inc.的研究支持。

Reay H. Brown已收到Ivantis, Inc., Transcend, Inc.和Allergan, Inc.的咨询费。他从Rhein, Inc.获得版税，并向Glaukos, Inc.出售专利权。

参考文献

[1] Grierson I, Saheb H, Kahook MY, et al. A novel Schlemm's canal scaffold: histological observations. J Glaucoma 2015;24:460–468

[2] Camras LJ, Yuan F, Fan S, et al. A novel Schlemm's Canal scaffold increases outflow facility in a human anterior segment perfusion model. Invest Ophthalmol Vis Sci 2012;53:6115–6121

[3] Gulati V, Fan S, Hays CL, Samuelson TW, Ahmed II, Toris CB. A novel 8-mm Schlemm's canal scaffold reduces outflow resistance in a human anterior segment perfusion model. Invest Ophthalmol Vis Sci 2013;54:1698–1704

[4] Hays CL, Gulati V, Fan S, Samuelson TW, Ahmed II, Toris CB. Improvement in outflow facility by two novel microinvasive glaucoma surgery implants. Invest Ophthalmol Vis Sci 2014;55:1893–1900

[5] Johnstone MA, Saheb H, Ahmed IIK, Samuelson TW, Schieber AT, Toris CB. Effects of a Schlemm canal scaffold on collector channel ostia in human anterior segments. Exp Eye Res 2014;119:70–76

[6] Pfeiffer N, Garcia-Feijoo J, Martinez-de-la-Casa JM, et al. A randomized trial of a Schlemm's canal microstent with phacoemulsification for reducing intraocular pressure in open-angle glaucoma. Ophthalmology 2015; 122:1283–1293

[7] Tetz M, Pfeiffer N, Scharioth G, et al. Two-year results from a prospective multicenter study of a Schlemm's canal scaffold for intraocular pressure reduction in patients with open-angle glaucoma undergoing cataract surgery. J Cataract Refract Surg 2015; in press

[8] Samuelson TW. Twenty-four month results from a multi-center study of Hydrus as a stand-alone therapy. The HYDRUS I trial. Presented at the American Society of Cataract and Refractive Surgeons annual meeting, San Francisco, 2013

31 准分子激光小梁造口术
Excimer Laser Trabeculostomy

Michael S. Berlin

病 例

病例 1：房角镜辅助下单独准分子激光小梁造口术

一名71岁的女性开角型青光眼（OAG）患者，同时伴有双眼白内障。她的右眼即便使用了最大耐受剂量的局部用药仍无法良好控制眼压：睡前使用1次拉坦前列腺素，多佐胺和噻吗洛尔固定复方合剂每天2次，眼压（IOP）为28 mmHg。她的双眼矫正视力（VA）为20/40。双眼C/D为0.7，视野和视盘凹陷都符合中度青光眼性损害，并均有进展。我们与患者讨论了目前可选的手术方案，包括晶状体摘除术、小梁切除术、晶状体摘除术联合小梁切除术和准分子激光小梁造口术（excimer laser trabeculostomy, ELT），而最终晶状体手术可以排在后面。

患者的右眼接受了房角镜辅助下的准分子激光小梁造口术。根据当前常用的10通道手术规程，在小梁网（TM）上制作了10个通道通到Schlemm管（SC）中。

术后第1天的眼压为21 mmHg，术后用药包括地塞米松和庆大霉素，并停用了青光眼药物。术后房角镜检查小梁网内的激光制作的通道。最初，孔呈圆形，随着时间推移变成椭圆形，边缘有轻微的色素沉着。在ELT后1个月，患者的眼压为16 mmHg，不用药物治疗。在3个月时，她的眼压为14 mmHg，不用药物治疗。术后1年时，她的眼压为12 mmHg，比术前眼压降低了57%。2年后，小梁网上依然能看到激光孔，不用药的眼压为16 mmHg，患者接受了晶状体摘除加人工晶状体（IOL）植入术。5年后，她眼压仍然保持在15～17 mmHg的范围内，即使在第二次眼内手术后，不用药物治疗的眼压依然比基线下降了39%（图31-1）。

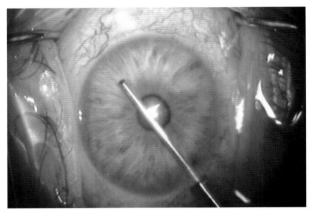

图 31-1 有晶状体眼准分子激光小梁造口术（ELT）。在房角镜辅助下，ELT 探针穿过前房（AC）。在前房穿刺并使用黏弹剂（OVD）加深前房之后，将探针置于眼内，然后在房角镜辅助下进行，在小梁网上制作 10 个通道通到 Schlemm 管（SC）管腔内（由 U. Giers, Germany 提供）

病例 2：超声乳化联合房角镜辅助下准分子激光小梁造口术

一名73岁的男性患者以要求白内障手术为主诉就诊，他的左眼具有致密的白内障，并患有OAG。视野（visual field, VF）有明显缺损和明显的视杯扩大，C/D为0.8。首次就诊时，使用α受体激动剂（溴莫尼定）的眼压为25 mmHg。他使用该药物治疗方案近10年，青光眼病情稳定，没有进展。医师建议他在白内障手术时，可以选择联合ELT以减少术后对青光眼药物的需求。

通过2.4 mm透明角膜切口进行超声乳化，过程顺利，然后进行ELT。术后治疗包括0.1 mg/mL磷酸地塞米松加0.3 mg/mL妥布霉素固定复方滴眼液每天4次，连续4周。他术前不用药状态下的眼压为27 mmHg。术后眼压在第1天为12 mmHg，1个月为11 mmHg，1年为12 mmHg，2年为14 mmHg，3年为13 mmHg，IOP比基线下降53.0%。患者的VA从术前20/100改善至1个月20/20、1年20/25，并在整个3年随访期间保持稳定。除了稳定的VA

外，患者的眼压在过去3年中也保持稳定，患者在此期间不需要使用任何局部降眼压药物。虽然主要的诊断和治疗是针对成熟的白内障，但是如预期的那样联合ELT比单独的白内障手术更能降低眼压，以减少患者的局部用药需求。这一目标已成功实现（图31-2）。

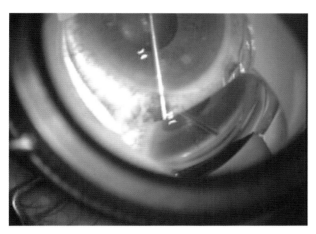

图31-2　晶状体摘除联合ELT。在超声乳化和植入人工晶状体（IOL）后，通过超声乳化切口或穿刺切口，在房角镜辅助下将ELT探针伸入前房，接触小梁网（TM）并制作进入SC腔的10个通道（由U. Giers, Germany 提供）

病例3：超声乳化联合内镜辅助下准分子激光小梁造口术

　　一名83岁的男性患者左眼具有中度白内障和早至中期OAG，患者已经使用了最大耐受剂量的青光眼药物，包括前列腺素拟似物、β受体阻滞剂和碳酸酐酶抑制剂，并伴有进展性青光眼视野缺损。就诊时，他的左眼眼压为15 mmHg。他接受了10多年的药物治疗，从单药治疗逐渐增加到目前的治疗方案。然而，即使使用最大量的药物，他的视野缺损仍在继续发展。他选择进行超声乳化联合内镜下ELT。左眼术前不用药的眼压为29 mmHg。

　　在超声乳化联合ELT后，患者的视力从20/40提高到20/25。在手术后1周，不用药的眼压为14 mmHg，并且保持稳定超过2年，没有进一步的视野进展。他的术后药物治疗包括0.1 mg/mL磷酸地塞米松和0.3 mg/mL妥布霉素固定复方滴眼液每天4次，并在4周的时间内逐渐减量。该患者的ELT是通过内镜进行的，通常能够比前房角镜更好地观察小梁网。在联合手术病例中，ELT一般在白内障手术之后进行，通常认为内镜下ELT是比前房角镜下ELT更好的替代方案，因为在白内障手术结束时可能出现角膜水肿或后弹力膜褶皱，这尤其在硬核白内障术后非常常见。此外，通过超声乳化的2.4 mm透明角膜隧道切口可以直接插入内镜而无须进一步扩大切口。

　　即便该患者的白内障仅是中度的，但由于患者接受最大耐受剂量药物治疗以及进展性青光眼视野损害，联合手术依然是很好的选择。通过ELT联合白内障手术可以降低眼压和对药物需求。当通过角膜用房角镜观察前房角不满意时，例如患有严重角膜瘢痕、角膜带状变性或角膜移植失败的患者，ELT的内镜方法都是很好的选择（图31-3和图31-4）。

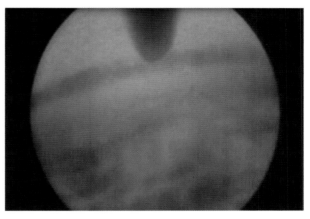

图31-3　晶状体摘除联合ELT。在超声乳化和植入IOL后，通过超声乳化切口或穿刺切口，将同轴ELT探针在内镜控制下（或内镜和单独的ELT探针）穿过前房接触TM，以制作10个进入SC的通道

手　术

　　准分子激光小梁造口术是一种青光眼微小切口手术（MIGS）。由于308 nm的氯化氙准分子激光的精确度及其高效的非产热激光/组织相互作用特性，可用于去除阻碍房水流出的组织。另外，ELT不会引起愈合反应，重新建立通过TM的生理房水流出通路，使IOP持续降低。ELT通过透明角膜切口进行，可以使用房角镜或内镜直接观察目标组织，为手术医师提供即时反馈。与更具侵入性的青光眼手术（如小梁切除术）相比，ELT在降低眼压和降低降压药物需求方面几乎同样有效，同时创伤小得多。保留结膜不受破坏是该技术的主要优点，因为

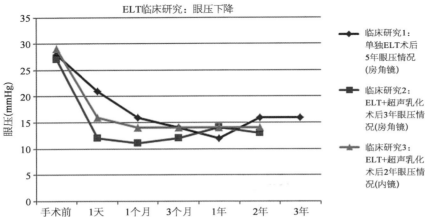

ELT临床研究：眼压下降

临床研究1：
单独ELT术后
5年眼压情况
（房角镜）

临床研究2：
ELT+超声乳化
术后3年眼压情
况（房角镜）

临床研究3：
ELT+超声乳化
术后2年眼压情
况（内镜）

图 31-4 不同 ELT 临床研究结果比较。IOP，眼压

随着患者病情进展，今后可能需要接受小梁切除手术。这种MIGS是青光眼和白内障医师的另一种选择，它提供了良好的安全性，IOP快速稳定的下降以及临床验证的长期疗效，对患者的生活质量产生最小的负面影响。因此，它可能成为局部青光眼药物治疗的替代选择，长期药物治疗的问题包括：高成本、依从性问题以及长期使用药物所致的局部和全身副作用。

ELT的机制类似于193 nm紫外线（UV）准分子激光用于角膜表面消融的概念。193 nm波长可以精确去除角膜组织，而不会使角膜胶原蛋白热降解，从而确保透明度，这些特点都保证了屈光手术的成功。然而，这种193 nm波长激光对于前房内手术是无用的，因为它容易被角膜吸收并且不易被光纤传输。相比之下，308 nm紫外线准分子激光可以通过光纤传输，经过广泛的临床前实验，由于它不产热、精确靶向、可以内路造瘘等特点，成为ELT的首选波长。308 nm准分子激光的最初眼部应用是不愈合的内路巩膜造瘘术。ELT是在仔细测量前房（AC）和SC之间的距离并且量化激光/组织相互作用后开发的，能够用来制作非愈合ELT通道[1]。

既往那些旨在消除小梁网邻管组织（JCTM）和SC内壁房水流出阻力的手术，都是试图使用机械装置和热激光器对小梁网进行打孔。这些手术已被证明可以让房水在短期内绕过流出阻力位置。然而，由于该技术或装置的特性所导致的邻近组织损伤，这些手术的长期疗效往往不理想。相邻的组织损伤引起愈合反应，最终导致小梁网开口关闭。随着激光技术的发展，人们尝试使用了几种新型激光器，但没有一种可以实现开口长期有效开放。Krasnov[2]报道使用943 nm红宝石激光进行"小梁网穿刺术"取得了一定成功。其他激光小梁穿刺试验还包括 Hager[3] 使用氩激光（488+514 nm）和Fankhauser小组[4]使用Nd ∶ YAG激光（1 064 nm的连续波）。由于术后早期和晚期瘢痕形成，所有这些尝试都没有成功。这些激光小梁穿刺术也限制了后续手术的选择[5, 6]，因为它们导致局部组织的破坏和瘢痕形成。此外，由于较大的开口和显著增加的房水流出所导致的房水成分改变，增强了组织愈合反应。

与ELT不同，目前临床上使用的青光眼激光治疗主要是基于改善小梁网功能，而不是物理上绕过小梁网外流阻塞部位。在最初尝试使用激光内路小梁网穿孔或全层巩膜切开术后，Wise[7]发现连续波、长脉冲、氩激光（488+514 nm）可成功改善小梁网房水流出功能而无须穿孔。他们的氩激光小梁成形术（ALT）可以有效降低眼压，但该治疗通过对靶组织产生热损伤而起作用，因此导致TM的凝固性坏死。与ALT相比，激光小梁成形术（laser trabeculoplasty, LTP）现在更常用固态（532 nm，倍频Nd ∶ YAG）和二极管（810 nm）激光器。

比较这些激光疗效的研究表明，在功效、维持时间或重复性方面各种激光的差异很小。LTP在降低眼压方面的功效已在文献中有详细记载[8-10]。然而，长期研究表明，LTP的降眼压疗效随着时间的推移而降低，从1年时的77%成功率降低到5年时的49%，最后是10年时的32%[11]。

此外，选择性激光小梁成形术（SLT）依赖于短激光脉冲的选择性吸收，使产生的热量限制在TM色素细胞内[12, 13]。基于选择性光热解的原理，SLT使用Q开关，倍频532 nm Nd ∶ YAG激光器。激光Q开关可以将极短暂和高功率的光脉冲传递到目标组

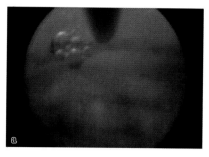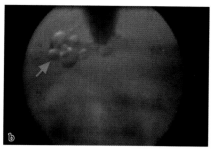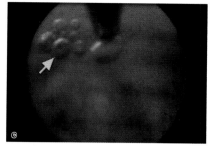

图 31-5 ELT 照片显示气体 Schlemm 管成形。（a）同轴内镜显示，在创建第一个开口之后，ELT 探针放置在拟制作第二个开口的小梁网上。注意第一个小梁网开口处的气泡。（b）第二个开口被创建到 SC 内。（c）在第一个 ELT 开口处观察到气泡膨胀，证实在两个开口间 SC 是通畅的（由 J. Funk, Zurich, Switzerland 提供）

织，即细胞内色素颗粒。细胞内能量吸收和短脉冲持续时间对于预防周围组织的损伤至关重要[14]。

开发 ELT 的目的是创建 TM 的长期、不愈合、解剖学旁路以绕过房水流出的阻力位置。一旦确定了靶组织解剖结构的参数[15, 16]、定位 SC，使用的 308 nm 波长激光的消融速率就最终确定了。目标组织解剖学考虑必须着重解决减少 SC 外壁的创伤，以最小化愈合反应。外壁内皮含有成纤维细胞，而内壁内皮则不含。避免 SC 外壁创伤对于长期建立并维持流出通道至关重要。另一个解剖学考虑因素是 SC 的内壁和外壁之间的间隙，其可以小于 20 μm。用于穿透内壁的工具的精度必须具有相同的比例，才能使其不会损伤外壁。激光穿透深度由脉冲数决定，类似于激光辅助原位角膜磨镶术（LASIK）中的穿透深度控制。SC 内壁的穿孔取决于 Schlemm 管与光纤尖端的距离，该距离由于光纤放置角度和压力的不同而变化。这个距离是通过众多临床前实验确定的[17, 18]。308 nm 准分子激光对该组织的消融精度为每脉冲 1.2 μm 的组织厚度，这使得 ELT 的功效得以实现。

在一项使用 308 nm 准分子激光作用于兔眼内路角膜缘巩膜的研究中，结果发现可以实现 IOP 的长期降低[19]。不像早期的热效应激光，这种 308 nm 波长的激光对组织的相互作用不太可能引起 TM 或巩膜中的瘢痕反应。此外，光纤传输系统直接与组织接触，确保了相邻组织对激光辐射的最小暴露并且能最大化消融的功效。目前，ELT 技术的发展基于以下证据：TM 和巩膜组织可以成功地移除而不引起邻近的组织损伤、瘢痕形成或通道闭合。高精度消融能够通过小梁网精确消融 SC 的内壁而不穿透 SC 的外壁。

不扰动结膜是 ELT 的另一个优点，因此随后可能的小梁切除术不会受到影响。与更多侵入性青光眼手术（例如小梁切除术）相比，ELT 在降低眼压和减少青光眼用药的使用方面几乎同样有效[19]。

ELT 还可能实现气体 Schlemm 管成形术。由于 TM 组织的光消融，无论使用内镜或前房角镜的 ELT 都可以看到在开口周围和光纤尖端形成气泡。从理论上讲，这个过程扩张了 SC。当房水流出阻力部位被消融后，气体能够通过 TM 中新形成的通道进入 SC。气体的压力使 SC 扩张，将 SC 外壁从光纤尖端推开，扩张相邻的集液管通道以改善房水流出，从而降低 IOP。观察气泡从相邻小梁网开口冒出证实了 SC 的连续性。该假设尚未通过实时成像或组织学研究得到证实。通过研究将提高我们对这些气泡对手术影响的理解，并进一步改善手术结果（图 31-5）。

手术的合理性

MIGS 使用 1 ～ 2 mm 的微小切口，可以很容易地与白内障手术相结合。微小切口有助于术中维持前房，保持正常的眼部解剖结构，最大限度地减少术后屈光状态的变化（不容易引起散光），并增加手术安全性。小梁切除术的创伤性以及术后严重并发症的发生率限制了其对晚期和顽固性青光眼患者的使用。由于药物成本、患者依从性和防腐剂毒性等问题，药物治疗也有局限性。因此，临床需要一些可有效治疗轻至中度青光眼的治疗方法。近年来，已经开发了几种 MIGS 来填补传统治疗方案中的空白。所有这些手术都有优点和缺点，但目前的技术都没能满足以下所有要求：① 内路、微小切

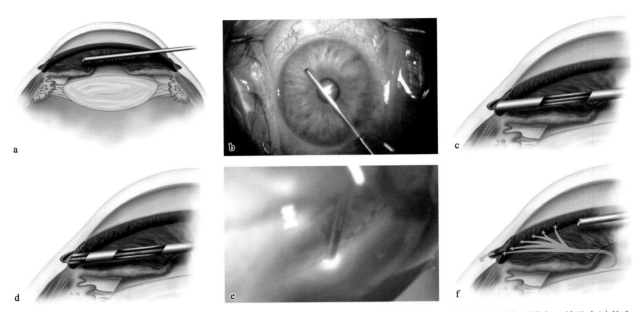

图 31-6 准分子激光小梁造口术的示意图和术中照片。(a~c)通过透明角膜穿刺切口将激光纤维伸入前房,并且穿过前房到达对侧的小梁网。(d)当光纤尖端与 TM 接触并稍微压迫 TM 时,启动激光脉冲。(e)由紫外线(UV)激光脉冲产生的组织荧光可以通过房角镜观察到。(f)一系列直径约 180 μm 的激光通道,每个激光通道都能让房水从前房流入 Schlemm 管(b图,e图:由 G. Giers, Germany 提供)

口。② 创伤小。③ 疗效(即降低眼压和减少药物使用)。④ 快速恢复。⑤ 安全性高。

在 Berlin 等[18]的临床前开发后,ELT 首次于1997年由 Vogel 和 Lauritzen[20]在临床上应用。ELT通过降低小梁网邻管组织(JCTM)和 Schlemm 管内壁的房水流出阻力来治疗 OAG,该部位是 OAG眼压升高的最主要房水流出阻力位置[20, 21]。TM 本身提供60%~80%的房水流出阻力[22]。使用特定的激光参数,ELT 通过不产热光消融的方式去除人体组织,激光使有机结构变性而不会产生不希望的边缘坏死[23]。ELT 消融了葡萄膜巩膜、角膜巩膜、邻管小梁网以及 SC 的内壁,不会损伤 SC 外壁或集液管道[24],不形成滤过通道以及滤过泡[17, 25, 26]。

ELT 可以在门诊通过局部麻醉进行(例如:表面、球周或眼球后麻醉)。在前房穿刺并用黏弹剂支撑前房后,伸入光纤探针,穿过前房并与 TM 直接接触(图31-6)。使用房角镜或内镜通过直接观察来控制探针的位置。在目前的手术常规中,一般在 SC 中制作6~10个通道(图31-7)。

多通道手术方法确保至少有几个通道进入 SC,并且 ELT 光纤进入前房就可以轻松制作,只需沿着小梁网逐个制作。如果 SC 不容易分辨,则可能无法制作进入 SC 的通道。造成 SC 定位不准确有很多

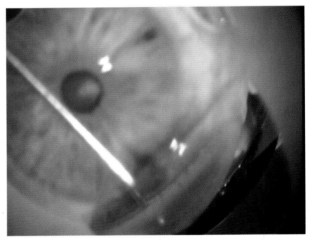

图 31-7 在制作通道时 ELT 探针与 TM 接触的照片。前房内注入黏弹剂后,当 IOP 升高大于上巩膜静脉压时,SC 可能不可见(由 U. Giers, Germany 提供)

原因,例如在 TM 外看不到 SC(如当 SC 被压缩并因此管内没有可见血液时),或者如果探针定位不良导致创建通道失败(可能由于 SC 定位不准,或者由于小梁网厚度、SC 位置和角度的生理变化,在手术中消除规定深度的固定数量的脉冲不能去除足够的 TM 形成穿孔)(图31-8)。

然后移除探针并通过灌注/抽吸除去黏弹剂。最常见的手术部位是,从上方或颞上方插入探针,

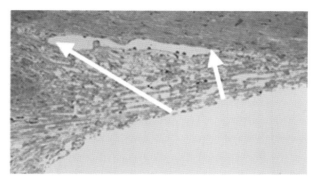

图 31-8 并非所有 ELT 激光消融都能进入 SC。由于固定数量的脉冲去除固定的组织深度是一定的，确保每个 ELT 通道都能从前房到 SC 内的关键因素包括清晰分辨 SC 和探针的角度。箭头指向 Schlemm 管的前端和后端，小梁网完整

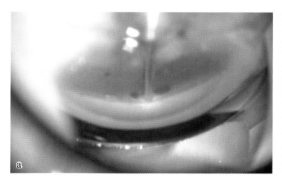
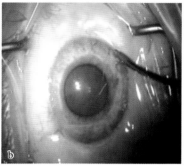

图 31-9 （a）房角镜下观察到来自 SC 的血液证实了合适的 SC 定位和消融深度。在激光的过程中，偶尔可见组织荧光。（b）探头尖端周围看到血液反流可证明通道是通畅的，并能以此计数进入 SC 的成功通道数量（由 U. Giers, Germany 提供）

激光通道位于下方或鼻下方。看到血液回流是确认通道进入 SC 的证据，一般不会造成严重后果（图31-9）。

患 者 选 择

ELT 可以显著降低轻至中度原发性开角型青光眼（POAG）、色素性青光眼或假性剥脱性青光眼患者的 IOP，这些患者 IOP 降低到 15 mmHg 左右就足够了。ELT 可以很容易地与白内障手术联合进行，对于那些无法坚持用药的患者也是一个很好的选择。晚期青光眼或正常眼压性青光眼的患者，他们所需要的目标 IOP 极低，一般要求 11～12 mmHg 甚至是个位数，这些患者可能并不适合 ELT。

ELT 的其他入选标准包括那些将要使用药物治疗、激光治疗和青光眼滤过手术的青光眼患者。既往的眼科手术史不是 ELT 的禁忌证（例如，无并发症白内障手术、视网膜激光手术、SLT、玻璃体切割术或眼外肌手术的历史）。

手 术 技 巧

使用 308 nm 的氯化氙（XeCl）激光器进行

ELT。激光器自动进行内部校准，并根据制造商的规格控制输出能量。与固态激光器不同，这种 XeCl 气体激光器需要较短的预热时间，此后就能保持输出能量稳定。无菌的一次性光纤传输系统与激光器连接（图 31-10）。然后在光纤尖端调节输出光束，以确保光纤尖端的能量超过组织消融阈值。控制台包括一个能够进行校准的功率计，校准在每个手术之前自动执行，类似于手术前校准超声乳化手柄。

手术采用表面、球周或球后麻醉。在一些特殊病例也可以在全身麻醉下进行。如果仅单纯做 ELT，术前滴用 2% 毛果芸香碱来收缩瞳孔。在有晶状体眼病患者中，这也有助于保护晶状体。也可以在术中

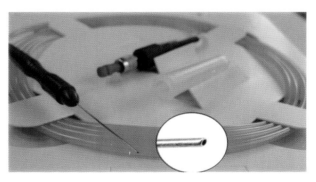

图 31-10 ELT 用的无菌 308 nm 氯化氙（XeCl）激光光纤（由 J. Junger, Germany 提供）

前房内注射miochol（乙酰胆碱10 mg/mL）。ELT以下列方式进行：

（1）在颞上方角膜缘制作1～1.5 mm的穿刺口（左眼就是2点钟方向，右眼就是10点钟方向）（图31-11）；在白内障和ELT联合手术中，可以利用白内障手术的隧道切口（2.0～2.4 mm）。

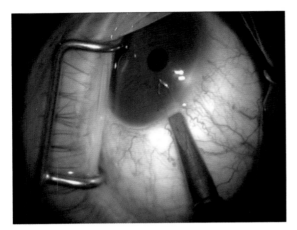

图31-11　在角膜缘制作穿刺口（由U. Giers, Germany 提供）

（2）从穿刺口注入黏弹剂（例如Healon）支撑AC（图31-12）。同时黏弹剂也加深了房角，即使在Shaffer分级2级的房角也能够完成手术。根据手术医师的偏好，通过注射黏弹剂可以使IOP不变或增加，从而通过让血液反流与否来实现SC的可见。

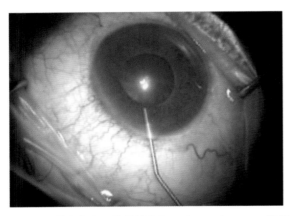

图31-12　前房内注入黏弹剂（由U. Giers, Germany 提供）

（3）激光探针从穿刺口插入AC（图31-13），在前房角镜（使用手术医师喜欢的房角镜）或内镜观察下（图31-14）推进到对侧房角。ELT探头可以与内镜同轴连接，或者可以使用另一个穿刺口伸入内镜。

（4）光纤尖端以含色素的TM为目标向前推进

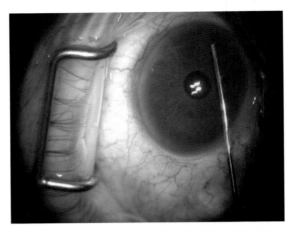

图31-13　激光探针从角膜缘穿刺口通过前房到达对侧小梁网（由U. Giers, Germany 提供）

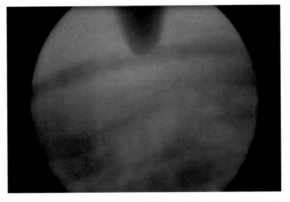

图31-14　内镜观察下的ELT探针。当眼压降低到上巩膜静脉压以下，可以看到SC（由J. Funk, Switzerland 提供）

并与TM接触。SC就是激光的目标，或者可以将光纤放置到前、中、后部小梁网区域，以确保激光通道可以进入SC。最常见的手术规范是在TM中创建10个ELT通道，分布在90°的区域内。

（5）发射激光，在每个治疗部位使用20 Hz的激光脉冲。每个脉冲将光纤尖端处的组织消融成气体。在每个通道的消融过程中，可以看到这些气泡在光纤尖端周围出现（图31-15）。

（6）几个脉冲后，通道制作完成，来自AC的房水绕过JCTM和SC的内壁引流到SC中。一旦通道制作完成，先前沿探针周围冒出的气体就会进入SC。这种"气体Schlemm管成形术"潜在扩张了SC和相邻集液管通道（图31-5）。

（7）然后重新定位探针尖端，以便制作新的通道。

（8）将探针从前房取出。

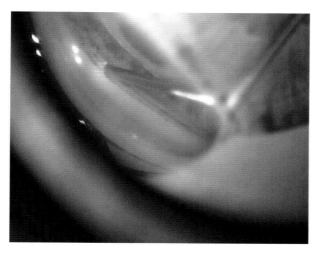

图 31-15　将探针定位接触并稍微压迫 SC 上的 TM 之后，释放激光，以每个治疗部位 20 Hz 激光脉冲进行。每个脉冲将光纤尖端处的组织转换成气体。在每个通道的制作过程中，可以看到气泡从光纤尖端周围冒出

（9）通过同轴或双手灌注/抽吸将黏弹剂从前房吸出（图 31-16）。

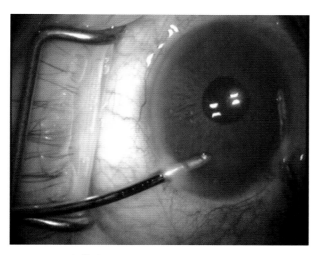

图 31-16　制作完 10 个 ELT 通道后，用平衡盐液（BSS）置换前房内的黏弹剂（由 U. Giers, Germany 提供）

（10）在黏弹剂/BSS 交换期间，通过形成临时医源性低眼压诱导 SC 的血液反流，可以确认小梁造口部位的通畅性（图 31-17）。

与白内障手术联合

对于患有 OAG 和白内障的患者，ELT 易与白内障手术联合进行，以产生比单独的白内障手术或 ELT 更大的 IOP 降低幅度。在透明角膜切口超声乳

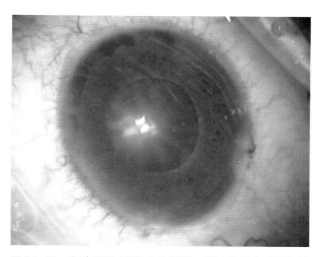

图 31-17　在黏弹剂/BSS 交换期间，通过诱导临时医源性低眼压使 SC 产生血液反流，可以确认小梁造口位置的通畅性，从而确认 ELT 通道的通畅性（由 U. Giers, Germany 提供）

化术中，ELT 易于操作。手术仅延长 2 ~ 3 分钟，无须额外的角膜切口。2.4 mm 或更大的角膜隧道足够进入内镜和激光探针的手柄。如果在治疗侧房角注射黏弹剂，则更有利于手术中的观察。其他步骤与前房角镜辅助的手术方法类似。对于有经验的白内障手术医师，可以很容易地学会 ELT。单独的白内障手术可使 IOP 降低约 4 mmHg[27]，但 IOP 降低的效果通常会在术后 1 ~ 2 年后消退[28]。另有一些医师认为白内障手术对眼压降低没有显著影响[29]。直接比较单纯 ELT 和 ELT 联合白内障手术的结果，证实了联合手术降低眼压的优越性[30]。内镜手术的优势在于 TM 更容易识别，即使角膜透明度较差也可以进行（例如角膜瘢痕、角膜水肿）。

单独 ELT 的并发症

不常见的并发症：
● 微量前房出血（可导致术后早期暂时的 IOP 高峰）。
● 前房闪辉和炎症反应（类似于白内障手术后）。
● 炎症细胞（轻度、中度、重度、非常严重）（类似于白内障手术后）。

罕见并发症：
● 前房积血和出血（可在术后早期导致暂时 IOP 高峰，必须使用局部或全身降眼压药物治疗）。

● 角膜水肿和（或）混浊（内镜下ELT后更常见，通常在几天内消退）。

极罕见的并发症：

● 探针与内皮接触。

● 虹膜损伤。

● 虹膜炎。

● 眼内炎（前段和后段炎症；类似于白内障手术后）。

● 无菌性前房积脓。

● 白内障形成或恶化（仅在有晶状体眼中进行ELT时）。

● IOL脱位，后发性白内障（当ELT在IOL中作为单独手术进行时）。

● 囊性黄斑水肿（类似于白内障手术后）。

● 感染（局限于眼表外部，包括切口）。

● 计划外再次手术治疗（例如持续性AC出血的血块清除）。

术 后 处 理

在手术结束时，术眼使用局部1%醋酸泼尼松龙或0.1%地塞米松和局部抗生素。然后对眼进行遮盖或保护，患者状态稳定后可以离开手术室，类似于超声乳化术后的处理。术后术眼使用局部类固醇-抗生素固定复方制剂（1%醋酸泼尼松龙或0.1%地塞米松）滴眼液每天4次，持续7天，在接下来的3周内逐渐减量。罕见情况下，发生前房炎症反应，可以添加散瞳眼药水，并且由手术医师决定是否加用局部类固醇滴眼液。

理想情况下，除了IOP测量和前段裂隙灯生物显微镜检查外，患者应在术后进行房角镜检查，并记录通畅的小梁造口的位置和数量。对于这样随访的病例，ELT通道可以多年保持畅通。在这些患者中，使用房角镜"抽吸"（负压吸引）可以诱导血液反流到激光小梁开口处，进一步证实了这些通道的通畅性（图31-18）。

安全性、有效性和临床试验

迄今，Pache等在2006年发表了最大样本量的临床研究[30]。包括单独使用ELT或ELT联合白内障超声乳化后的135只OAG或高眼压症患者的眼。术

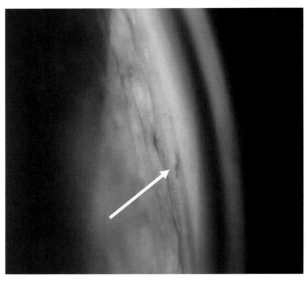

图31-18 LET术后3年，用房角镜"抽吸"后可见血液反流到激光小梁开口处（由 U. Giers, Germany 提供）

后1年随访时，分别分析两个亚组（亚组1：基线时IOP>22 mmHg；亚组2：基线时IOP ≤ 21 mmHg）。手术成功的定义包括一组条件：IOP ≤ 21 mmHg，从基线减少20%，抗青光眼药物≤基线，并且没有随后的降IOP手术。单独ELT组（亚组1）的基线IOP为27.9 ± 3.9 mmHg， 随访1年时为19.3 ± 5.5 mmHg。 对于亚组2，基线眼压为20.2 ± 1.1 mmHg，1年随访时为17.6 ± 3.3 mmHg。Kaplan-Meier生存曲线显示，亚组1（单独ELT）的成功率为57%，亚组2为41%。ELT联合白内障超声乳化，亚组1的基线眼压为26.4 ± 2.8 mmHg，1年随访时16.7 ± 2.8 mmHg。对于亚组2，基线眼压为19.6 ± 1.1 mmHg，1年随访时为16.3 ± 2.2 mmHg。Kaplan-Meier生存曲线显示ELT联合超声乳化的成功率在亚组1中为91%，在亚组2中为52%。因此，ELT在两组中都可以有效降低IOP，但对于基线眼压更高的眼更有效。

Wilmsmeyer等[31]研究了OAG或高眼压症患者随访2年后，单独ELT（70只眼）与ELT联合超声乳化术（60只眼）的结果。2年后，他们发现联合手术后眼压降低更多。对于单独的ELT，IOP从24.1 ± 0.7 mmHg降低至16.8 ± 1.0 mmHg，而对于联合ELT，IOP从22.4 ± 0.6 mmHg降至12.6 ± 1.5 mmHg。两组间抗青光眼药物使用没有显著差异。

Babighian等[32]在一项ELT研究中发现了相似的结果，他们对21只OAG眼进行了2年的随访。成

功（20%IOP降低，无须额外的药物或手术）率为54%，IOP从基线时的24.8 ± 2.0 mmHg下降到2年时的7.9 ± 0.1 mmHg。

Töteberg-Harms等的研究[33]首次显示白内障-ELT联合手术后，可以同时降低眼压和减少抗青光眼药物。1年时，眼压从25.33 ± 2.85 mmHg（基线）降为16.54 ± 4.95 mmHg，而药物数量从2.25 ± 1.26种（基线）降至1.46 ± 1.38种。完全成功的定义为IOP<21 mmHg，IOP降低≥20%，无抗青光眼药物，并且没有随后的降低IOP手术。在1年时，完全成功率为21.4%，部分成功率（与完全成功条件相同，但不包括额外的抗青光眼药物）为64.3%。该组患者的结果还显示眼压降低幅度取决于术前眼压，术前眼压越高，术后眼压降低更多[34]。

Berlin[35]对37只眼观察了在白内障-ELT联合手术后随访5年的结果。作者报道，眼压从基线时的25.5 ± 6.3 mmHg降至5年时的15.9 ± 3.0 mmHg，抗青光眼药物从基线时的1.93 ± 0.87种降至5年时的0.93 ± 1.12种。作者还对单独接受ELT后的46只眼进行了随访5年的研究[36]。眼压从基线的25.5 ± 6.3 mmHg，5年时降至15.9 ± 3 mmHg。抗青光眼药物使用率在12个月时减少了72.5%，在5年时减少了51.8%。在白内障-ELT联合手术患者和单独ELT患者的整个5年随访期间，IOP和抗青光眼药物降低效果保持稳定（图31-19）。

与其他促进房水流出的手术相比，ELT显示出更好的结果（图31-4）。与激光治疗相比，接受SLT治疗的患者术后眼压降低了27%，但抗青光眼药物数量几乎没有改变。接受ALT治疗的患者也有相似的结果，术后眼压最大降低23.5%，但降低药

物数量的效果微乎其微。

接受透明角膜白内障超声乳化术，然后在房角镜引导下植入一个iStent（Glaukos Corp., Laguna Hills, CA）的患者术后5年平均眼压降低16%，药物减少0.5种。接受超声乳化白内障摘除联合小梁消融术（NeoMedix, Tustin, CA）的患者眼压降低达31.1%，药物减少了41.7%[36]。

结　论

与其他MIGS相比，作为一种侵入性外科手术，ELT已显示出良好的结果。最重要的是，ELT显示出长期降眼压疗效（5年后降低38.6%）。这一结果与那些更具侵入性和风险更高的手术（即小梁切除术和引流管植入术）的疗效相似。在针对小梁切除术的协作性初始青光眼治疗研究（CIGTS）中，患者的IOP降低了57.1%，药物减少高达90%。然而，在术后5年所有时间点，接受ELT的患者的IOP平均仅比CIGTS中记录的300例接受小梁切除术的患者高1 mmHg。此外，小梁切除术的术中并发症发生率为12%，术后1个月并发症发生率为50%，而ELT术中和术后并发症发生率为0[37, 38]。

在大多数OAG患者中，ELT是一种安全有效的降低眼压和减少药物使用的治疗方法，并发症很少。它比目前实施的手术方法侵入性更小，因此减少了许多术后问题，包括患者不适感、术后随访次数，以及通常与滤过手术相关的长期风险。由于紫外线激光组织消融的微小组织创伤和随后的最小程度的愈合反应，仅少量几个进入SC的小通道就已经足以控制IOP，并且可以保持长期的疗效。与小

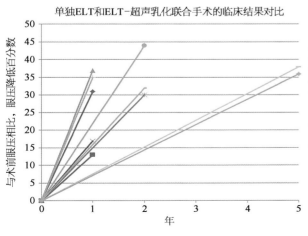

单独ELT和ELT-超声乳化联合手术的临床结果对比

- 单独Pache ELT组1
- 单独Pache ELT组2
- Pache ELT+超声乳化术组1
- Pache ELT+超声乳化术组2
- 单独Wilmsmeyer ELT
- Wilmsmeyer ELT+超声乳化术
- Töteberg-Harms ELT+超声乳化术
- 单独Babighian ELT
- 单独Berlin ELT
- Berlin ELT+超声乳化术

图31-19　基于已报道的临床研究数据，比较单独ELT和超声乳化联合ELT的临床疗效

梁切除术不同，ELT保留了TM和SC的完整性。可以恢复房水自然流出途径，而不依赖滤过泡和植入其他引流装置。ELT是白内障手术的重要辅助手段，使医师能够在没有结膜切口的情况下在一次手术中解决两种病变。自1998年以来，ELT已被批准在欧盟和瑞士使用，数以千计的ELT成功降低患者眼压并保持了很多年。目前，临床研究正在加拿大和美国进行。

参考文献

[1] Maguen E, Martinez M, Grundfest W, Papaioannou T, Berlin M. Excimer laser ablation of the human lens at 308 nm with a fiber delivery system. In: XXVI World Congress of the International College of Surgeons, Milan, July 3–9, 1988

[2] Krasnov MM. Laseropuncture of anterior chamber angle in glaucoma. Am J Ophthalmol 1973;75:674–678

[3] Hager H. Besondere mikrochirurgische Eingriffe. 2. Erst Erfahrungen mid dem Argon-Laser-Gerät 800. Klin Monatsbl Augenheilkd 1973;162:437–450

[4] van der Zypen E, Fankhauser F, Bebie H, Marshall J. Changes in the ultrastructure of the iris after irradiation with intense light. A study of long-term effects after irradiation with argon ion, Nd:YAG and Q-switched ruby lasers. Adv Ophthalmol 1979;39:59–180

[5] Beckman H, Kinoshita A, Rota AN, Sugar HS. Transscleral ruby laser irradiation of the ciliary body in the treatment of intractable glaucoma. Trans Am Acad Ophthalmol Otolaryngol 1972;76:423–436

[6] Beckman H, Sugar HS. Neodymium laser cyclocoagulation. Arch Ophthalmol 1973;90:27–28

[7] Wise JB. Long-term control of adult open angle glaucoma by argon laser treatment. Ophthalmology 1981;88:197–202

[8] Glaucoma Laser Trial Research Group. The Glaucoma Laser Trial (GLT) and glaucoma laser trial follow-up study: 7. Results. Am J Ophthalmol 1995;120:718–731

[9] Odberg T, Sandvik L. The medium and long-term efficacy of primary argon laser trabeculoplasty in avoiding topical medication in open angle glaucoma. Acta Ophthalmol Scand 1999;77:176–181

[10] Heijl A, et al. Reduction of IOP and glaucoma progression: results from the early manifest glaucoma trial. Arch Ophthalmol 2002;120:1268

[11] Shingleton BJ, Richter CU, Dharma SK, et al. Long-term efficacy of argon laser trabeculoplasty. A 10-year follow-up study. Ophthalmology 1993;100:1324–1329

[12] Jacobi PC, Dietlein TS, Krieglstein GK. Prospective study of ab externo erbium:YAG laser sclerostomy in humans. Am J Ophthalmol 1997;123:478–486

[13] Iwach AG, Hoskins HD Jr, Mora JS, et al. Update on the subconjunctival THC:YAG (holmium) laser sclerostomy Ab externo clinical trial: a 4-year report. Ophthalmic Surg Lasers 1996;27:823–831

[14] Latina MA, Park C. Selective targeting of trabecular meshwork cells: in vitro studies of pulsed and CW laser interactions. Exp Eye Res 1995;60:359–371

[15] Tripathi RC. Ultrastructure of Schlemm's canal in relation to aqueous outflow. Exp Eye Res 1968;7:335–341

[16] Holmberg A. Schlemm's canal and the trabecular meshwork. An electron microscopic study of the normal structure in man and monkey (Cercopithecus aethiops). Doc Ophthalmol 1965;19:339–373

[17] Berlin MS. Excimer laser applications in glaucoma surgery. Ophthalmol Clin North Am 1988;1:255

[18] Berlin MS, Rajacich G, Duffy M, Grundfest W, Goldenberg T. Excimer laser photoablation in glaucoma filtering surgery. Am J Ophthalmol 1987;103:713–714

[19] Huang S, Yu M, Feng G, Zhang P, Qiu C. Histopathological study of trabeculum after excimer laser trabeculectomy ab interno. Yan Ke Xue Bao 2001;17:11–15

[20] Vogel M, Lauritzen K. [Selective excimer laser ablation of the trabecular meshwork. Clinical results]. Ophthalmologe 1997;94:665–667

[21] Jahn R, Lierse W, Neu W, Jungbluth KH. Macroscopic and microscopic findings after excimer laser treatment of different tissue. J Clin Laser Med Surg 1992;10:413–418

[22] Peterson WS, Jocson VL. Hyaluronidase effects on aqueous outflow resistance. Quantitative and localizing studies in the rhesus monkey eye. Am J Ophthalmol 1974;77:573–577

[23] Neuhann T, Scharrer A, Haefliger E. Excimer laser trabecular ablation ab interno (ELT) in the treatment of chronic open-angle glaucoma, a pilot study. Ophthalmochirugie. 2001;13:3

[24] Laurtizen K, Vogel M. Trabecular meshwork ablation with excimer laser – a new concept of therapy for glaucoma patients. Invest Ophthalmol Vis Sci 1997;38:826

[25] Walker R, Specht H. [Theoretical and physical aspects of excimer laser trabeculotomy (ELT) ab interno with the AIDA laser with a wave length of 308 mm]. Biomed Tech (Berl) 2002;47:106–110

[26] Kaufmann R, Hibst R. Pulsed Er:YAG- and 308 nm UV-excimer laser: an in vitro and in vivo study of skin-ablative effects. Lasers Surg Med 1989;9:132–140

[27] Friedman DS, Jampel HD, Lubomski LH, et al. Surgical strategies for coexisting glaucoma and cataract: an evidence-based update. Ophthalmology 2002;109:1902–1913

[28] Gimbel HV, Meyer D, DeBroff BM, Roux CW, Ferensowicz M. Intraocular pressure response to combined phacoemulsification and trabeculotomy ab externo versus phacoemulsification alone in primary open-angle glaucoma. J Cataract Refract Surg 1995;21:653–660

[29] Shingleton BJ, Gamell LS, O'Donoghue MW, Baylus SL, King R. Long-term changes in intraocular pressure after clear corneal phacoemulsification: normal patients versus glaucoma suspect and glaucoma patients. J Cataract Refract Surg 1999;25:885–890

[30] Pache M, Wilmsmeyer S, Funk J. [Laser surgery for glaucoma: excimer-laser trabeculotomy]. Klin Monatsbl Augenheilkd 2006;223:303–307

[31] Wilmsmeyer S, Philippin H, Funk J. Excimer laser trabeculotomy: a new, minimally invasive procedure for patients with glaucoma. Graefes Arch Clin Exp Ophthalmol 2006;244:670–676

[32] Babighian S, Rapizzi E, Galan A. Efficacy and safety of ab interno excimer laser trabeculotomy in primary open-angle glaucoma: two years of follow-up. Ophthalmologica 2006;220:285–290

[33] Töteberg-Harms M, Ciechanowski PP, Hirn C, Funk J. [One-year results after combined cataract surgery and excimer laser trabeculotomy for elevated intraocular pressure]. Ophthalmologe 2011;108:733–738

[34] Töteberg-Harms M, Hanson JV, Funk J. Cataract surgery combined with excimer laser trabeculotomy to lower intraocular pressure: effectiveness dependent on preoperative IOP. BMC Ophthalmol 2013;13:24

[35] Stodtmeister R, Kleineberg L, Berlin M, Pillunat L, Giers U. Excimer laser trabeculostomy: five year post-op observations. Invest Ophthalmol Vis Sci 2013;54:2141–2141

[36] Berlin MS, Kleineberg L, Stodtmeister R, Spitz J, Giers U. The IOP lowering efficacy of excimer-laser-trabeculostomy in open angle glaucoma patients remains consistent over 5 years. Poster session presented at the 23rd annual meeting of the American Glaucoma Society, San Francisco, March 1–3, 2013

[37] Stodtmeister R, Kleineberg L, Berlin M, Pillunat L, Giers U. Excimer laser trabeculostomy: 5-year follow-up. Abstract submitted for the 111th congress of the German Association of Ophthalmologists, Berlin, September 19–22, 2013

[38] Jampel HD, Musch DC, Gillespie BW, Lichter PR, Wright MM, Guire KE; Collaborative Initial Glaucoma Treatment Study Group. Perioperative complications of trabeculectomy in the collaborative initial glaucoma treatment study (CIGTS). Am J Ophthalmol 2005;140:16–22

32 黏小管成形术
Canaloplasty

Mahmoud A. Khaimi and Andrew K. Bailey

传统的青光眼手术如小梁切除术虽然在降低眼压（IOP）方面非常有效，但可能导致许多并发症，包括滤过泡瘘、白内障、眼球痨、眼内炎和视力丧失。因此，许多青光眼专家都在寻求更安全和创伤更小的手术，并提供与小梁切除术相同的降眼压疗效。黏小管成形术是一种非滤过泡依赖的手术，通过恢复房水自然流出通路而起作用。已发表的临床结果表明，该手术适用于整个青光眼治疗过程中，因为它安全、有效，同时减少了对药物治疗的需求，并且很少需要术后护理。也许不出所料，黏小管成形术将逐渐成为那些寻求微创、最有效治疗开角型青光眼的专家们的首选治疗方法。

病 例

一名61岁的非裔美国女性在接受了治疗她多年的当地视光医师的推荐后，因青光眼来就诊。她被诊断为原发性开角型青光眼（POAG）和高度近视多年，最近她的视光医师诊断她患有显著影响视力的白内障。

在就诊时，她的最佳矫正视力右眼为20/30，左眼为20/50。她目前的眼镜是右眼−14.25+1.50×171°和左眼−11.25+1.50×40°。首诊时的主觉验光结果为右眼−14.00+1.00×165°和左眼−11.50+1.50×44°，矫正视力为右眼20/40−2和左眼20/60。

双眼的压平眼压测量值为24 mmHg。她在睡前双眼滴用拉坦前列腺素，多佐胺/噻吗洛尔滴眼液每天2次。中央角膜厚度为右眼478 μm和左眼492 μm。房角镜检查显示房角开放角度为40°，小梁网有1+色素沉着，虹膜平坦，双眼房角都可见一些散在虹膜突起。晶状体有2+核硬化，伴皮质改变和中央空泡。其他眼前段检查基本正常。眼后段检查显示视盘倾斜并伴颞侧斜坡，双眼的C/D为0.8，双眼明显视盘旁萎缩，黄斑平，没有黄斑变性

的迹象，未发现后部葡萄肿。其他眼后段检查基本正常。

辅助测试包括：Humphrey视野、光学相干断层扫描和人工晶状体（IOL）计算。Humphrey视野结果可靠，右眼早期上方弓形暗点和左眼早期下方弓形暗点，伴上方鼻侧阶梯。光学相干断层扫描显示双眼视网膜神经纤维层变薄。与年龄匹配的数据库相比，上方和下方神经纤维层显著变薄。

患者右眼接受了一次顺利的白内障摘除术加IOL植入术，然后又接受了黏小管成形术。大约6周后，左眼成功完成相同的手术，没有任何并发症。术后患者表现良好。她不再使用青光眼药物来控制眼压，双眼的视力是20/20，几乎不用眼镜。手术后，她的眼压一直处于15 mmHg左右，并且不使用青光眼药物。

手 术

目前，POAG的治疗仍局限于药物治疗或传统的青光眼手术，例如引流管植入和小梁切除术。许多医师依然认为小梁切除术是青光眼治疗的黄金标准，因为它能够有效降低眼压并阻止疾病进展，但它也与许多短期和长期的术后并发症有关[1-6]。此外，我们知道房水流出受阻是青光眼发展的关键因素，而小梁切除术是通过旁路引流房水而不是恢复房水自然流出途径来实现降低眼压的目的。相比之下，黏小管成形术，即黏小管切开术的改良式式，恢复了生理房水流出通路，从而安全有效地降低眼压[7, 8]。尽管黏小管成形术通常适用于未接受滤过性手术的POAG患者，但越来越多的证据表明它也可以应用于其他类型手术失败的患者[9]。正如上述病例报告所示，并且根据文献报道的临床数据，黏小管成形术也可以安全地与白内障手术联合进行[10-12]。

手术的合理性

黏小管成形术是在局部麻醉下进行的外科手术。它对Schlemm管全周进行黏弹剂扩张并提高管壁张力，以恢复天然房水流出能力。手术使用iTrack™250黏小管成形术微导管系统（Ellex Medical Lasers, Adelaide, Australia），这是一种获得专利的微导管，内腔用于注射高黏度透明质酸钠，用于安全有效地360°扩张Schlemm管、小梁网和集液管通道，使房水能够正常流出。黏小管成形术通常需要一些保持Schlemm管管壁紧张的装置，例如缝线/支架，以帮助长期的管腔通畅。通过解决传统（小梁网-Schlemm管房水流出途径）房水流出通路包括其下游流出路径的问题，黏小管成形术显著降低IOP。

手 术 技 巧

通过非穿透性剖切暴露Schlemm管，使用iTrack 250微导管（图32-1）通过360°黏弹剂扩张管腔并结扎拉紧缝线来完成手术。微导管系统专门设计用于安全、有效的360° Schlemm管黏弹剂扩张。导管的直径为200 µm，它有一个250 µm的无创伤球形尖端，有助于绕过集液管通道开口，并最大限度地减少组织创伤。iTrack还包含一个光纤，可以照亮导管尖端，以便于观察其穿过Schlemm管。此外它包含一根内芯，以增强导管插入过程中的"推动能力"。另外，iTrack的表面与心导管具有相同的润滑涂层，有利于导管通过整个Schlemm管全周。

通常，采用球后麻醉实现眼球麻醉和制动。上

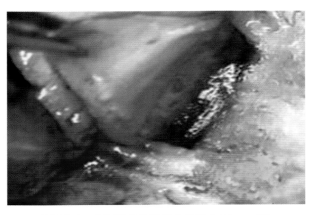

图 32-1 非穿透性外路手术暴露 Schlemm 管

方角膜缘缝牵引线。接下来，制作穹窿为基底的结膜切口，然后仔细分离结膜和Tenon囊到巩膜（图32-2）。在这一步骤中，我们更喜欢采用鼻上方入路，保留上方和颞上方结膜，为今后可能的手术提供便利。电凝止血。不需要使用抗代谢药物，例如丝裂霉素C。

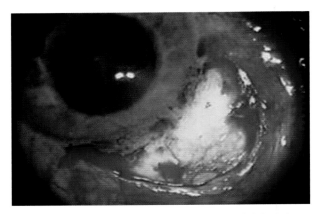

图 32-2 穹窿为基底的结膜瓣，暴露巩膜并电凝止血

巩膜暴露后，在角膜缘制作一个1/3 ～ 1/2厚度的巩膜瓣。可以采用3.5 mm×3.5 mm的弧形切口；当然，手术医师可以根据自己的偏好决定巩膜瓣的形状。在浅表巩膜瓣的底部，制作3 mm×3 mm深层巩膜瓣，在脉络膜表面仅保留很薄一层巩膜组织。在深巩膜瓣下方可略微透见脉络膜。将深巩膜瓣向前剖切至打开Schlemm管外壁（图32-3）。在向前剖切时，手术医师密切关注并识别位于巩膜突处的交叉纤维。这可以确保手术医师在制作深层巩膜瓣时达到了正确的深度和平面。识别巩膜突处的交叉纤维也帮助手术医师寻找Schlemm管的位置，该管就位于前方。

此时，进行前房穿刺，将IOP降低至5 ～ 9 mmHg。这样有利于降低眼球壁的压力，减少穿透进入前房的风险，同时有助于分离Schlemm管并制作后弹力膜窗（Descemet膜窗）。一旦明确了Schlemm管位置，前面进一步仔细剖切深层巩膜瓣达到Schwalbe线，这样就制作了一个适当大小的后弹力膜窗，该窗至少有500 µm宽（图32-4）。房水会通过后弹力膜窗慢慢渗出。然后将iTrack微导管插入其中一个Schlemm管断端，调暗显微镜灯光，以便在微导管通过Schlemm管前进时可以看到微导管的发光尖端（图32-5）。如果在插管期间遇到阻碍，则可以取出微导管，将其插入另一侧

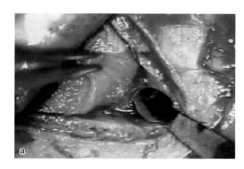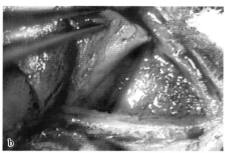

图 32-3　制作深层巩膜瓣。(a)注意剖切的深度到脉络膜表面仅残余薄层巩膜组织向角膜缘进行剖切时,逐渐看到 Schlemm 管。(b)在看到巩膜突的交叉纤维后,很快就暴露了 Schlemm 管

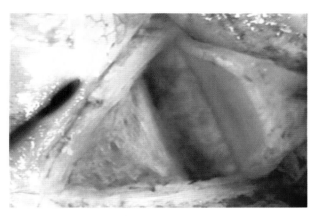

图 32-4　一般后弹力膜窗有 500 μm 宽

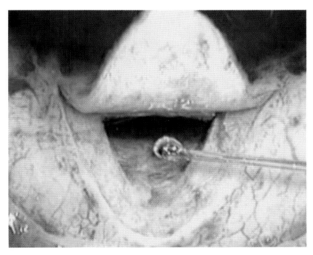

图 32-5　准备好的 iTrack 导管即将进入并顺时针 360° 穿过 Schlemm 管。导管尖端可以发光,有助于在推进期间看到导管尖端,为手术医师提供反馈

Schlemm 管断端,从反方向上插管以实现全周通过。一旦全周插管完成,将 10/0 或 9/0 聚丙烯(Prolene, Ethicon, Switzerland)缝线系在导管的远端,将导管退回,这样缝线就被带入 Schlemm 管。当导管退回时,以 0.5 μL 每 2 个钟点位置速率注射黏弹剂(OVD),即每 2 个钟点位置旋转 OVD 注射器 1/8 圈。将缝线打结,并在 Schlemm 管内壁上施加适当的张

力,但不要过紧而造成小梁切开。缝线的张力很重要,因为它可以使 360° Schlemm 管内壁紧张,保持其长期通畅。

切除深层巩膜瓣,形成巩膜湖,然后用 8/0 Vicryl 缝线间断缝合表层巩膜瓣至水密。结膜和 Tenon 囊在角膜缘以 8/0 Vicryl 缝合复位,最后给予结膜下抗生素注射以及涂抗生素-类固醇眼膏[13]。

患 者 选 择

与任何外科手术一样,正确的患者选择是实现最佳结果的关键因素。黏小管成形术主要适用于轻至中度开角型青光眼患者,IOP 目标为 15 mmHg 左右。对于结膜非常薄的患者和最大耐受剂量药物治疗尚未控制的高眼压(OHT)患者,它也是理想的治疗选择。但该手术不适合慢性房角关闭、房角狭窄、房角后退和新生血管性青光眼的患者[14]。

目前认为,黏小管成形术也不适用于已经接受滤过性手术的患者,或者至少在这些患者中成功的可能性较小。然而,Paolo Brusini 和 Claudia Tosoni 对 6 只眼的研究结果显示[9],在小梁切除术失败的眼中,黏小管成形术可以作为一种可能的手术选择。在该研究中,患者术前平均眼压为 32.2 ± 9.6 mmHg(范围为 25 ~ 48 mmHg)。术后 6、12、18 和 24 个月的平均眼压分别为 17.3 mmHg、15.4 mmHg、14.7 mmHg 和 16.3 mmHg。此外,术前和 2 年随访时患者使用的青光眼药物数量分别为 3.2 ± 1.2 种和 2.3 ± 0.5 种。这些研究结果表明,黏小管成形术可以应用在整个青光眼治疗过程中,从新诊断和以前未接受过治疗的患者到多种治疗方法失败的患者。

超声乳化-黏小管成形联合手术

如前所述,黏小管成形术也可能与白内障手

术联合进行，常被称为"超声乳化-黏小管成形术"。单独的白内障手术已经证明可以将眼压降低5 mmHg[15-17]。毫无疑问超声乳化-黏小管成形术降低眼压的能力比单独黏小管成形术更强[18]。事实上，Tetz及其同事进行的一项为期2年的研究[10]比较了82只接受单纯黏小管成形术的有晶状体眼以及51只在黏小管成形术前或术中进行了白内障手术的眼的结果。该研究发现，用超声乳化-黏小管成形术治疗的有晶状体眼的基线眼压为23.5±5.2 mmHg（平均值±标准差），平均使用的青光眼药物数量为1.5±1.0种。术后3年，平均眼压下降为13.6±3.6 mmHg，青光眼药物数量为0.3±0.5种。单独接受黏小管成形术的IOL眼的平均基线眼压为23.9±5.2 mmHg，平均青光眼药物数量为1.8±0.8种，在3年时的平均眼压为15.6±3.5 mmHg，青光眼药物数量为1.1±0.8种。这两组之间的差异很大。

在超声乳化-黏小管成形术中，使用传统方法通过超声乳化进行透明角膜切口白内障摘除术。首先需要制作侧切口，将黏弹剂注入前房。对于计划中下一步要进行的青光眼手术，制作侧切口是非常重要的。手术医师必须注意不要让侧切口位置与黏小管成形术期间所需的角膜牵引缝线相交。例如，如果在右眼手术，右利手手术医师需要在大约10点钟位置制作一个向颞下方倾斜的透明角膜切口（clear corneal incision, CCI）。随后进行连续环形撕囊、水分离和水分层。超声乳化技术可以使用分而治之（divide-and-conquer）法、乳化-劈核（phaco-chop）法或手术医师所喜欢的任何方式来去除晶状体核，同时注意青光眼患者中存在的某些风险因素，例如假性剥脱青光眼患者悬韧带薄弱。核壳可以用超声乳化手柄来去除，然后使用I/A手柄吸除剩余的皮质。在将IOL放置在囊袋内并吸除所有剩余的OVD之后，可以缝合透明角膜切口以达到黏小管成形术期间促进前房稳定的作用。确保在缝合切口之前吸除所有剩余的黏弹剂，因为剩余的黏弹剂可能导致术后IOP升高。然后手术医师可以继续进行黏小管成形术。

有效性和安全性

在超过50多项同行评审的临床研究中评估了黏小管成形术的安全性和有效性。也许最值得注意的是一项为期3年的非随机、多中心国际研究的结果，这项研究对157只开角型青光眼进行了黏小管成形术或白内障-黏小管成形联合手术。Lewis等在2011年出版的 *Journal of Cataract and Refractive Surgery* 上报道了这项研究，他们发现，黏小管成形术可以显著、持续地降低眼压，具有良好的短期和长期安全性。术后3年，所有研究眼的平均眼压为15.2±3.5 mmHg，平均使用药物的数量为0.8±0.9种。而患者的基线眼压为23.8±5.0 mmHg，药物数量为1.8±0.9种。当与超声乳化术联合时，黏小管成形术使眼压和青光眼药物数量从术前的23.5±5.2 mmHg和1.5±1.0种，降低为13.6±3.6 mmHg和0.3±0.5种。在每个随访时间点，所有眼的药物使用和眼压均较基线显著降低（$P<0.001$）。术后晚期并发症包括白内障（12.7%）、短暂性眼压升高（6.4%），以及部分缝线从小梁网暴露（0.6%）[11]。

单独黏小管成形术的安全性和降低眼压的效果也有很好的报道。一项包括15只眼的系列对比研究显示，术后18个月，平均眼压为14.5±2.6 mmHg，药物数量为0.3±0.5种，而术前基线水平为26.5±2.7 mmHg，药物数量2.1±1.0种[19]，没有明显的并发症发生。

一项为期3年的前瞻性、多中心、干预性研究，观察了接受黏小管成形术或超乳-黏小管成形术的开角型青光眼109只眼的临床结果，发现所有眼的眼压和药物数量均显著低于基线状态[7]。其他很多研究也发现单独或与超声乳化相联合的黏小管成形术可以将患者眼压稳定降低至15 mmHg或以下（表32-1和表32-2）。

重要的是，有证据表明黏小管成形术与小梁切除术似乎一样有效。在一项针对30只眼的连续病例系列研究中，Brüggemann等[20]证实，术后12个月，黏小管成形术将平均眼压从术前的26.73±6.4 mmHg降低至13.21±2.83 mmHg。此外，青光眼药物的数量从术前的2.5种减少到12个月的0种。作者报道中指出，尽管黏小管成形术和小梁切除术均可有效降低眼压，但黏小管成形术患者需要的随访次数较少，并且并发症和干预措施明显较少。Klink等[21]也报道，与小梁切除术相比，黏小管成形术减少了手术后生活质量受损和提高了患者满意度。

表 32-1　黏小管成形术后眼压及青光眼药物使用数量下降

作　者	年　份	眼　数	随访（月）	眼压下降（mmHg）	眼压下降（%）	术后眼压（mmHg）	药物数量减少（%）
Lewis 等	2007	74	12	8.6 ± 0.5	35.8	16.2 ± 3.5	1.3（68）
Lewis 等	2009	84	24	6.9 ± 0.1	29.3	16.3 ± 3.7	1.4（70）
Lewis 等	2011	103	36	8.6 ± 1.5	34	15.5 ± 3.5	1.0 ± 0.1
Peckar 和 Koerber	2008	97	18	13.1 ± 5.2	48	14.1 ± 3.2	2.4（76）
Grieshaber 等	2010	90	15	28.6 ± 7.2	36.4	16.2 ± 4.9	—
Grieshaber 等	2010	60	36	31.7 ± 6.7	65.8	13.3 ± 1.7	—
Grieshaber 等	2011	32	18	14.2 ± 2.1	47.2	13.1 ± 1.2	2.6
Koerber	2012	15	18	12.0 ± 0.1	45.3	14.5 ± 2.6	1.7（85）
Matthaei 等	2011	46	12	5.6 ± 3.2	30.7	12.6 ± 2.4	1.3（43）
Bull 等	2011	82	36	7.9 ± 1.3	34.3	15.1 ± 3.1	0.9（53）
Fujita 等	2011	11	12	8.4 ± 1.8	35.9	15.0 ± 4.1	1.6（25）
Ayyala 等	2011	33	12	7.4 ± 1.5	32	13.8. ± 4.9	2
Klink 等	2012	20	9	10.6 ± 4.2	32.5	13.3. ± 9.9	2.6（82）
Brüggemann 等	2013	30	12	14.6 ± 4.6	50.3	13.2. ± 2.8	2.5（100）

注：引自 Brandão LM, Grieshaber MC. Update on minimally invasive glaucoma surgery (MIGS) and new implants. J Ophthalmol 2013; 2013: 705915。

表 32-2　超声乳化-黏小管成形联合术后眼压及青光眼药物使用数量下降

作　者	年　份	眼　数	随访（月）	眼压下降（mmHg）	眼压下降（%）	术后眼压（mmHg）	药物数量减少（%）
Lewis 等	2007	13	12	10.7 ± 1.8	45.5	12.8 ± 3.6	NA
Lewis 等	2011	54	36	9.8 ± 2.6	42.1	13.6 ± 3.6	1.0 ± 0.1
Bull 等	2011	16	36	10.5 ± 2.8	43.2	13.8 ± 3.2	1.0（66）
Shingleton 等	2008	54	12	10.7 ± 1.7	43.8	13.7 ± 4.4	1.3（86）

注：引自 Brandão LM, Grieshaber MC. Update on minimally invasive glaucoma surgery (MIGS) and new implants. J Ophthalmol 2013; 2013: 705915。

并 发 症

虽然已发表的研究表明，黏小管成形术具有极好的安全性，但同时也报道了几种并发症。如前所述，在Lewis等的3年研究中[11]，术后晚期并发症包括白内障（12.7%）、短暂眼压升高（6.4%）和通过小梁网部分缝线暴露（0.6%）。同一作者更早的中期研究（2年）发现，常见并发症包括微量前房出血（积血厚度<1.0 mm，7.9%）、早期眼压升高（0～3个月后，7.9%）和前房出血（积血厚度≥1.0 mm，6.3%）。然而，所有前房出血和微量前房出血都在术后1个月时吸收；眼压升高也是短暂的，都在下一次随访时缓解[22]。据报道，黏小管成形术后的并发症发生率明显低于小梁切除术后，特别是对于那些严重的、威胁视力的并发症，如脉络膜渗漏和伴有黄斑病变的低眼压，都未在黏小管成形术中被报道[23]。

术 后 处 理

有效的术后管理是获得良好疗效的关键因素。黏小管成形术后管理通常很简单，并且比小梁切除术更加简单。通常在术后1天、1周和3～4周对患者进行复查。术后患者使用含有低剂量类固醇和第三代或第四代氟喹诺酮的滴眼液，每天使用3～4次。而且，重要的是在术后2周内开始逐渐减少药物治疗，以尽量减少类固醇反应的风险[24]。在制订术后护理计划时，考虑患者的生活方式也很重要。例如，经常需要举重物的重体力劳动患者或具有艰苦工作要求的患者，可能需要在术后的前2周限制他们的活动。

如果完全去除了类固醇反应后，患者眼压仍然升高，可以考虑使用Nd∶YAG进行激光房角穿刺。该治疗包括局部麻醉，然后放置房角镜，寻找小梁网-后弹力膜窗，并用激光将其击破。通常需要10～50次击射，每次击射1个脉冲，能量为3～10 mJ。在激光后30分钟测量IOP。如果IOP没有降低，则开始使用降眼压药物治疗。无论IOP反应性如何，所有患者均应使用局部非甾体抗炎药1周[25]。

结 论

黏小管成形术是一种非常有效的POAG治疗方法，也是传统青光眼手术的有效替代方案。虽然小梁切除术仍然是最常用的青光眼手术方法，但研究表明，黏小管成形术同样有效，而且没有潜在威胁视力的并发症。考虑到学习曲线较困难，一些手术医师可能会回避该手术。虽然在Schlemm管成功插入导管有一个学习曲线过程，但是黏小管成形术是一种非常有效的手术，可以满足那些希望不用药物治疗或侵入性滤过性手术来控制病情的青光眼患者的需求。因此，黏小管成形术在各种青光眼治疗手段中占据了一席之地。

参考文献

[1] Jones E, Clarke J, Khaw PT. Recent advances in trabeculectomy technique. Curr Opin Ophthalmol 2005;16:107–113

[2] Borisuth NSC, Phillips B, Krupin T. The risk profile of glaucoma filtration surgery. Curr Opin Ophthalmol 1999;10:112–116

[3] Gedde SJ, Herndon LW, Brandt JD, Budenz DL, Feuer WJ, Schiffman JC. Surgical complications in the Tube Versus Trabeculectomy Study during the first year of follow-up. Am J Ophthalmol 2007;143:23–31

[4] Scott IU, Greenfield DS, Schiffman J, et al. Outcomes of primary trabeculectomy with the use of adjunctive mitomycin. Arch Ophthalmol 1998;116:286–291

[5] Jampel HD, Musch DC, Gillespie BW, Lichter PR, Wright MM, Guire KE; Collaborative Initial Glaucoma Treatment Study Group. Perioperative complications of trabeculectomy in the collaborative initial glaucoma treatment study (CIGTS). Am J Ophthalmol 2005;140:16–22

[6] Edmunds B, Thompson JR, Salmon JF, Wormald RP. The National Survey of Trabeculectomy. III. Early and late complications. Eye (Lond) 2002;16:297–303

[7] Bull H, von Wolff K, Körber N, Tetz M. Three-year canaloplasty outcomes for the treatment of open-angle glaucoma: European study results. Graefes Arch Clin Exp Ophthalmol 2011;249:1537–1545

[8] Grieshaber MC, Pienaar A, Olivier J, Stegmann R. Canaloplasty for primary open-angle glaucoma: long-term outcome. Br J Ophthalmol 2010;94:1478–1482

[9] Brusini P, Tosoni C. Canaloplasty after failed trabeculectomy: a possible option. J Glaucoma 2014;23:33–34

[10] Tetz M, Koerber H, Shingleton BJ, et al. Phacoemulsification and intraocular lens implantation before, during, or after canaloplasty in eyes with open-angle glaucoma: 3-year results. J Glaucoma 2013

[11] Lewis RA, von Wolff K, Tetz M, et al. Canaloplasty: three-year results of circumferential viscodilation and tensioning of Schlemm canal using a microcatheter to treat open-angle glaucoma. J Cataract Refract Surg 2011;37:682–690

[12] Lopes-Cardoso I, Esteves F, Amorim M, Calvão-Santos G, Freitas ML, Salgado-Borges J. [Circumferential viscocanalostomy with suture tensioning in Schlemm canal (canaloplasty)-one year experience]. Arch Soc Esp Oftalmol 2013;88:207–215

[13] Khaimi MA. Canaloplasty. In: Kahook M, ed. Essentials of Glaucoma Surgery. Thorofare, NJ: SLACK Inc., 2012

[14] Khaimi MA. Canaloplasty using iTrack 250 microcatheter with suture tensioning on Schlemm's canal. Middle East Afr J Ophthalmol 2009;16:127–129

[15] Shingleton BJ, Paternack JJ, Hung JW, O'Donoghue MW. Three and five

year changes in intraocular pressure after clear corneal phacoemulsification in open angle glaucoma patients. J Glaucoma 2006;15:494–498

[16] Hayashi K, Hayashi H, Nakao F, Hayashi F. Effect of cataract surgery on intraocular pressure control in glaucoma patients. J Cataract Refract Surg 2001;27:1779–1786

[17] Mathalone N, Hyams M, Neiman S, Buckman G, Hod Y, Geyer O. Long-term intraocular pressure control after clear corneal phacoemulsification in glaucoma patients. J Cataract Refract Surg 2005;31:479–483

[18] Azuara-Blanco A, Katz LJ. Dysfunctional filtering blebs. Surv Ophthalmol 1998;43:93–126

[19] Koerber NJ. Canaloplasty in one eye compared with viscocanalostomy in the contralateral eye in patients with bilateral open-angle glaucoma. J Glaucoma 2012;21:129–134

[20] Brüggemann A, Despouy JT, Wegent A, Müller M. Intraindividual compar-

ison of canaloplasty versus trabeculectomy with mitomycin C in a single-surgeon series. J Glaucoma 2013;22:577–583

[21] Klink T, Sauer J, Körber NJ, et al. Quality of life following glaucoma surgery: canaloplasty versus trabeculectomy. Clin Ophthalmol 2015;9:7–16

[22] Lewis RA, von Wolff K, Tetz M, et al. Canaloplasty: circumferential viscodilation and tensioning of Schlemm canal using a flexible microcatheter for the treatment of open-angle glaucoma in adults: two-year interim clinical study results. J Cataract Refract Surg 2009;35:814–824

[23] Brusini P. Canaloplasty in open-angle glaucoma surgery: a four-year follow-up. ScientificWorldJournal 2014;2014:469609

[24] Harvey BJ, Khaimi MA. A review of canaloplasty. Saudi J Ophthalmol 2011;25:329–336

[25] Tam DY, Barnebey HS, Ahmed II. Nd: YAG laser goniopuncture: indications and procedure. J Glaucoma 2013;22:620–625

内路黏小管扩张术：VISCO 360 和 ABiC
Ab Interno Viscodilation of Schlemm's Canal: VISCO 360 and ABiC

Steven R. Sarkisian, Jr. and Mahmoud A. Khaimi

病 例

一名75岁男性患者的双眼患有中度原发性开角型青光眼（POAG），眼压（IOP）均为30 mmHg。他一直双眼使用拉坦前列腺素以及噻吗洛尔和多佐胺固定复方合剂。患者的目标眼压为15 mmHg左右，6个月前接受了激光小梁成形术。患者于就诊前3年进行了白内障摘除术。患者双眼视野有小范围但显著的鼻侧阶梯，但因担忧手术风险而不愿接受小梁切除术。他选择在双眼行内路黏小管扩张术。手术后1年，他的眼压为右眼12 mmHg和左眼15 mmHg，不用药物治疗。

手术合理性

正如第32个专题所描述，黏小管成形术已经在临床应用了10多年。然而，随着青光眼微小切口手术（MIGS）的出现，在Schlemm管中放置缝线的黏小管成形术的应用正在逐步下降，一般仅应用于中至重度青光眼患者。研究表明，黏小管成形术最关键的一步是导管注射黏弹剂所致的Schlemm管的扩张[1-4]。在MIGS时代，黏小管成形术应用的下降可能是由于手术医师对于需要在结膜做切口的手术有所顾忌；然而，其他专题中报道的内路支架植入术的降眼压作用通常不能将使用多种（3+）药物患者的高IOP（超过30 mmHg）降低至眼压15 mmHg左右，而只使用1种或不使用药物。此外，在美国，目前唯一可用的小梁支架手术要求联合进行白内障手术才能报销。因此，需要通过其他MIGS方式来扩展治疗方法。

当人们对黏小管成形术的原始数据进行评估时，应该注意到有一部分患者因为Schlemm管中的阻塞，虽然可以完成部分黏小管扩张，但无法完成缝线植入。然而，这部分患者手术并不是失败的，

他们的最终眼压也能保持在15 mmHg左右[3]。因此我们认为，如果植入缝线不是必需的，而只要完成黏小管扩张，那么也许可以从内路使用相同的导管，或以其他方式，通过手术房角镜完成黏小管扩张手术。

手术过程

目前有两种以内路方式扩张Schlemm管的方法。第一种方法使用第32个专题中描述的相同的iTrack微导管，并在第25个专题中讨论过，被称为ABiC（内路黏小管成形术）。第二种方法使用与第27个专题中描述的TRAB360相似的装置，但不是做内路小梁切开术。装置充满黏弹剂，当探头被拉回装置时，它将黏弹剂注入管内。后一种技术被称为VISCO 360。

VISCO 360

该手术通常在局部麻醉下进行，手术医师坐在患者颞侧。制作1.5～2 mm透明角膜切口，并确保切口不会过于偏后导致出血和影响房角镜观察，随后在前房充满黏弹剂。如果该手术与白内障手术联合，可以在植入IOL后，在从前房移除黏弹剂之前使用超乳主切口进行青光眼手术。对于ABiC和VISCO 360手术，在植入IOL之后缩瞳可能是有帮助的。如果手术不与白内障手术联合进行，那么应该在手术前使用毛果芸香碱。

TRAB 360装置（图33-1）用于VISCO 360手术，手柄末端有一个红色塞子。将塞子向侧面滑开，露出开口，在该开口处轻轻地注入黏弹剂，直到看到黏弹剂从装置的尖端出来。然后移除红色塞子。手术医师应小心不要在注射黏弹剂之前移除红色塞子，否则装置将不能使用。

然后在角膜上涂黏弹剂，并且在显微镜与手术

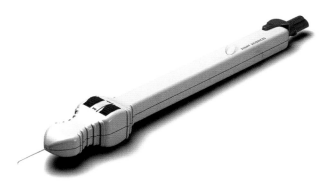

图33-1 用于 VISCO 360 手术的 TRAB360 装置。注意上面的蓝色"滚轮"和引导蓝色尼龙探针的金属尖端（由 Sight Sciences, Inc. 提供）

医师倾斜30°之后将房角镜放置在眼上，同时患者的头部也倾斜30°。然后将装置尖端放入眼内，注意不要碰到虹膜或角膜。尖端是尖锐的，用于刺穿小梁网。一旦用装置的尖端完成了小梁网切口，向医师方向旋转装置顶部的蓝色滚轮将尼龙导管释放到 Schlemm 管中。转动滚轮直到导管不能进一步前进并且手术医师不能再转动滚轮为止。然后将滚轮沿相反方向转动，方向为远离手术医师，并使导管通过金属导向器返回到装置中。当它退回时，导管将黏弹剂释放到 Schlemm 管中。然后将该装置从眼内取出。随后以相同的方式进行另外180°的扩张。在两侧手术之间可能需要补充黏弹剂以利于观察，因为在导管进入的部位经常会出现短暂的前房出血。最后使用平衡盐液冲洗眼内的黏弹剂。如果与白内障手术相联合，通常的灌注/抽吸技术就可用于去除黏弹剂。

水密切口，并点一滴抗生素眼液在眼上。

ABiC

这个手术过程几乎与房角镜辅助内路小梁切开术（第25个专题）完全相同，但不使用 iTrack 微导管制作小梁网切开，而只是在导管拔出的同时通过装置注入黏弹剂并留在 Schlemm 管内（图33-2）。患者的体位与上述 VISCO 360 相同。在颞侧透明角膜上制作1.5 ～ 2 mm 的切口后，在鼻侧角膜制作1 ～ 2 mm 的切口，以便导管可以顺利进入 Schlemm 管的鼻侧端。使用27 G 针头在鼻侧房角做房角切开。将导管穿过鼻侧角膜切口并指向房角切开口。然后通过颞侧切口伸入显微镊，并将手术房角镜放置在角膜上。接着使用显微镊子将导管引导到 Schlemm 管中并使导管绕过360°。一旦通过，在导管退回时注入黏弹剂，12个钟点需要转动拨盘15 ～ 20次。最后去除前房中的黏弹剂并使切口水密。

结　　果

目前，尚无内路手术的临床研究结果发表；然

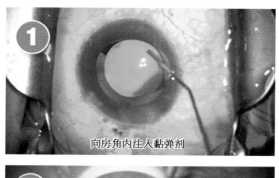
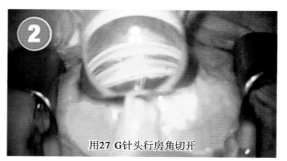
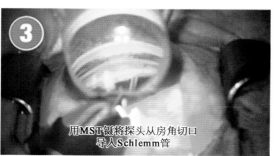
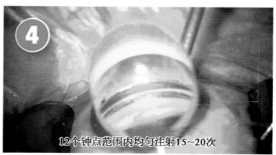

图33-2 内路黏小管成形术（ABiC）的4个步骤。MST, MicroSurgical Technology（Redmond, WA）

而，人们可以根据无缝线的外路黏小管成形术的数据来推测结果。事实上，人们认为内路手术技术的数据会更好，因为在外路手术中没有植入缝线原因是患者的Schlemm管受损或阻塞，并不是因为他们是研究的一个特定分组。这些没有植入缝线患者的临床结果是后来才被评估的，以确定单独使用黏小管扩张术的有效性[1]。

Khaimi[5]在2016年美国白内障和屈光手术协会（ASCRS）年会上公布了他的ABiC结果（表33-1）。在ABiC作为独立手术治疗的患者中，术后1年时眼压下降36.8%，药物数量减少50%，12个月随访时平均眼压为13.9 mmHg。

表33-1　单独 ABiC 手术的病例随访结果

随　访	眼　　数	平均眼压（mmHg）± SD	平均药物数量（n）± SD
基　线	38	22.0 ± 8.2	2.0 ± 1.0
3 个月	27	18.1 ± 4.6	1.0 ± 1.0
6 个月	26	15.7 ± 3.8	1.0 ± 1.0
12 个月	8	13.9 ± 1.6	1.0 ± 1.0

注：平均眼压下降36.8%（12个月时）。药物数量减少50%（12个月时）。

结　论

Schlemm管的内路黏小管扩张术已被证明是安全有效的，可以降低眼压，减少对青光眼药物的依赖。

该手术已被证明可作为白内障手术的辅助手术，也可作为独立手术。它可用于控制不良的青光眼患者的降低IOP治疗；该手术还可以有效地减少青光眼患者的用药负担。

与其他MIGS相比，内路黏小管成形术的关键优势如下：保留结膜不受损伤；它可以与白内障摘除术联合或在白内障摘除之前或之后进行；它用最小的组织创伤，恢复了房水自然流出途径；没有永久性植入物或支架；它是针对小梁网、Schlemm管和集液管通道的综合治疗方法。

需要进一步的数据来明确该手术在我们治疗体系中的定位；然而，当内路黏小管成形术无法达到患者的目标眼压时，应考虑采用其他传统的青光眼手术。

参考文献

[1] Lewis RA, von Wolff K, Tetz M, et al. Canaloplasty: circumferential visco-dilation and tensioning of Schlemm canal using a flexible microcatheter for the treatment of open-angle glaucoma in adults: two-year interim clinical study results. J Cataract Refract Surg 2009;35:814–824

[2] Smit BA, Johnstone MA. Effects of viscoelastic injection into Schlemm's canal in primate and human eyes: potential relevance to viscocanalostomy. Ophthalmology 2002;109:786–792

[3] Tamm ER, Carassa RG, Albert DM, et al. Viscocanalostomy in rhesus mon-keys. Arch Ophthalmol 2004;122:1826–1838

[4] Khaimi MA. Safety and efficacy of ab externo canaloplasty to treat open-angle glaucoma: 3-year results of a large patient cohort. Presented at the American Society of Cataract and Refractive Surgery annual meeting, New Orleans, May 7, 2016

[5] Khaimi MA. Ab interno canaloplasty for open angle glaucoma. Presented at the America n Society of Cataract and Refractive Surgery annual meeting, New Orleans, May 7, 2016

ⅡB
葡萄膜巩膜通路手术
Uveoscleral Outflow Procedures

34
脉络膜上腔房水引流器：SOLX Gold Shunt
Suprachoroidal Shunt: SOLX Gold Shunt

Jessica E. Chan and Peter A. Netland

病　例

一名72岁女性患有晚期原发性开角型青光眼，她接受了结膜下Ex-Press引流器（Alcon, Fort Worth, TX）植入后转诊，手术时没有做巩膜瓣。患者主诉左眼视力模糊和不适。她是一名功能性独眼患者，右眼由于青光眼而丧失了中心视力。

经检查，视力为右眼CF（数指）和左眼20/200。眼压（IOP）为右眼15 mmHg和左眼32 mmHg。她一直双眼使用布林佐胺和科比根（溴莫尼定和噻吗洛尔的固定复方合剂）滴眼液每天2次，睡前双眼使用贝美前列腺素。患者先前接受过激光小梁成形术治疗。Ex-Press植入物已经穿破结膜暴露，但没有房水渗漏。Ex-Press上方周围的结膜无法推动。并且在Ex-Press周围出现局灶性充血。角膜轻度水肿，前房深，后房型人工晶状体居中，晚期青光眼视杯，黄斑基本正常。先前的自动视野检查（Humphrey视野，SITA标准策略，30-2程序）显示右眼中央视野丧失，左眼管状视野，平均缺损为右眼−31.11和左眼−26.74。她先前的最佳矫正视力是左眼20/40。

由于结膜瘢痕和糜烂，经巩膜滤过性手术的可能不大。患者接受了取出Ex-Press引流器、闭合瘘管、清创手术区域、缝合结膜的治疗，最后在颞侧象限内植入SOLX Gold Shunt（SOLX Inc., Waltham, MA）。术后即刻眼压为4～6 mmHg，没有脉络膜上腔积液。第1周后，眼压升至12 mmHg左右。几个月后，眼压升高至18 mmHg左右，嘱患者按摩并开始药物治疗。在几个月的时间里，左眼最佳矫正视力恢复到20/40的基线视力（图34-1）。

手　术

上述病例是在晚期开角型青光眼既往手术失败患者中使用SOLX Gold Shunt的一个例子。除了作为青光眼的二线或三线手术之外，SOLX Gold Shunt还可以用于对药物或激光治疗无反应的青光眼患者的一线手术治疗。SOLX Gold Shunt是一种脉络膜上腔引流器，用于将房水从前房排入脉络膜上腔，最终通过葡萄膜巩膜流出通道排出，无须形成结膜滤泡。它已被批准在加拿大和欧洲CE标志认证国家使用，目前正在美国食品药品管理局（FDA）多

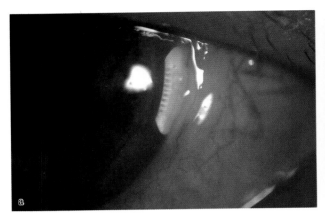

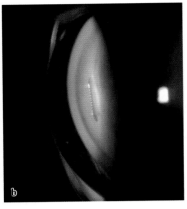

图 34-1 病例报告中描述的患者植入 SOLX Gold Shunt 后 的 临床表现。（a）位于颞侧象限的 SOLX Gold Shunt 的裂隙灯生物显微镜照片。（b）前房角镜观察位于前房的 SOLX Gold Shunt 的前端开口

中心临床试验中。它是一种24 K黄金材质，无阀门，平板式房水引流装置，已被证实具有生物相容性以及眼内的良好惰性[1]。

目前的SOLX Gold Shunt型号是该装置的第三代产品；它最初于2010年上市。该装置厚约80 μm，重9.2 mg，长5.5 mm，前部宽3.2 mm，后部宽2.1 mm。该装置的先前版本包含引导房水的通道，主要用于研究安全性，被称为GMS（Gold Micro Shunt）和GMS+，而目前的商用装置被称为SOLX Gold Shunt。该装置内部具有100个支柱，以增强结构支撑，房水可以在支柱周围自由流动，并且不会穿过通道。房水从放置在前房中的引流器的前入口流入，在脉络膜上腔中从引流器的后出口流出。与前几代装置相比，SOLX Gold Shunt内部支柱周围的房水自由流动产生的流动阻力更小。SOLX Gold Shunt的其他改进包括：更容易植入的中心固定孔、增加的拉伸强度，以及预装式植入器以利于操作（图34-2）。

手术的合理性

诸如小梁切除术和青光眼引流植入物的滤过性手术目前是治疗青光眼的标准手术方法。这两种手术均依赖于滤过泡的形成。滤过泡有很多众所周知的潜在并发症，包括渗漏所致低眼压、结膜下瘢痕化、滤过泡包裹、滤过泡炎和眼内炎[2]。非滤过泡依赖的其他途径房水引流手术可以避免上述可能导致不良后果的并发症。

在前房和脉络膜上腔之间存在1～5 mmHg的自然压力梯度[3]。Emi等[3]使用食蟹猴模型在前房和脉络膜上腔直接插管检测压力，发现这种压差会随着眼压水平的升高而增加。因此可以推断，连接这两个空间的装置可利用该压力梯度直接降低IOP，最后房水通过葡萄膜巩膜通路流出眼外。SOLX Gold Shunt就是使用这种方法来增加房水从前房到脉络膜上腔的葡萄膜巩膜流出，而不会形成结膜滤过泡。

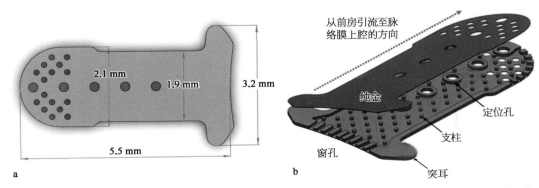

图 34-2 SOLX Gold Shunt。（a）该装置厚80 μm，其他尺寸如图所示。装置的较宽端放置在前房中，较窄的一端位于脉络膜上腔中。（b）结构支撑由100个支柱提供，为从前房（AC）进入脉络膜上腔（SCS）的房水流动提供开口（由SOLX Inc. 提供）

Mastropasqua等[4]观察了一系列植入Gold Shunt后的病例，采用眼前段光学相干断层扫描（AS-OCT）检测，发现所有患者均未形成滤过泡。此外，这些研究人员使用活体共聚焦显微镜检查了患者的结膜，这些患者被分为两组：手术成功的病例（定义为有或没有抗青光眼药物治疗下，眼压较术前降低1/3）和失败的病例（定义为眼压较术前降低不到1/3）。两组之间平均结膜微囊密度（囊泡数/mm²）和面积（μm²）的数量存在显著的统计学差异。手术成功患者的结膜微囊数量与植入失败的患者相比多了约5倍或6倍。上皮微囊先前已被证实为房水通过成功小梁切除术的滤泡壁中滤过的标记物[5]。成功的Gold Shunt植入患者中结膜微囊的存在可被解释为房水穿过巩膜滤过的标志，该证据提示这也许是引流器可能的房水流出路径之一[4]。

患 者 选 择

既往研究观察了SOLX Gold Shunt对难治性青光眼患者（最大耐受剂量药物治疗，IOP仍不受控制；有先前失败的青光眼手术史）的疗效[6-9]。即使在如此具有挑战性的患者群体中，SOLX Gold Shunt也似乎是有效和安全的[6-8]。患者应该至少有1个象限的健康巩膜组织用于植入，但从另一方面来说，之前的青光眼手术史不会阻碍随后的SOLX Gold Shunt植入。同样，SOLX Gold Shunt植入本身似乎也并不影响进一步的青光眼手术[9]。

植入SOLX Gold Shunt后并发症发生率较低[6-9]。这种低并发症发生率，以及相对简单的手术过程和非滤过泡依赖等特征都表明，SOLX Gold Shunt未来有望成为青光眼治疗的首选手术方法。一项在美国以外开展的针对103例病情未控制的青光眼患者（定义为最大耐受剂量药物治疗下的基线眼压＞21 mmHg）的临床病例系列研究中，12个月的平均眼压降低幅度在有青光眼手术史（n=59）和没有青光眼手术史（n=44）的患者中相似，降低比例分别为31.6%和34.5%（SOLX Inc.，未发表的数据）。治疗成功（定义为实现IOP ≤ 21 mmHg）的患者比例，在有青光眼手术史的患者中为70.7%，在没有青光眼手术史的患者中为93.9%（SOLX Inc.，未发表的数据）。对于已经接受最大剂量药物治疗仍不能充分控制病情的青光眼患者，SOLX Gold Shunt

可能是将来有用的首选术式。

手 术 技 巧

单独 SOLX Gold Shunt 植入术

局部麻醉，包括球后、球筋膜下或球周麻醉通常就足够进行手术。可以使用角膜牵引缝线或上直肌吊线来固定眼球。

选择植入Gold Shunt的位置应位于健康巩膜组织区域，房角开放且无虹膜周边前粘连[10]。制作以穹窿为基底的结膜瓣，电凝巩膜表面血管。通过放置前房维持器或注入黏弹剂来维持前房深度。制作一个4 mm宽、3～4 mm长的巩膜瓣，巩膜瓣厚度为巩膜的80%～90%。在巩膜瓣下，巩膜突后2～2.5 mm处做长3.5 mm的全层巩膜切口（图34-3）。在巩膜突后1 mm处制作第二个全层巩膜切口，长度为3.5 mm，在两个切口之间留下1 mm的巩膜组织带（图34-4）。可以注射少量黏弹剂到两

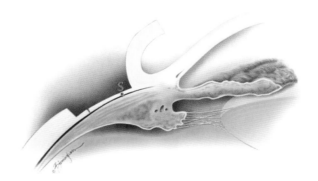

图34-3 SOLX Gold Shunt 植入技术。在深巩膜瓣下，于巩膜突后约 2 mm 处切开 3.5 mm 长的切口至脉络膜上腔内（由 SOLX Inc. 提供）

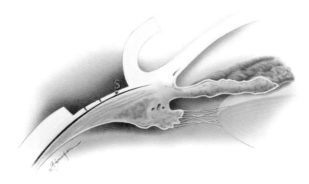

图34-4 SOLX Gold Shunt 植入技术。巩膜突后约 1 mm 处再切开一个 3.5 mm 长的切口到睫状突上腔（由 SOLX Inc. 提供）

个巩膜切口中。使用3.0 mm角膜刀通过前部巩膜切口进入睫状体上腔（图34-5），轻轻向前推，达到睫状体上腔终点（图34-6）。角膜刀保持在睫状体上腔平面进入前房（图34-7）。进入前房的位置和角度至关重要，过于靠前则可能导致引流器与角膜接触；过于靠后则可能导致出血或与虹膜接触[10]。使用附带的预装式植入器将Gold Shunt置于巩膜瓣下方，前端使用定位孔植入到前房，后端放置在1 mm的巩膜带上，然后通过后部的巩膜切口植入脉络膜上腔（图34-8）。

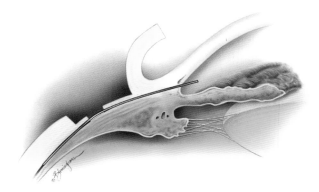

图34-8　SOLX Gold Shunt 植入技术。Gold Shunt 的前端 1 mm 被放置在前房内，后端放置在脉络膜上腔中（由 SOLX Inc. 提供）

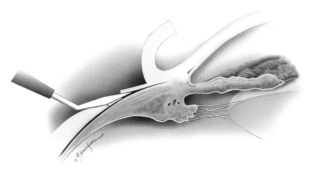

图34-5　SOLX Gold Shunt 植入技术。从前面切口进刀，缓慢从睫状体上腔向前房推进（由 SOLX Inc. 提供）

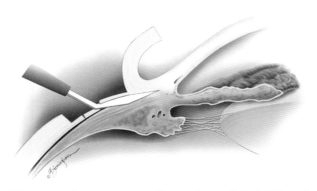

图34-6　SOLX Gold Shunt 植入技术。刀片从睫状体上腔尽头穿刺进入前房（由 SOLX Inc. 提供）

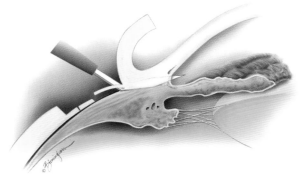

图34-7　SOLX Gold Shunt 植入技术。进入前房的切口与虹膜平行（由 SOLX Inc. 提供）

这种植入技术使得装置的前端能够安全且可重复地放置到前房中。另外，后端通过后部切口进入脉络膜上腔，使得引流器的中段能够停留在巩膜带上。这种植入方式可以支持装置的重量，并有助于将装置固定到位，从而最大限度地降低引流器移动的风险。在前房中应该可以看到大约1 mm的引流器。巩膜瓣用间断的10/0尼龙线缝合，以确保紧密的伤口闭合并检查是否有渗漏。使用9/0或10/0 Vicryl线缝合覆盖的结膜。一些临床医师选择在脉络膜上腔内放置Ologen（Aeon Astron B.V. Leiden, the Netherlands），放置位置在Gold Shunt后端的房水引流区域（Gabriel Simone，个人通讯）。当使用Ologen时，将4 mm×4 mm的Ologen片放置在后部巩膜切口的脉络膜上腔中。在SOLX Gold Shunt放置后，可以在脉络膜上腔中植入第二块Ologen置于Gold Shunt的顶部。胶原基质的使用可以减少脉络膜上腔中植入物后端周围的纤维化，但是这种辅助技术对Gold Shunt放置后结果的影响目前尚不清楚。

与白内障摘除术联合

大多数手术医师选择首先进行白内障手术，然后进行Gold Shunt植入术。手术过程与单独Gold Shunt植入术相同。建议将Gold Shunt放置在与白内障手术切口不同的象限中。

并 发 症

与SOLX Gold Shunt植入相关的大多数并发症发生在术后即刻，并且通常是自限性的（表34-1），其中前房积血是最常见的并发症。术后早期（≤3

表 34-1　SOLX Gold Shunt 植入术后的并发症

并　发　症	Melamed 等[6]（n=38）%（n）	Figus 等[7]（n=55）%（n）	Skaat 等[8]（n=20）%（n）
轻至中度前房积血	21%（8）	22%（12）	15%（3）
角膜水肿	0	4%（2）	0
浅前房	0	0	15%（3）
脉络膜渗漏	0	11%（6）	5%（1）
下方渗出性视网膜脱离	3%（1）	2%（1）	0
引流器暴露	3%（1）	0	0

个月）的其他常见并发症包括低眼压、前房细胞/闪辉和视力模糊（SOLX Inc.，未发表的数据），通常在手术后3个月消退。Melamed 等[6] 观察发现的并发症包括：少量前房细胞和闪辉、手术部位结膜充血、轻度不适（轻度刺痛和烧灼），轻至中度前房积血是术后即刻最常见的并发症，所有这些都在几天内自行缓解了。他们研究中的其他并发症包括：1名患者的引流器暴露，1名患者形成虹膜粘连，以及1名患者下方渗出性视网膜脱离。同样，Figus 等[7] 发现轻至中度前房积血和轻度前房炎症是最常见的术后并发症。较少见的术后并发症包括：泡性脉络膜脱离（6只眼，全部自发消退）、角膜水肿（2只眼）和下方渗出性视网膜脱离（1只眼）。在 Skaat 等[8] 的一项研究中没有发现患者出现任何重大的术后并发症（如眼内炎、视网膜脱离或脉络膜上腔出血），并发症仅限于充血、前房积血、脉络膜脱离和浅前房，所有这些都自行缓解了。Hueber 等[9] 报道在4名患者中发生轻度慢性炎症或新出现的虹膜红变。

辨别和治疗并发症

由于大多数并发症都发生在术后早期，因此应在术后每次随访时进行仔细的眼前段和眼后段检查。如上述研究所述[6-8]，在大多数情况下，仔细监测和药物治疗已经足够控制病情，大多数并发症都会在短期内自行缓解。在少数患者中可能需要取出 SOLX Gold Shunt。Melamed 等[6] 因暴露而取出了一个引流器。在 Figus 等[7] 的病例系列中，3名患者取出了 SOLX Gold Shunt（型号GMS），其中2

名患者因内皮与引流器接触而出现角膜水肿，另一名患者因滤过过强导致下方渗出性视网膜脱离。最后所有患者都恢复到了术前的临床状态。在 Hueber 及其同事报道的研究中[9]，31只眼植入 SOLX Gold Shunt（型号GMS+）后，有6只眼需要取出 SOLX Gold Shunt。

术 后 处 理

手术后，患者接受局部抗生素和皮质类固醇治疗（每天4～6次），持续1周，然后在6周内逐渐减少类固醇。术后随访通常安排在第1天、第1周结束、第1个月结束和第2个月结束，然后在第2个月随访后进行常规随访。根据需要可以安排额外的随访。炎症加重的患者可以通过增加局部皮质类固醇使用的频率或Tenon囊下注射皮质类固醇来治疗。

安全性、有效性和临床结果

既往研究的结果总结，平均IOP见图34-9，手术成功率见表34-2。SOLX Gold Shunt后的平均眼压一般在15～18 mmHg。手术成功率为70%～80%。

目前，只有少数关于 SOLX Gold Shunt疗效的研究报道。Melamed 等[6] 首次对 SOLX Gold Shunt进行了前瞻性研究，38例控制不佳的青光眼患者植入了 SOLX Gold Shunt（GMS型号）。所有患者在最大耐受剂量药物治疗时的基线眼压≥22 mmHg，

表 34-2　SOLX Gold Shunt 植入术的成功率

研　究	成　功　的　定　义	研究终点	终点时的成功率 %（ n ）
Melamed 等[6]	手术成功：最后一次随访时，用或不用青光眼药物，IOP>5 mmHg 以及 <22 mmHg	1 年	79%（30）
Flgus 等[7]	条件成功：用或不用局部青光眼药物，IOP<21 mmHg，以及从基线状态下降33%	2 年	67%（37）
Skaat 等[8]	用或不用青光眼药物，IOP>5 mmHg、<22 mmHg，以及从基线状态下降20%	5 年	24 μm GMS：77.8%（7） 48 μm GMS：72.7%（8）

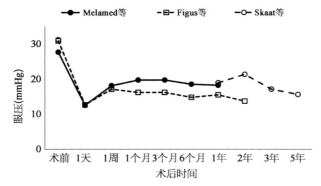

图 34-9　3 项研究中难治性青光眼患者植入 SOLX Gold Shunt 后的平均眼压（IOP）。在所有 3 项研究中，术后平均眼压都在 15 ~ 18 mmHg（引自 Melamed 等[6]、Figus 等[7]和 Skaat 等[8]的数据）

20 名患者（53%）曾接受过青光眼手术或青光眼引流装置植入。在最后一次随访中，眼压从27.6 ± 4.7 mmHg平均下降9 ± 7.5 mmHg，至18.2 ± 4.6 mmHg，平均比基线下降32.6%。手术成功的定义为在最后一次随访时，用或不用青光眼药物的IOP>5 mmHg 和 <22 mmHg。30 名患者（79%）手术成功。5 名患者（13.2%）获得了完全成功，其定义为在最后一次随访时不用青光眼药物的IOP>5 mmHg 和 <22 mmHg。

Mastropasqua 等[4] 发表了一组14只眼的病例系列观察，在先前多次青光眼手术失败的眼进行了 GMS 植入。患者分为两组：手术成功（用或不用青光眼药物治疗，较术前眼压降低33%）和手术失败（最大耐受剂量药物治疗下，较术前眼压降低<33%）。14 名患者中有8名（57%）手术成功，6名（43%）手术失败。两组的术后平均眼压降低均为22.5%，从28.8 ± 3.9 mmHg降至22.1 ± 10.6 mmHg。

Figus 等[7] 的一项前瞻性、非病例对照系列研究，观察了55名难治性青光眼患者植入SOLX

Gold Shunt（GMS型号）的结果［定义为：最大耐受剂量药物治疗和（或）先前手术治疗失败，IOP>21 mmHg］。患者平均经历了1.9次过滤性或睫状体破坏性手术治疗（范围：1 ~ 5次）。在2年的随访中，37 只眼（67%）获得了部分成功（定义为在用或不用局部青光眼药物的情况下，眼压降低至<21 mmHg，较基线眼压降低33%）。这些眼的眼压平均下降50.4%，即13.9 mmHg。只有3只眼（5.5%）获得了完全成功（不用任何局部用药情况下，眼压降低至<21 mmHg，较基线眼压降低33%）。手术失败组有18只眼（32.7%）。超声生物显微镜（UBM）和房角镜检查确定失败的原因如下：12 只眼（66.7%）由于炎症渗出膜堵塞了 GMS 前部管腔，3 只眼（16.7%）脉络膜上腔内瘢痕形成造成引流器后部阻塞，剩下3只眼（16.7%）中没有看到引流器后部的弯曲。

Agnifili 等对 5 只未能成功放置的GMS型SOLX Gold Shunts进行的组织病理学研究[11]显示，装置中的结缔组织可能是导致手术失败的原因。研究发现结缔组织填充了 GMS 的所有内部空间，并且装置的末端被较厚的纤维囊包裹。同样，Rękas 等[12]研究了4个被取出的引流器，2个 GMS 和2个 GMS+。所有4个引流器，在通道内和引流器周围都发现了结缔组织。纤维化似乎是Gold Shunt失败的主要病因。前房引流器前部纤维化阻塞可以用1 ~ 2 mJ的Nd：YAG激光脉冲处理，以重建房水流出通道（Peter A. Netland，个人通讯）。

Hueber 等[9] 在一项回顾性研究中发现31名严重青光眼患者伴有不受控的眼压，接受了SOLX Gold Shunt（GMS+型）植入后的高失败率。手术成功的定义为IOP<21 mmHg 和 >5 mmHg，并且在GMS+植入后至少6个月，IOP至少从基线降低

20%。失败的标准包括：① 在GMS+植入后至少6个月，至少1次就诊时眼压超出成功范围。② 任何时候严重的并发症（包括视网膜脱离、眼内炎、脉络膜上腔出血、低度炎症和新发生的虹膜红变）。③ 任何时候需要额外的青光眼手术（GMS+重新定位除外）。31只眼中的30只眼至少满足3种失败标准中的1种，1年失败率为71%，2年失败率为90%。24只眼（77%）由于眼压升高而进行了二次手术，2只眼（6%）因为低度炎症和不伴眼压升高的虹膜红变而需要进行GMS+取出。总共有6个GMS+引流器被取出。这项短期研究（6个月）的结果与先前发表的研究显著不同。Hueber等推测差异可能源于不同的手术技术（全层巩膜瓣与简单巩膜切口）、不同装置（GMS+与GMS），或未能发现和控制所有装置弯曲。应该指出的是，本研究的成功标准更为严格，失败的定义更为广泛。此外，研究纳入了预后不良的患者，包括那些患有葡萄膜炎或新生血管性青光眼的患者。

Skaat等[8]的一项研究将Ahmed青光眼阀（AGV）的结果与两种不同型号的SOLX Gold Shunt（24 μm GMS和48 μm GMS）的结果进行了比较。在这项随机、前瞻性干预临床试验中，共有29只难治性青光眼的患眼（定义为最大耐受剂量药物治疗下的平均基线IOP ≥ 22 mmHg，既往至少有1次失败的小梁切除术史及明确的视野缺损）被随机分组接受AGV（Ahmed FP7青光眼阀）植入，24 μm GMS或48 μm GMS植入。AGV组有9名患者，24 μm GMS组有9名患者，48 μm GMS组有11名患者。在所有组中，最终IOP在统计学上均显著低于术前IOP，组间平均IOP降低无统计学差异。手术成功的定义为：IOP>5 mmHg，<22 mmHg，用或不用青光眼药物与术前眼压相比至少减少20%。5年累积的成功概率在AGV、24 μm GMS和48 μm GMS组分别为77.8%、77.8%、72.7%。手术失败被定义为：至少连续两次随访时IOP<5 mmHg或>22 mmHg，需要进行额外的青光眼手术以控制IOP或失去光感。所有失败（AGV组中有2个，24 μm GMS组中有2个，以及48 μm GMS组中有3个）均是IOP升高所致。

必须进行进一步研究，以充分确定SOLX Gold Shunt的安全性和有效性。然而，目前大多数数据似乎表明良好的安全性和有效性，使其成为青光眼初次和再次手术治疗有希望的潜在选择。

参考文献

[1] Sen SC, Ghosh A. Gold as an intraocular foreign body. Br J Ophthalmol 1983;67:398–399

[2] Allingham RR, Schuman JS, Sofinski SJ, et al. Glaucoma filtration surgery. In: Albert DM, Jakobiec FA, eds. Principles and Practice of Ophthalmology. Philadelphia: WB Saunders; 1994:1623–1640

[3] Emi K, Pederson JE, Toris CB. Hydrostatic pressure of the suprachoroidal space. Invest Ophthalmol Vis Sci 1989;30:233–238

[4] Mastropasqua L, Agnifili L, Ciancaglini M, et al. In vivo analysis of conjunctiva in gold micro shunt implantation for glaucoma. Br J Ophthalmol 2010;94:1592–1596

[5] Labbé A, Dupas B, Hamard P, Baudouin C. In vivo confocal microscopy study of blebs after filtering surgery. Ophthalmology 2005;112:1979

[6] Melamed S, Ben Simon GJ, Goldenfeld M, Simon G. Efficacy and safety of gold micro shunt implantation to the supraciliary space in patients with glaucoma: a pilot study. Arch Ophthalmol 2009;127:264–269

[7] Figus M, Lazzeri S, Fogagnolo P, Iester M, Martinelli P, Nardi M. Supracili- ary shunt in refractory glaucoma. Br J Ophthalmol 2011;95:1537–1541

[8] Skaat A, Sagiv O, Kinori M, Ben Simon GJ, Goldenfeld M, Melamed S. Gold Micro-Shunt Implants versus Ahmed glaucoma valve: long-term outcomes of a prospective randomized clinical trial. J Glaucoma 2016;25: 155–161

[9] Hueber A, Roters S, Jordan JF, Konen W. Retrospective analysis of the success and safety of Gold Micro Shunt implantation in glaucoma. BMC Ophthalmol 2013;13:35

[10] Tam DY, Ahmed IK. The SOLX® Gold Shunt Device for glaucoma. Eur Ophthalmic Rev 2009;2:39–41

[11] Agnifili L, Costagliola C, Figus M, et al. Histological findings of failed gold micro shunts in primary open-angle glaucoma. Graefes Arch Clin Exp Ophthalmol 2012;250:143–149

[12] Rękas M, Pawlik B, Grala B, Kozłowski W. Clinical and morphological evaluation of gold micro shunt after unsuccessful surgical treatment of patients with primary open-angle glaucoma. Eye (Lond) 2013;27:1214–1217

35 内路脉络膜上腔引流器：CyPass 和 iStent Supra

Ab Interno Suprachoroidal Shunts: CyPass and iStent Supra

Steven D. Vold and Steven R. Sarkisian, Jr.

病　例

一名70岁男子被转诊来治疗白内障和青光眼。他的转诊医师建议采用联合手术。患者经常从美国前往中东和法国，经常忘记带上他的眼药水。他的视力是右眼20/40和左眼20/30，他的视野显示右眼早期鼻侧阶梯，左眼视野正常。光学相干断层扫描（OCT）显示左眼下方RNFL（视网膜神经纤维层）轻度变薄，右眼存在与视野缺损一致的颞下方RNFL（视网膜神经纤维层）变薄。患者的眼压（IOP）为右眼18 mmHg，左眼15 mmHg。双眼使用拉坦前列腺素，右眼还使用布林佐胺。

患者的治疗目的是降低右眼眼压，并且每只眼减少至少1种药物；此外，他不接受传统小梁切除术所致的长期感染风险。他选择先在右眼、后在左眼进行白内障摘除术加人工晶状体植入术，联合脉络膜上腔支架植入。

双眼手术后4～6周，他的未矫正视力双眼均为20/20。IOP双眼均为14 mmHg。他只是右眼使用拉坦前列腺素治疗，眼压达到目标眼压要求。

手　术

从药物转变为药物加手术是青光眼治疗中的一个重大转折点。通常的常规手术，例如小梁切除术和引流管植入物，一般针对那些已经难以用药物控制的严重或终末期的青光眼患者。这种限制的原因主要是研究发现侵入性手术存在很多潜在风险，据报道，传统青光眼手术并发症发生率为39%～60%[1]。鉴于上述问题，最近的研究工作集中在发展微小切口手术方面，为轻至中度青光眼患者提供有效的眼压控制措施。

在青光眼微小切口手术（MIGS）中，睫状体上腔引流器植入已经成为一个深入研究的领域，并

且在青光眼治疗的功效方面提供了很大的改进。这类植入物是目前在美国食品药品管理局（FDA）进行安全性和有效性研究的各种装置之一。这种装置的潜在机制在于让房水进入脉络膜上腔并利用葡萄膜巩膜外流途径作为降低IOP的手段。本专题阐述了有关该装置的研究以及其作为未来MIGS术式之一的潜在益处。

装置特征

CyPass微支架（Transcend Medical Inc., Menlo Park, CA）是一种管状的睫状体上腔植入物，可作为房水进入脉络膜上腔的导管。它由具有生物相容性、不可降解的聚酰亚胺材料制成。装置尺寸外径为0.51 mm，内径为0.30 mm，长度为6.35 mm。装置近端有突出的颈圈，装置的远端表面沿其长轴有很多76 μm直径的小孔，这有助于排出的房水从前房纵向和横向分散到脉络膜上腔[2-4]。

目前正在进行临床评估的类似脉络膜上腔微支架是iStent Supra（图35-1）（Glaukos, Laguna Hills, CA），其植入方式与CyPass的植入方式大致相同。

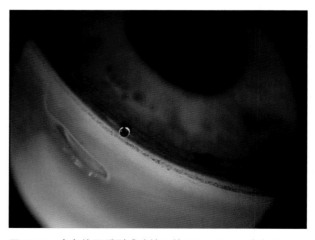

图35-1　房角镜下看到成功植入的 iStent Supra（由 Steven Vold 医师提供）

目前，这两种内路睫状体上腔微支架正在美国轻至中度原发性开角型青光眼患者中进行临床研究，它们在患者接受白内障手术时植入。这些装置还可能对更晚期的青光眼患者有益，并可能最终在闭角型青光眼中发挥作用。

手术的合理性

据估计，葡萄膜巩膜房水流出量约占正常人眼中房水流出量的一半[3]。生理学研究已明确脉络膜上腔内的负压梯度可以作为房水流出的动力[2, 3]。在前房与角膜缘脉络膜上腔间的负压梯度约为 -0.8 ± 0.5 mmHg，在较深的腔隙，比如视神经附近的负压可以减少到 -3.7 ± 0.4 mmHg 左右[2]。这种生理途径有可能在眼压升高时作为房水分流的途径，对于青光眼手术来说并不新鲜。然而，诸如 iStent Supra 或 CyPass 微支架之类的装置提供的微创、内路手术方法是比既往手术方式更为轻柔的方法。内路植入技术可最小化植入手术对于组织的创伤，并且有助于避免成纤维细胞增殖反应。该反应一直是影响早期外路植入技术长期疗效的主要问题[2]。

患 者 选 择

迄今的研究已经检验了脉络膜上腔支架置入术的安全性和有效性，选择的患者主要是使用和不使用药物的情况下眼压不受控制（IOP ≥ 21 mmHg）的开角型青光眼（OAG）患者[1, 3]。CyPass 还应用在眼压已经被药物所控制，但希望减少对药物依赖的患者[1]。在超声乳化同时进行 CyPass 植入也已取得巨大成功（COMPASS，未发表的数据）。既往青光眼手术的病史并不妨碍 CyPass 植入，以进一步控制眼压。如果需要，即便在 CyPass 植入后，也可以再次植入[1]。关于 iStent Supra 的研究目前正在进行，预计结果将与 CyPass 类似。

手 术 技 巧

通过 1.5 ～ 2.0 mm 的透明角膜切口，可以很方便地以内路方式插入睫状体上腔引流物。也可以使用标准的透明角膜白内障手术切口来植入[1, 2]。通过使用黏弹剂稍微过度填充从而加深前房以便于微

支架以正确角度插入[2, 5]。黏弹剂的使用同时也起到了在微支架输送过程中保护角膜内皮的作用[2]。使用带有可伸缩导丝的弯曲植入装置辅助插入[2]。巩膜突的根部是支架成功进入脉络膜上腔的重要解剖标记。为此，导丝的尖端必须紧贴虹膜根部，然后进入脉络膜上腔[1]。

除了适当的前房准备和插入技术之外，需要合理调整显微镜角度以通过房角镜观察到拟植入的部位。通过将显微镜向术者旋转 30° ～ 40°，并将患者头部向远离术者的方向倾斜相等的角度，可以实现对操作部位的最佳观察效果。在角膜表面涂黏弹剂可以进一步改善观察的图像质量[2]。

微型支架插入后的最终外观应是在装置近端暴露单个环，长度约 1.0 mm（图 35-2）。为了确定合适的定位，装置暴露端位于有色素小梁网和 Schwalbe 线之间[2]。一旦最终定位完成，应使用灌注和抽吸移除黏弹剂，然后闭合角膜切口。可以用水密技术或者缝合 1 针来关闭切口[2, 3]。

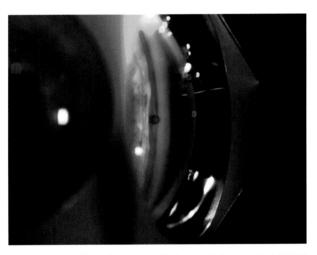

图 35-2 良好放置的 CyPass 微支架（由 Steven Vold 医师提供）

术后可以通过房角镜、光学相干断层扫描或超声生物显微镜来评估植入的微支架（图 35-3）。

术 后 处 理

与传统的全层穿透手术（例如小梁切除术）相比，脉络膜上腔支架植入的微创性质对组织的创伤小得多，而且恢复时间也更短[1]。接受这些植入物的患者的随访指标一般与单纯白内障手术相同[2]。

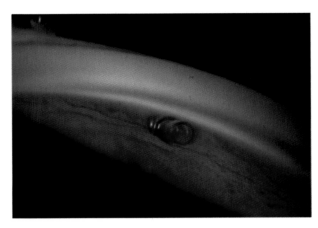

图 35-3 房角镜看到植入后的 CyPass 微支架（引自 Glaucoma Today Supplement: Innovations in Ophthalmology.Wayne, PA: Bryn Mawr Communications; 2011:56-57. http://bmctoday.net/innovations2011/digital_supplement/article.asp?f=inno-2011-transcend. Accessed October 14, 2015 ）

一般随访时间表包括：术后 1 天、1 周和 1 个月进行复查。在围手术期间局部使用抗生素来预防感染。此外，建议术后局部抗炎药物使用 1 个月，这些药物包括 1.0% 醋酸泼尼松龙和 0.5% 氯替泼诺[2]。

并 发 症

在 CyPass 微支架植入术后，研究人员观察到相较于传统青光眼手术（包括引流管植入术和小梁切除术），手术安全性显著改善[3]。在术后 1 年和 2 年长期安全性的研究中，未观察到严重或影响视力的眼部不良事件（眼内炎、前房积血、脉络膜上腔出血、浅前房、滤过泡包裹、切口渗漏、脉络膜渗漏或视网膜脱离）[2-4]。术后观察到的最常见轻微不良反应都是短暂的，大多数在 1 个月内自发缓解，几乎所有人在 6 个月内完全缓解。CyPass 微支架术后观察到的最常见轻微不良反应包括：短暂性早期低眼压（IOP ≤ 6 mmHg）、短暂性眼压升高、前房积血、白内障进展和虹膜炎。在 Hoeh 等的研究[1]中，5.4% 的病例出现与装置植入位置不正确有关的医源性不良反应。这些不良反应导致装置堵塞，主要是由于操作者在睫状体上腔内推进支架太远所致。

安全性、有效性和临床结果

从较小规模的前瞻性队列研究到大型 FDA 随机

对照临床试验（RCT），已经积累了 CyPass 微支架治疗青光眼的安全性和有效性证据。

García-Feijoo 等[3] 在欧洲进行了一项多中心临床研究，发现 CyPass 微支架有效降低了 >80% 患者的眼压。本研究追踪了 55 名眼压未受控制（IOP> 21 mmHg）和药物治疗 1 年的 OAG 患者，这些患者接受了 CyPass 植入术。结果显示，70% 的病例平均眼压从基线降低了 32%，平均降眼压药物数量减少了 30%，并且不需要任何额外的 IOP 控制手术。在研究过程中没有发生严重的术中并发症或术后不良反应（视网膜或脉络膜脱离、持续性葡萄膜炎、持续性前房出血、低眼压性黄斑病变）。在该研究中报道的轻微不良事件包括：10.8% 的病例出现短暂眼压升高（IOP ≥ 30 mmHg，自发缓解或用药物治疗后缓解）；6.2% 的病例中观察到短暂性前房出血，并且在手术后的第 1 个月内都自行吸收了；12.2% 的病例中观察到白内障的进展。

在 Hoeh 等[1] 正在进行的一项名为 CyCLE（CyPass Clinical Experience）的非盲、多中心、干预性研究中摘录的数据证实了该手术极低的并发症发生率[1]。在本研究中，评价了联合白内障手术的 CyPass 植入治疗 OAG 术后 6 个月的安全性和有效性。该研究将患者分为两组。队列 1 由既往药物或手术治疗失败、眼压不受控制（IOP ≥ 21 mmHg）的原发性或继发性 OAG 的患者组成。队列 2 由眼压受控制（<20 mmHg）但希望减少对青光眼药物依赖的患者组成。在 6 个月的随访中，队列 1 中有 57 名患者，队列 2 中有 41 名患者。两个队列患者使用的青光眼药物平均数量都减少。在研究开始的 6 个月内，队列 1 和队列 2 中分别有 55% 和 71.4% 的患者使用的药物减少了。另外，队列 1 的平均 IOP 显示从基线下降到平均 15.6 ± 0.53 mmHg，下降了 10 mmHg（37%）；而队列 2 患者的 IOP 始终保持受控（<21 mmHg）。最常见的术后并发症是早期低眼压（13.8%）和短暂眼压升高。大多数低眼压病例在 1 个月内自发缓解，有 1 名低眼压患者在 6 个月时自发缓解。没有患者需要取出微支架。

CyPass 微支架与睫状体上腔黏弹剂扩张一起增加了脉络膜上腔的空间，可以成功降低眼压和减少青光眼药物使用量。在一项多中心随机对照试验研究中，纳入了 63 例 POAG 病例。患者的入选标准是：房角 Shaffer 3 ～ 4 级的 POAG，并具有控制不良的 IOP（IOP ≥ 21 mmHg，使用或不使用青光眼药物）。受试者术后随访 1 年。受试者分为 3 组，包括：仅植入支架组、V30 组（支架植入时注入 30 μL 的 Healon-5）和 V60 组（支架植入时注入 60 μL 的 Healon-5）。疗效的主要观察指标为眼压降低和用药减少。通过记录不良事件的数量和类型来评估手术的安全性。洗脱药物作用后，每组的平均 IOP 基线相似，分别为 22.2 ± 5.8 mmHg（仅植入支架组）、22.5 ± 6.5 mmHg（V30）和 22.4 ± 5.7 mmHg（V60）。在手术后 12 个月，所有研究组的 IOP 均有统计学显著性下降，分别为降低 28%（仅植入支架组）、32%（V30）和 37%（V60）。在所有组中均发现局部降眼压药物使用量使用较基线水平显著下降（Ianchulev 等，未发表的数据）。值得注意的是，该研究的安全性结果与 CyPass 微型支架的其他研究的结果相似[1, 3]。这个结果是有帮助的，因为本研究的患者数量尚不足以得出在更大范围患者人群中的安全性和疗效结论。然而，本结果确实证明了黏弹剂扩张联合 CyPass 支架作为一种未来治疗方式的可行性和潜在益处。

最近一项关键的多中心、干预性 RCT 研究（称为 COMPASS 研究）将 CyPass 微支架的有效性和安全性研究进一步扩展到轻至中度青光眼患者。该研究一直致力于研究 CyPass 微支架的长期（2 年）疗效。它首次研究了轻至中度 OAG 患者微创介入治疗的长期临床益处和疗效。在这项研究中，505 名患者被随机分配到对照组（n=131）和支架组（n=374）。分组依据是不同的手术方式：CyPass 微支架植入术联合超声乳化术（支架组）与单独超声乳化术（对照组）。该研究的主要疗效指标是不用药

物状态下，眼压从基线水平（24.4 ± 2 mmHg）降低幅度 ≥ 20% 的受试者比例。结果发现，在 24 个月时，达到该眼压下降幅度的患者比例支架组（76%）显著高于对照组（61%）。

次要疗效指标是 24 个月时，两组间不用药物治疗的平均 IOP 变化。结果显示支架组和对照组眼压分别降低 30% 和 22%（COMPASS，未发表的数据）。研究的安全相关次要结果显示，两组均无严重或视力受损的眼部不良事件。4 个最常见的轻微不良事件是最佳矫正视力下降 ≥ 10 个字母（8% 支架组/13.7% 对照组），视野丢失（5.1% 支架组/7.6% 对照组），虹膜炎（7.8% 支架组/3.8% 对照组），以及角膜水肿（3.2% 支架组/1.5% 对照组）（COMPASS，未发表的数据）。研究人员观察到这些轻微的不良事件几乎都是短暂的，表明它们不太可能影响未来外科手术的成功。总体而言，从这项 CyPass 微支架的大规模 RCT 研究获得的结果已经证明，这种新的内路 MIGS 方法提供了比传统青光眼手术更好的安全性。

结　论

已经积累的疗效及安全性证据表明，内路睫状体上腔微支架植入手术大大促进了 MIGS 的进步。根据大型 RCT 研究的结果，如 COMPASS 和国际黏弹剂增强微支架随机试验，都已提供 CyPass 微支架的 1 级临床证据。其他脉络膜上腔支架，即 iStent Supra 的研究结果预计与 CyPass 相似。该技术在有效解决不同严重程度青光眼方面具有很大的潜力，在微创治疗方面具有广阔的前景。

参考文献

[1] Hoeh H, Ahmed IIK, Grisanti S, et al. Early postoperative safety and surgical outcomes after implantation of a suprachoroidal micro-stent for the treatment of open-angle glaucoma concomitant with cataract surgery. J Cataract Refract Surg 2013;39:431–437

[2] Bailey AK, Sarkisian SR Jr, Vold SD. Ab interno approach to the suprachoroidal space. J Cataract Refract Surg 2014;40:1291–1294

[3] García-Feijoo J, Rau M, Grisanti S, et al. Supraciliary micro-stent implantation for open-angle glaucoma failing topical therapy: 1-year results of a multicenter study. Am J Ophthalmol 2015;159:1075–1081

[4] Saheb H, Ianchulev T, Ahmed II. Optical coherence tomography of the suprachoroid after CyPass Micro-Stent implantation for the treatment of open-angle glaucoma. Br J Ophthalmol 2014;98:19–23

ⅡC
减少房水生成的手术
Aqueous Humor Reduction Procedure

36 内镜下睫状体光凝术
Endoscopic Cyclophotocoagulation

Ramya N. Swamy, Vikas Chopra, and Brian A. Francis

手　术

大多数青光眼手术的目的是改善房水流出。自20世纪50年代以来，已经存在通过治疗睫状体来减少房水生成的方法[1]。可以通过包括冷冻和激光在内的各种手段实现睫状体破坏，但是光凝是最常用的术式。经巩膜睫状体光凝术（TCP）在20世纪70年代被引入临床，作为治疗难治性终末期青光眼的方法[2]。然而，由于TCP治疗的靶向性并不明确，并且可能产生显著的周围组织损伤，因此需要更有组织特异性的减少房水生成手术方式。Martin Uram[3]改造了透巩膜光凝所用的二极管激光，通过内镜系统进行内镜下睫状体光凝术（ECP），从而实现手术的可视化和激光能量的组织靶向性[4, 5]。

手术的合理性

睫状突由色素性睫状上皮（PCE）和无色素性睫状上皮（NPCE）组成，它们共同产生房水。组织病理学上，Pantcheva等[6]发现，经过ECP治疗的眼与经历过TCP的眼相比，表现出较少的组织病理学损伤。其他组织病理学研究表明，与未治疗区域的睫状体基质和血管相比，ECP治疗区域内细胞黑色素颗粒丢失[7]。Lin[8]在兔子的动物实验中使用荧光血管造影技术发现，原本流向睫状突的血流，在TCP和ECP治疗后立即中断了。然而，1个月后，ECP治疗的睫状突显示出一定程度的血流再灌注，这证明ECP治疗在某种程度上是可逆的，并且可以实现再次治疗，同时副作用（如低眼压）也较少。这可能是由于ECP允许直接观察，因此能够有针对性地传递激光能量。这一点将ECP的应用从治疗顽固性青光眼扩展到治疗那些具有更好视觉潜能的眼。

此外，ECP是唯一针对房水生成起作用的青光眼微小切口手术（MIGS），它提供了另一种降低眼压（IOP）的作用机制。因此，它可以应用于其他基于房角的手术失败后，并且可以方便地与其他青光眼手术相联合，或使用相同的透明角膜切口与超声乳化术相联合。因为ECP不会引起结膜或巩膜的破坏，所以它不会影响将来可能的外路小梁切除术或引流管植入术。这使得ECP成为从轻度到难治性青光眼的任何阶段都可以进行的少数手术之一。

患者选择

自从 ECP 首次进入临床以来，该手术可应用于轻度青光眼到终末期青光眼，并且可与其他手术联合。以下患者人群可通过该手术治疗[9]：

● 患有白内障和高眼压症的患者可以从白内障手术和 ECP 联合手术中获益，目标是减少青光眼药物的数量，从而降低成本并消除依从性问题。

● 轻至中度开角型青光眼（原发性、色素性、继发于剥脱综合征）的患者接受白内障手术时或作为单独 ECP 手术。

● 滤过性手术发生并发症风险较高的患者（玻璃体切割术后、无晶状体、脉络膜上腔出血病史）。

● 需要手术治疗以降低眼压但不想接受更多侵入性手术的患者。在这些患者中，ECP 还可以与基于房角的 MIGS 相联合，例如小梁旁路支架（iStent）或小梁消融术以及白内障摘除术（如果需要）。

● 对侧眼既往接受滤过性手术（小梁切除术），并发生并发症的患者。

● 先前接受滤过性手术或引流管植入但仍继续出现 IOP 升高的患者。

● 患有全身性疾病需抗凝治疗患者，滤过性手术或引流阀植入术会增加眼内出血的风险。

● 具有高褶虹膜解剖因素的窄房角患者。

● 患有角膜混浊，前房和后房观察有困难的患者。

● 闭角型青光眼不适合进行房角手术（小梁旁路）的患者。

● 传统手术失败（例如房角切开术和小梁切开术）的先天性青光眼的患儿。

手术技巧

目前唯一被美国食品药品管理局批准在美国使用的内镜系统是 Beaver Visitec（原先是 EndoOptiks, Waltham, MA）的 E2 系统。该设备采用单探头，结合了 810 nm 二极管激光器，氦氖瞄准激光，175 W 氙光源和用于视频成像的摄像头（图 36-1）。这些元件组合在一个 20 G 大小的探头中，可提供 110° 的视野和 1 ~ 30 mm 的焦深。眼内探头有直的或弯的可供选择。

设备所使用的常用设置包括：

● 瞄准光束设置为 20 ~ 40。

● 功率为 0.25 ~ 0.40 W。

● 持续消融时间，可由手术医师通过脚踏板控制。

● 根据手术医师的喜好调整光源的强度，要能轻微照亮睫状突，同时仍然能够观察到治疗的终点，即睫状突的变白和收缩。

在进行手术时，手术医师可以坐在患者颞侧或上方以获得最佳入路。使用前段手术方法进行 ECP，制作 2 ~ 2.4 mm 的透明角膜切口，或者可以利用白内障手术的主切口。黏弹剂用于加深前房以及充填睫状沟，在虹膜和晶状体之间产生空间。然后将眼内探头放置在切口外，旋转相机探头以对准图像并使之聚焦。然后通过手术显微镜观察，将眼内探头插入前房并引导至睫状沟。手术医师将他（她）的视线移到监视器。逐渐推进探头，直到显示器上有 6 ~ 8 个睫状突，并有适当的照明（图 36-2）。然后将瞄准光束放置在单个睫状突上，并且通过脚踏板释放激光能量，直到看见睫状突的变白和

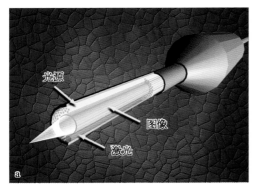
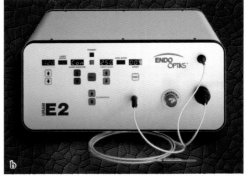

图 36-1 （a）带有光纤光源、照相机、治疗用二极管激光和瞄准激光的眼内探头示意图。（b）带有显示器的眼内激光控制台，面板上从左到右为激光功率、曝光时间（现设置为连续）、激发指示器、瞄准激光功率和光斑数量。3 个端口分别为：照明、相机和激光

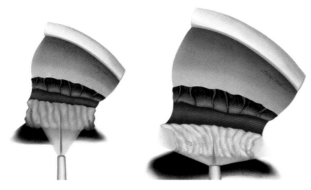

图 36-2 内镜下观察睫状突的照片，说明了正确的治疗方向和距离。注意后虹膜位于睫状突的上方，然后是睫状体平坦部和人工晶状体

收缩。每个睫状突之间的上皮也应该进行光凝。必须注意，确保光凝的是睫状突而不是相邻的虹膜组织（图 36-3）。与执行 TCP 相反，手术医师应该以睫状突变白和收缩作为治疗的终点，并避免"爆裂"或睫状突炸开。在手术结束时，必须使用自动或手动灌注/抽吸彻底清除所有黏弹剂，以防止术后眼压高峰。

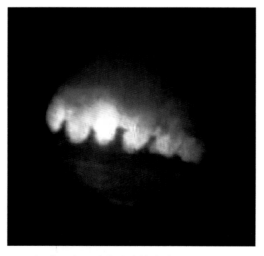

图 36-3 虹膜后表面过度治疗的内镜照片。这将导致更多的术后炎症，并可能导致不规则瞳孔

当通过睫状体平坦部入路进行 ECP 时，手术过程略有不同。这种方法只能在无晶状体和人工晶状体眼中进行。手术医师坐在患者上方，切开鼻侧及颞侧球结膜。然后使用 20 G MVR 刀片或角膜刀在角膜缘后 3 ~ 3.5 mm 进行巩膜穿刺。使用前房维持器在手术期间提供灌注。通常在 ECP 之前，使用同一切口先进行内镜引导的玻璃体切割术。完成玻璃体切割术后，通过其中一个巩膜穿刺口放置 ECP 探

针并前进，直到看见睫状突。这种方法通常可以看到所有睫状突以及睫状体平坦部，这使得能够进行更大范围、更有效的治疗。因此，需要谨慎选择光凝范围，以确保患者不会发生低眼压。

其他注意事项和手术技巧

- 传递给单个睫状突的能量取决于探头与组织目标的距离、激光曝光时间和功率。
- 睫状沟必须用黏弹剂进行广泛扩张，将虹膜向前推向角膜，晶状体向后推。扩张不良的睫状沟将导致治疗不足和虹膜创伤（图 36-4）。

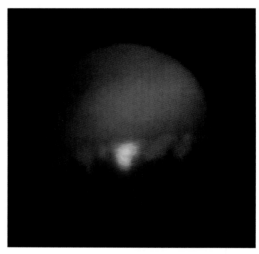

图 36-4 内镜观察没有充分撑开的睫状沟，导致睫状突的可见度不足和治疗不充分

- 在光凝睫状突的过程中，建议在睫状突开始变白和收缩时，继续让激光照射一会儿，以实现更大的降眼压幅度。但是，小心不要过度，这会导致睫状突"爆裂"并引起更大的术后炎症。
- 在无晶状体、全玻璃体切割术后的眼中，通常需要前房保持器以在手术期间保持足够的眼压（图 36-5）。
- 当治疗超过 270° 时，与第一个切口相距 90° ~ 180° 制作第二个切口，有助于探头达到所有的睫状突。在超声乳化白内障手术与 ECP 联合时，第二切口利用先前的侧切口，可以适当扩大以放入内镜。
- 探头每次从眼内取出时，应擦拭内镜尖端，并在前房和睫状沟处注入额外的黏弹剂，以改善视野和暴露睫状突。
- 巩膜压陷因其更好地暴露睫状突及其间含

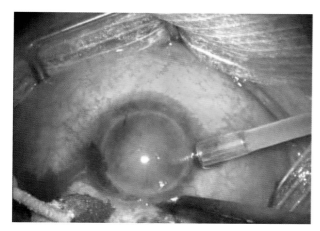

图 36-5   用于内镜下睫状体光凝术（ECP）的前房维持器。通过睫状体平坦部或在玻璃体切割术后的无晶状体或人工晶状体眼中应用 ECP

有睫状上皮的区域，可帮助前路手术完成更完整的治疗。

● 通常需要使用球后、球周或 Tenon 下麻醉，以便为手术提供足够的麻醉深度，并使患者免于感到不适。

● 如果使用前房内麻醉药，应将其直接注入睫状沟。球内麻醉对于更大的手术来说恐怕是不够的。

并 发 症

内镜下睫状体光凝术已被证实具有良好的安全性，特别是与经巩膜睫状体光凝术或冷冻术相比。

Chen 等[10] 一项对难治性青光眼患者进行 ECP 治疗的回顾性研究发现，最常见的并发症有：纤维蛋白渗出（24%）、前房积血（12%）、囊性黄斑水肿（10%）以及视力减退超过 Snellen 视力表两行（6%）。这些并发症中的大部分都可以在术后得到良好治疗，尤其是术后使用类固醇激素以及抗炎治疗。此外，重要的是术前确定具有较高炎症风险的患者（糖尿病患者、闭角型青光眼或葡萄膜炎患者），并在术后更积极地使用抗炎药物治疗，以尽量减少这些并发症。

其他潜在的并发症包括通过机械创伤或虹膜光凝的不当使用对虹膜造成的损伤[11]。这通常可以通过充分扩张睫状沟来避免。此外还有脉络膜渗漏[12]。这些可能是术中低眼压的结果，特别是在无晶状体或眼内容大部分丧失的患者中。使用前房

维持器可以帮助减少这种并发症。另一个可能的原因是手术后葡萄膜炎症，应采用积极但短期的抗炎药物治疗。在有晶状体眼患者中，总是存在晶状体囊膜破裂的风险。建议只有最有经验的手术医师才能对有晶状体眼患者进行 ECP 治疗，并且只对那些前房足够深、睫状沟可以充分扩张的患者进行治疗。因为在治疗期间不能通过显微镜观察 ECP 探针，所以探针可能在手术医师没有意识到的情况下对虹膜或角膜内皮造成损伤。文献中的一个病例报告显示患者的虹膜与治疗探针的粘连，导致虹膜离断[13]。

还有一项理论上的并发症就是交感性眼炎，因为在手术过程中血-房水屏障会破坏。然而，在 ECP 文献中没有报道过这种并发症，尽管 TCP 的病例中已经有报道。在一项回顾性病例系列研究中，共有 6 名患者在 TCP 术后出现交感性眼炎，发生率为 0.001%。然而，所有这些眼在 TCP 之前都至少经历过 1 次其他眼科手术，2 只眼有外伤病史[14]。低眼压和眼球痨也是 ECP 的潜在并发症，尤其对于那些通过平坦部入路进行手术的患者。对 TCP 患者的研究表明，能量和低眼压之间存在剂量-反应关系[15]。在接受 ECP 治疗的高危患者中，必须注意确保 1 ～ 3 个钟点的睫状突不予治疗，以保留一定程度房水生成能力。据报道，患有风湿病的患者接受 TCP 治疗后发生坏死性巩膜炎[16]。类似患者可能存在类似并发症的风险。

术 后 处 理

根据治疗程度和患者的眼部状态，ECP 术后可以出现不同程度的炎症反应。对炎症的积极管理在术后处理中非常重要，可以在保障手术成功的同时，最大限度地减少炎症相关并发症。通常，患者可以在手术时接受前房内类固醇注射或全身性类固醇治疗。在手术后的最初几天，可能需要每小时使用 1 次局部类固醇药物。有时，患者也可能受益于短期口服类固醇。

然而，使用类固醇需要根据术后炎症程度进行调整。这很重要，因为许多青光眼患者也是类固醇高反应者，使用类固醇可以掩盖 ECP 降低 IOP 的作用。因此，一旦炎症得到控制，类固醇就应该逐渐减少。可以通过同时使用非甾体抗炎药来防止炎症

反复。

安全性、有效性和临床结果

在文献中有报道，ECP可以成功地用于各种青光眼患者。对于轻度、中度和难治性青光眼，ECP既可以作为独立手术，也可以作为超声乳化或滤过性手术的辅助手段。当ECP首次引入临床时，它主要用于难治性病例或终末期病例。在ECP的初步研究中，Uram[3]在10名新生血管性青光眼患者中证实了其疗效。

晚期青光眼治疗

Chen等[10]对68例难治性青光眼的ECP疗效进行了回顾性研究（定义为尽管使用最大耐受剂量药物治疗仍然无法控制眼压，并且既往有滤过手术失败或TCP手术病史）。他们在1年的随访中报道了90%的成功率（定义为IOP<21 mmHg）。这些眼接受了180°～360°的内镜睫状体光凝术，其中大部分通过角膜缘切口，少数通过睫状体平坦部切口。在12个月的随访期间，ECP治疗眼的平均眼压从27.7 mmHg降至17.0 mmHg。此外，青光眼药物的数量在统计学上显著减少（平均减少1种青光眼药物）。更重要的是，没有1只治疗过的眼出现严重的并发症，如低眼压或眼球痨。

Gayton等[11]的一项早期随机研究比较了白内障手术联合小梁切除术与白内障手术联合ECP治疗青光眼的有效性。将58只眼随机分入两组，随访2年。IOP控制定义为<19 mmHg。这两组在降低眼压方面取得了相似的成功率，无须额外的药物治疗（白内障手术联合小梁切除术治疗组为40%，白内障手术联合ECP治疗组为30%）。此外，两组之间的治疗失败率也具有可比性，小梁切除术组有3只眼、ECP组有4只眼需要在研究期结束时进行额外的手术干预。

Lima等[12]进行的一项前瞻性研究比较了在先前小梁切除术失败的眼中植入Ahmed引流阀与ECP的比较。两组患者的眼压降低程度一致，Ahmed组的IOP从术前平均41.3 mmHg降至术后14.7 mmHg，ECP组术前平均41.6 mmHg降低至14.1 mmHg。然而，与ECP组相比，Ahmed组的术后并发症发生率较高（脉络膜脱离、浅前房、前房积血）。

ECP手术还被应用在先前植入了引流管的难治性青光眼患者。Francis等[17]进行了一项前瞻性研究，对25只IOP控制不良的患眼进行了研究。这些患者都已经接受了最大耐受剂量药物治疗并且已经植入了Baerveldt 350 mm²引流管。所有的眼都接受了360°ECP治疗，随访时间长达2年。术后1年，平均眼压从术前24.0 mmHg下降30.8%至15.7 mmHg。控制眼压所需的局部药物数量从术前的3.2种显著减少至术后的1.5种。同样，与其他研究相似，没有发现重大并发症。经巩膜二极管激光已成功用于治疗难治性青光眼和假性剥脱性青光眼，有时已经作为初始治疗方法[18]。ECP可能与TCP同样有效，副作用和并发症都较少。

ECP-Plus

ECP-Plus手术需要通过睫状体平坦部入路治疗（图36-6）。Tan等[19]在2016年报道的一项回顾性、非对照性、干预性病例系列研究中，将其应用在超难治性青光眼（ultra-refractory glaucoma）的治疗。患者包括53例连续多次抗青光眼手术失败的53只眼，包括小梁切除术和引流管植入术。平均术前眼

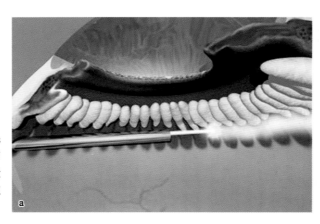
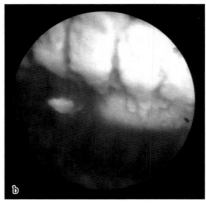

图36-6 ECP-Plus手术。（a）内镜下光凝睫状突和睫状体平坦部。（b）监视器中看到的图像

压在6个月时从27.9 mmHg降至10.2 mmHg，在12个月时降至10.7 mmHg。累积治疗成功率在6个月时为81%，在12个月时为78%。药物治疗数量从治疗前的3.4±1.2种降至术后6个月时的0.8±1.0种，术后12个月降至0.7±1.2种。早期并发症包括低眼压、纤维素性葡萄膜炎和囊性黄斑水肿。16%的受试者发生晚期并发症，包括低眼压、脉络膜脱离、无低眼压的囊性黄斑水肿和角膜移植失败[19]。

内镜下睫状体成形术联合晶状体摘除术治疗高褶虹膜综合征

Francis等在一项前瞻性病例系列研究[20]中描述了晶状体摘除术和内镜下睫状体成形术（ECPL）治疗严重高褶虹膜综合征（图36-7）。其中6名患者的12只眼的高褶虹膜，经过激光虹膜切开术治疗、虹膜成形术治疗、缩瞳和其他青光眼药物治疗，仍存在至少3个象限贴附性房角关闭。手术包括晶状体摘除和ECPL，以及内镜二极管激光治疗上方、鼻侧、下方3个象限的睫状突。UBM测量参数包括：前房深度（ACD）、房角开放距离（AOD 500）、小梁网-睫状突距离（TCPD）、虹膜睫状突距离（ICPD）、虹膜厚度（ID）、虹膜角膜夹角（ICA）和睫状沟角度（SA）。4项新的测量参数包括：睫状突厚度（CPT）、睫状突宽度（CPW）、睫状突面积区域（CPA）和虹膜睫状突接触长度（ICPCL）。ACD、AOD 500和ICA均显著增加（P<0.001）；ICPD、CPT、CPW、CPA和ICPCL均显著下降（P<0.01）。保持不变的参数是TCPD、ID和SA。未经治疗的象限显示出与术前测量相似的测量结果。可以推测，治疗效果主要来自激光治疗而不是单独的晶状体摘除。Ahmed等的研究[21]也证明了类似的结果。

ECP联合晶状体摘除术治疗轻至中度青光眼

ECP手术已成功与超声乳化术联合，治疗轻至中度青光眼，这已在各种研究中得到证实。在接受超声乳化白内障手术联合ECP的患者中，Kahook等[22]比较了使用单角膜切口进行240°～300° ECP治疗与使用双角膜切口进行360° ECP治疗的有效性。两种治疗均可有效降低眼压，但更大的ECP治疗角度（360°）可使眼压降低更多。这项研究发现，单切口240°～300° ECP治疗平均眼压降低32%（至16 mmHg），双切口360° ECP治疗平均眼压降

低47%（至13 mmHg）。尽管较大的治疗区域产生了更显著的IOP降低，但两组之间的并发症发生率（包括低眼压）没有差异。

Francis等[23]最近的一项研究比较了超声乳化联合ECP与单纯超声乳化术治疗已受药物控制的青光眼患者的结果。在这项前瞻性、非随机研究中，80名患者被平均分配到两组中，并随访2年。ECP组患者术后1年和2年平均眼压从基线的18.1 mmHg降至16.0 mmHg；单独超声乳化术组1年时眼压从基线的18.1 mmHg降至17.5 mmHg，2年时降至17.3 mmHg。除了实现更高的眼压降低幅度外，在1年和2年的随访中，超声乳化联合ECP组还需要更少的青光眼药物用于眼压控制。

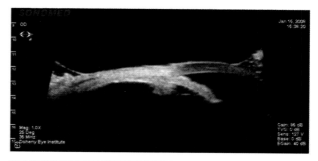

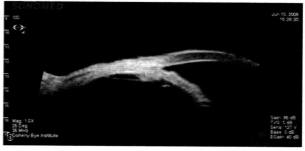

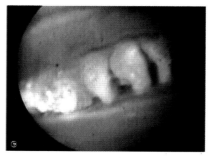

图36-7 高褶虹膜综合征的内镜下睫状体光凝术和晶状体摘除术。（a）术前超声生物显微镜（UBM）检查显示浅前房，房角贴附性关闭。注意肥大和前旋的睫状突向前推挤周边虹膜。（b）术后UBM检查显示前房角大大扩张，无贴附性关闭。经过治疗的睫状突已经变平并收缩。（c）通过内镜拍摄照片，显示严重高褶虹膜综合征中肥大的、前旋的睫状突。注意光凝过的睫状突（左）和未光凝的睫状突（右）

ECP手术已被证明可有效治疗药物控制不良的慢性闭角型青光眼[24]，对于其他滤过性手术有困难的青光眼病例，ECP也同样有效[25]。

总体而言，临床数据表明ECP可以安全有效地治疗轻度至难治性所有阶段的青光眼。另外，它可以单独通过小切口进行，或者使用超声乳化白内障切口进行联合手术。ECP不涉及巩膜或结膜的操作，允许这些组织被保留用于将来的滤过性手术。

儿童青光眼

除了成人治疗外，ECP还成功应用于患儿。虽然先天性青光眼的主要治疗方法通常是房角切开术或小梁切开术，但在该患者群体中难治性青光眼病例的处理较为棘手。

Neely和Plager在2001年最早的一篇报道[26]研究了36只儿童青光眼的患眼，因眼压控制不良接受ECP手术。治疗后平均19个月，患者的眼压从35.1 mmHg降至23.6 mmHg，降低30%。许多患者经历了不止1次治疗，平均治疗范围260°。并发症包括低眼压和视网膜脱离，所有这些都发生在无晶状体的患者。

Carter等[27]的另一项回顾性研究评估了ECP在无晶状体或人工晶状眼青光眼患儿中的安全性和有效性。该研究纳入34例白内障摘除术后发生青光眼的患儿，接受ECP治疗控制眼压。值得注意的是，患有先天性青光眼或前段发育不全的患者被排除在研究之外。每只眼的平均干预次数为1.5次，平均随访时间为44.4个月，眼压降低了9.7 mmHg（29.7%）。发现的主要并发症是无晶状体眼中的视网膜脱离，在治疗后第1个月内有2只眼发生脱离。该研究还表明，ECP可以在这一人群中安全地重复治疗，而没有低眼压风险。

ECP手术已在患有并发青光眼和角膜混浊的患儿中得到有效利用。Al-Haddad和Freedman[28]对12只患有青光眼和角膜混浊的眼进行了ECP治疗（包括Peters异常、角膜瘢痕合并前段发育不全和角膜移植失败）。12只眼中的10只眼先前曾接受外路睫状体消融以控制IOP。每名患者ECP治疗大约6个钟点位置，IOP从基线的36.8 mmHg降低到28.2 mmHg，差异未发现具有统计学意义。然而，治疗失败（定义为使用或不使用药物的IOP>21 mmHg）的4名患者接受了引流管植入手术，其中3

名患者手术中使用ECP的内镜来引导硅胶管的放置及定位。

Kraus等最近的一项研究[29]比较了TCP和ECP在儿童青光眼中的安全性和有效性。这项回顾性研究发现两种方法的眼压降低比例相似，TCP为28.6%，ECP为33.2%，并发症发生率无显著差异。Barkana等[30]的一份病例报告强调了ECP的一个主要优点，即与TCP的缺乏可视化、非特异性治疗相比，它可以实现实时可视化和组织特异性治疗。在之前接受过TCP治疗失败的患者，随后接受ECP手术过程中使用内镜进行直接观察表明，先前的TCP治疗多作用在睫状体平坦部而非睫状突上。

其他眼前段内镜手术

如综述文章所述[9]，除了ECP手术外，内镜手术系统还可用于眼内观察，以辅助各种眼前段手术。在前房角，内镜可用于进行睫状体解离修复、房角粘连分离、儿童青光眼的房角切开以及成人开角型青光眼的房角穿刺或小梁切开。在睫状沟，它可以有助于评估和治疗低眼压。内镜可以查看睫状突，并去除任何可导致睫状体脱离和房水分泌不足的睫状膜。当房水引流器放置在睫状沟中时，内镜可以观察硅胶管的进入部位，并验证管的定位以及尖端是否被堵塞。在复杂的白内障摘除或二次人工晶状体（IOL）植入期间，内镜可直接观察IOL位置并验证囊袋支撑力和悬韧带是否受损（图36-8）。在葡萄膜炎-青光眼-前房积血综合征中，内镜可以帮助观察IOL的位置及其与睫状沟中的虹膜或葡萄膜组织是否接触。如果看到异常血管，可以用激光凝固它们（图36-9）。此外，一份病例报告证明ECP可以成为药物和激光治疗失败的恶性青光眼的有效方法[31]。

成本效益

除了临床有效性，ECP已被证明是治疗青光眼最具成本效益的微小切口手术之一。Iordanous等[32]的一项研究比较了6年期间在加拿大，内路小梁消融术（NeoMedix, CA），iStent微型旁路支架（Glaukos, CA），ECP与单药、双药和三药青光眼治疗节省的成本。与单药、双药和三药治疗相比，ECP为每名患者总共节省了779.23美元、2 072.55

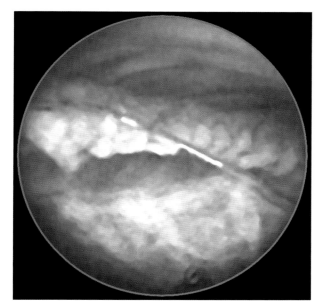

图 36-8 二次人工晶状体（IOL）植入。内镜观察位于睫状沟的 IOL 襻。内镜便于观察晶状体襻的位置、残余的后囊和前囊以及悬韧带支撑的完整性（引自 Francis BA, Kwon J, Fellman R, et al. Endoscopic ophthalmic surgery of the anterior segment. Surv Ophthalmol 2014; 59: 217-231）

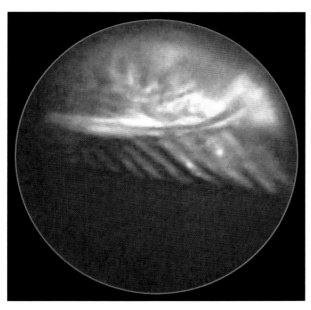

图 36-9 葡萄膜炎-青光眼-前房积血综合征。从睫状体平坦部入路的内镜，显示了在睫状沟中被纤维血管膜包裹的 IOL。新的出血点在晶状体襻的前方。为了防止进一步出血，必须清除膜并且可能需要取出 IOL 或缝合固定更向后一些（引自 Francis BA, Kwon J, Fellman R, et al. Endoscopic ophthalmic surgery of the anterior segment. Surv Ophthalmol 2014; 59: 217-231）

美元和 2 924.71 美元。与小梁消融术和 iStent 组相比，每组节省的成本更多。该研究还证明，如果手术成功，ECP 可以最早在 2 年内为每名患者降低治疗成本。除了成本效益之外，ECP 还有助于消除患者依从性问题，还可以为患者提供其他间接益处，例如减少药物使用的副作用和改善生活质量[32]。

病 例

病例 1：白内障摘除联合 ECP 治疗轻至中度青光眼

一名 74 岁的白种人男性患者因轻至中度原发性开角型青光眼来就诊。他最佳矫正视力是双眼 20/50，双眼存在影响视力的晶状体核硬化和皮质性白内障。两种局部药物控制下，他的 IOP 双眼均为 15 mmHg。双眼 C/D 为 0.7 ~ 0.75。患者用药依从性较好，但偶尔会忘了用药。

患者接受了白内障摘除 +IOL 联合 ECP 术。手术后，青光眼药物继续使用到第 1 个月结束，然后在局部类固醇停药后依次停用。双眼最佳矫正视力为 20/20。不用青光眼药物，眼压仍为 15 ~ 17 mmHg。

病例 2：ECP-Plus 手术治疗严重的难治性青光眼

一名 66 岁的非洲裔美国女性有角膜溃疡的既往病史，右眼经历了 2 次失败的穿透性角膜移植术。目前的植片由于角膜新血管形成而变得不透明。她是人工晶状体眼，之前经历了 2 次引流阀植入。她的视力仅为手动，并且在最大耐受剂量青光眼药物（包括口服碳酸酐酶抑制剂）控制下的眼压仍为 46 mmHg。因角膜混浊无法看清眼底。

患者接受了睫状体平坦部入路的玻璃体切割术以及 ECP-Plus 手术，以治疗她的难治性青光眼。手术后，她能够停用口服碳酸酐酶抑制剂，用两种局部青光眼药物控制下的 IOP 降至 14 mmHg。因为角膜混浊，视力仍然是手动。目前她正在接受再次角膜移植或角膜假体手术的评估。

病例 3：内镜下睫状体成形联合白内障摘除术治疗严重高褶虹膜综合征

一名 56 岁的美籍华裔远视女性患者因可关闭房角来就诊。超声生物显微镜证实具有高褶虹膜构型以及贴附性房角关闭。她之前曾接受过双眼激光周边虹膜切开和激光虹膜成形术，但未能开放房角，她仍然具有进展为原发性闭角型青光眼的风险。她的视力为20/30，中度核性和皮质性白内障。她目前没有使用任何青光眼药物，双眼眼压是15 mmHg。另外，她的C/D为0.5，没有切迹或盘沿变窄。

患者双眼都接受了白内障摘除+IOL（以解除瞳孔阻滞因素）联合ECPL，以帮助治疗顽固性高褶虹膜。手术后，在不用青光眼药物的情况下，眼压仍然保持在15 mmHg左右。她的最佳矫正视力改善至20/20。她的前房现在很深，房角为3～4级，没有虹膜贴附。

参考文献

[1] Bietti G. Surgical intervention on the ciliary body; new trends for the relief of glaucoma. J Am Med Assoc 1950;142:889–897

[2] Beckman H, Kinoshita A, Rota AN, Sugar HS. Transscleral ruby laser irradiation of the ciliary body in the treatment of intractable glaucoma. Trans Am Acad Ophthalmol Otolaryngol 1972;76:423–436

[3] Uram M. Combined phacoemulsification, endoscopic ciliary process photocoagulation, and intraocular lens implantation in glaucoma management. Ophthalmic Surg 1995;26:346–352

[4] Lin SC, Chen MJ, Lin MS, Howes E, Stamper RL. Vascular effects on ciliary tissue from endoscopic versus trans-scleral cyclophotocoagulation. Br J Ophthalmol 2006;90:496–500

[5] Uram M. Endoscopic cyclophotocoagulation in glaucoma management. Curr Opin Ophthalmol 1995;6:19–29

[6] Pantcheva MB, Kahook MY, Schuman JS, Noecker RJ. Comparison of acute structural and histopathological changes in human autopsy eyes after endoscopic cyclophotocoagulation and trans-scleral cyclophotocoagulation. Br J Ophthalmol 2007;91:248–252

[7] Alvarado J, Francis B. Characteristics of ciliary body lesions after endoscopic and transscleral laser cyclophotocoagulation. Poster presented at the American Academy of Ophthalmology meeting, New Orleans, November 1998

[8] Lin SC. Endoscopic and transscleral cyclophotocoagulation for the treatment of refractory glaucoma. J Glaucoma 2008;17:238–247

[9] Francis BA, Kwon J, Fellman R, et al. Endoscopic ophthalmic surgery of the anterior segment. Surv Ophthalmol 2014;59:217–231

[10] Chen J, Cohn RA, Lin SC, Cortes AE, Alvarado JA. Endoscopic photocoagulation of the ciliary body for treatment of refractory glaucomas. Am J Ophthalmol 1997;124:787–796

[11] Gayton JL, Van Der Karr M, Sanders V. Combined cataract and glaucoma surgery: trabeculectomy versus endoscopic laser cycloablation. J Cataract Refract Surg 1999;25:1214–1219

[12] Lima FE, Magacho L, Carvalho DM, Susanna R Jr, Avila MP. A prospective, comparative study between endoscopic cyclophotocoagulation and the Ahmed drainage implant in refractory glaucoma. J Glaucoma 2004;13:233–237

[13] Gayton JL. Traumatic aniridia during endoscopic laser cycloablation. J Cataract Refract Surg 1998;24:134–135

[14] Albahlal A, Al Dhibi H, Al Shahwan S, Khandekar R, Edward DP. Sympathetic ophthalmia following diode laser cyclophotocoagulation. Br J Ophthalmol 2014;98:1101–1106

[15] Murphy CC, Burnett CA, Spry PG, Broadway DC, Diamond JP. A two centre study of the dose-response relation for transscleral diode laser cyclophotocoagulation in refractory glaucoma. Br J Ophthalmol 2003;87:1252–1257

[16] Shen SY, Lai JS, Lam DS. Necrotizing scleritis following diode laser transscleral cyclophotocoagulation. Ophthalmic Surg Lasers Imaging 2004;35:251–253

[17] Francis BA, Kawji AS, Vo NT, Dustin L, Chopra V. Endoscopic cyclophotocoagulation (ECP) in the management of uncontrolled glaucoma with prior aqueous tube shunt. J Glaucoma 2011;20:523–527

[18] Grueb M, Rohrbach JM, Bartz-Schmidt KU, Schlote T. Transscleral diode laser cyclophotocoagulation as primary and secondary surgical treatment in primary open-angle and pseudoexfoliative glaucoma. Long-term clinical outcomes. Graefes Arch Clin Exp Ophthalmol 2006;244:1293–1299

[19] Tan JC, Francis BA, Noecker R, Uram M, Dustin L, Chopra V. Endoscopic cyclophotocoagulation and pars plana ablation (ECP-Plus) to treat refractory glaucoma. J Glaucoma 2016;25:e117–e122

[20] Francis BA, Pouw A, Jenkins D, et al. Endoscopic cycloplasty (ECPL) and lens extraction in the treatment of severe plateau iris syndrome. J Glaucoma 2015; 2016;25:e128–e133

[21] Ahmed IK, Podbielski DW, Naqi A, et al. Endoscopic cycloplasty in angle closure glaucoma secondary to plateau iris. Poster presentation at the American Glaucoma Society annual meeting, San Diego, March 5–8, 2009

[22] Kahook MY, Lathrop KL, Noecker RJ. One-site versus two-site endoscopic cyclophotocoagulation. J Glaucoma 2007;16:527–530

[23] Francis BA, Berke SJ, Dustin L, Noecker R. Endoscopic cyclophotocoagulation combined with phacoemulsification alone in medically controlled glaucoma. J Cataract Refract Surg 2014;40:1313–1321

[24] Lai JS, Tham CC, Chan JC, Lam DS. Diode laser transscleral cyclophotocoagulation as primary surgical treatment for medically uncontrolled chronic angle closure glaucoma: long-term clinical outcomes. J Glaucoma 2005;14:114–119

[25] Huang G, Lin SC. When should we give up filtration surgery: indications, techniques and results of cyclodestruction. Dev Ophthalmol 2012;50:173–183

[26] Neely DE, Plager DA. Endocyclophotocoagulation for management of difficult pediatric glaucomas. J AAPOS 2001;5:221–229

[27] Carter BC, Plager DA, Neely DE, Sprunger DT, Sondhi N, Roberts GJ. Endoscopic diode laser cyclophotocoagulation in the management of aphakic and pseudophakic glaucoma in children. J AAPOS 2007;11:34–40

[28] Al-Haddad CE, Freedman SF. Endoscopic laser cyclophotocoagulation in pediatric glaucoma with corneal opacities. J AAPOS 2007;11:23–28

[29] Kraus CL, Tychsen L, Lueder GT, Culican SM. Comparison of the effectiveness and safety of transscleral cyclophotocoagulation and endoscopic cyclophotocoagulation in pediatric glaucoma. J Pediatr Ophthalmol Strabismus 2014;51:120–127

[30] Barkana Y, Morad Y, Ben-nun J. Endoscopic photocoagulation of the ciliary body after repeated failure of trans-scleral diode-laser cyclophotocoagulation. Am J Ophthalmol 2002;133:405–407

[31] Muqit MM, Menage MJ. Malignant glaucoma after phacoemulsification: treatment with diode laser cyclophotocoagulation. J Cataract Refract Surg 2007;33:130–132

[32] Iordanous Y, Kent JS, Hutnik CML, Malvankar-Mehta MS. Projected cost comparison of Trabectome, iStent, and endoscopic cyclophotocoagulation versus glaucoma medication in the Ontario Health Insurance Plan. J Glaucoma 2014;23:e112–e118

IID
结膜滤过手术
Transconjunctival Filtration Procedures

37

角膜缘胶原蛋白植入物：AqueSys XEN 凝胶支架
Translimbal Collagen Implant: AqueSys XEN Gel Stent

Herbert A. Reitsamer, Markus Lenzhofer, Melchior Hohensinn, Arsham Sheybani, Iqbal Ike K. Ahmed, and Vanessa Vera

病　例

　　一名58岁的白种人患有进展的原发性开角型青光眼，用局部前列腺素拟似物和β受体阻滞剂治疗，因为用药依从性有问题，左眼眼压（IOP）升高。患者对于各种前列腺素拟似物的治疗副作用感到愈发不适，因此推荐手术治疗。术前眼压为右眼19 mmHg和左眼26 mmHg。房角镜检查发现前房中等深度，Shaffer房角分级为2级［图37-1a（下面一行）］，两只眼的视力均为20/20。图37-2显示了双眼术前和术后5年的视野数据和视盘形态。

　　在门诊手术中，患者在局部麻醉下接受了XEN凝胶支架（AqueSys Inc., Aliso Viejo, CA）植入手术。在手术前2周，患者开始用不含防腐剂的局部皮质类固醇治疗，每天3次，并且停用了局部青光眼药物治疗，改用全身性碳酸酐酶抑制剂（250 mg每天1次口服）代替。在植入XEN凝胶支架之前，将10 μg丝裂霉素C（0.1 mL溶液）注射到计划植入部位旁边的Tenon囊下。为了尽可能保持非创伤性，通过用棉签进行定向按摩，将丝裂霉素液泡从注射部位推挤到拟植入的目标位置。然后顺利将支架植入鼻上方象限（图37-1b～d）。患者手术结束后就回家了，并在第2天返回进行第1次随访。在术后用药方案中没有使用睫状肌麻痹/扩瞳剂。手术后第2天，视力为18/20，眼压为8 mmHg。在最初的3个月中，最高IOP值为14 mmHg，随后稳步下降到术后第12个月。5年后的最终眼压为11～12 mmHg，药物使用β受体阻滞剂（不含防腐剂）且双眼视野稳定。从手术后第1周开始，患者的视力稳定在20/20（图37-1）。

手　术

　　AqueSys XEN凝胶支架进入临床应用，为医师提供了一种新的、用于降低IOP的滤过性手术方式，对于早期和晚期青光眼都具有很高的安全性和疗效。XEN凝胶支架植入术不仅可以单独进行，还可以与白内障手术联合进行。目前，共为从早期至晚期的青光眼患者植入了2 000多个支架，结果很理想。术后最长随访时间长达5年，具有出色的安全性和有效性数据[1, 2]。目前，XEN凝胶支架是唯一一种利用结膜下滤过进行房水引流的内路引流装置。

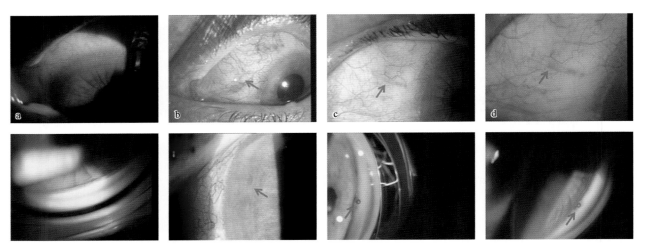

图37-1　支架植入前后球结膜区域（上面一行）和前房角（下面一行）的照片。（a）术前。（b）术后1天。（c）术后1年。（d）术后5年。支架（箭头）在前房角（b）和球结膜/Tenon囊下（c，d）清晰可见。即便到了术后5年也未发现明显降解。滤过泡扁平，表面呈微囊状。尽管滤过泡较小且扁平，但XEN凝胶支架植入后降眼压作用显著

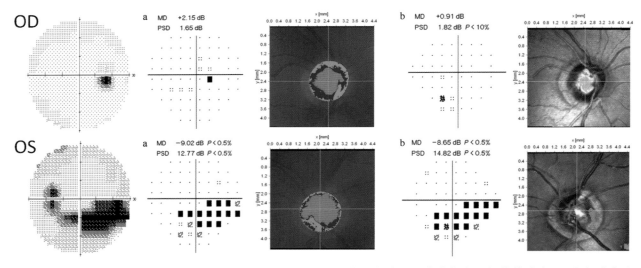

图37-2　右眼（OD，上面一行）和左眼（OS，下面一行）标准全自动视野［瑞典交互阈值算法（SITA）标准］和Heidelberg视网膜断层扫描Ⅱ（HRTⅡ）检查结果。（a）术前检查，右眼视野正常，左眼为典型Bjerrum暗点；视网膜断层扫描中视乳头盘沿存在相应变薄。（b）对同一患者进行为期5年的随访。通过回归分析证实，视野的平均偏差值（MD值）在随访期间稳定。模式标准偏差值（PSD值）从12.77 dB增加到14.82 dB（＝每年0.4 dB），但这种增加没有统计学意义

手术的合理性

XEN凝胶支架是一种由猪明胶与戊二醛交联的亲水管道（图37-3）。它通过创建从前房到结膜下的永久性流出通道来降低IOP。在结膜下空间，房水有许多潜在的引流通路，包括通过结膜扩散，扩散到巩膜和结膜的静脉系统，以及潜在的淋巴通路（图37-3）。

在植入过程中，支架是刚性的并且保持笔直的状态（这允许它被植入到Tenon囊下）。一旦到位，支架立即被湿润，变得柔软且高度柔韧。当房水流入时，支架会膨胀至其最终尺寸。支架直径的增加，防止了在植入通道内移动。临床观察表明支架在植入后可以保持其位置。交联的胶原蛋白是耐用和永久的，这提供了各种所需的特性。该材料在包括欧盟、美国、日本和加拿大在内的各地区拥有广泛的医疗记录。XEN凝胶支架由明胶制成，符合欧洲药典的纲要要求。明胶的生物相容性已得到很好的证实，XEN凝胶支架的早期临床试验也表明在人眼中没有明显异物反应[3]。

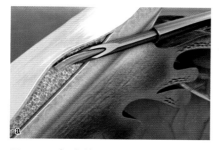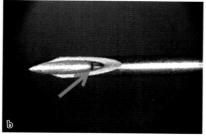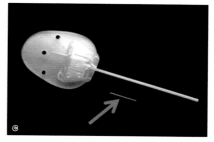

图 37-3 （a）从 27 G 套管内伸出的 XEN 45 凝胶支架。（b）植入器套管的照片，在斜面的近端可见 XEN 45 凝胶支架。（c）XEN 45 凝胶支架与 Ahmed 减压阀相比，后者使用硅胶管插入前房内

与更传统的滤过性手术和其他青光眼微小切口手术相比，XEN 明胶支架具有以下几个关键优势：

• 支架采用微创手术植入，具有出色的安全性，可降低患者的风险，并最大限度地减少手术造成的损伤。

• 内路植入方法消除了手术打开球结膜和制作巩膜瓣的需要，从而减少术后炎症和瘢痕。

• 该手术对球结膜和组织的损伤最小，如果需要，在患者的一生中可以进行多次和可重复的植入。

• 该手术完全绕过小梁网、Schlemm 管和集液管，从而避免了房水的主要阻力部位。

• 该手术将房水缓慢地弥漫到完整的球结膜组织下，从而提供了最大限度的降眼压疗效。

• 目前型号的支架内径为 45 ～ 55 μm，可避免术后低眼压。

管内的层流使用 Hagen-Poiseuille 方程来计算。使用这个等式，AqueSys 公司提供了三种不同型号的 XEN 凝胶支架。方程式如下：

$$\Phi = \frac{dV}{dt} = v\pi R^2 = \frac{\pi R^4}{8\eta}\left(\frac{-\Delta P}{\Delta x}\right) = \frac{\pi R^4}{8\eta}\frac{|\Delta P|}{L}$$

其中 Φ=体积流量；ΔP=管两端之间的压差；η=动态流体黏度；L=管的长度；R=管腔的内半径。

Hagen-Poiseuille 方程描述了管的直径和长度之间的关系以及当具有某些特性的流体通过时它产生的阻力。该公式描述了 XEN Gel Stent 设计所基于的流体动力学原理。

表 37-1 显示了 XEN 凝胶支架的不同型号。XEN 140 和 XEN 63 型号术后可能发生低眼压，但最新型号的支架——XEN 45 不会出现这种情况。

患者选择

对于 XEN 凝胶支架植入患者，有两个重要的选择标准：① Schaffer 2 级或更宽的房角开放度。② 球结膜可以形成滤过泡，这意味着如果目标区域球结膜有瘢痕则不适合植入。在白内障-青光眼联合手术中，房角开放度不是问题，因为在植入 XEN 凝胶支架之前就已摘除了晶状体。尚未进行窄房角患者的前瞻性临床试验。然而，已经有一些窄房角患者接受了支架植入，而且早期结果表明在这些患者植入支架没有问题；当然仍需要进一步的研究来证实这一点。目前，葡萄膜炎性青光眼的患者接受 XEN 凝胶支架治疗的例数不多，还需要获得对这类患者的进一步应用经验。

除了上述需要考虑的因素外，任何允许形成球结膜滤过泡的患者都可以接受 XEN 凝胶支架植入。这实质上意味着如果患者的球结膜和（或）Tenon 囊由于先前的手术或由于化学灼伤或其他创伤而受损，则该患者无法接受滤过性手术。然而，由于 XEN 凝胶支架比传统的小梁切除术产生更小的滤过泡，因此排除标准可能不那么严格。

XEN 植入可以在门诊进行，患者在手术当天出院。建议患者在第 2 天进行随访。

手术技巧

植入是从前房内部进行的（内路途径）。这种手术方法与目前使用的其他滤过性手术完全不同。与眼外（外路）的方法相比，内路方法的主要优点是不扰动球结膜，球结膜无须被切开。微创 XEN 手术的期望是减少瘢痕形成和减少滤过泡失败的发生。

表 37-1　XEN 支架的不同内径型号

名称及内径（ID）	支架长度	支架照片
XEN 140（～ 140 μm ID）	6 mm	
XEN 63（～ 63 μm ID）	6 mm	
XEN 45（～ 45 μm ID）	6 mm	

注：在 XEN 凝胶支架的开发过程中，有 3 种不同的设计应用于临床研究中。最初认为较大的直径可能在晚期青光眼中会有更好的疗效，由于较大的开口而提供较低的眼内压。较大直径（140 μm 和 63 μm）的主要缺点是，相对于 6 mm 的长度，较大的直径不能提供足够的房水流动阻力以避免术后低眼压。因此，这两种型号被 XEN 45 凝胶支架所取代，后者目前已在全球广泛应用。XEN 45 增加了足够的水流阻力，以避免房水生成正常（2 ～ 2.5 μL/min）的患者植入后发生低眼压。任何减少房水生成的局部药物治疗都会降低沿 XEN 凝胶支架的压力差，从而进一步降低眼压。

XEN 手术的作用机制基本上与青光眼的其他穿透性手术治疗相一致，如带阀或不带阀的引流器和小梁切除术（与 XEN 一样，绕过所有潜在的房水流出阻力）。但是，它也减轻了这些技术的一些局限性。XEN 凝胶支架保持了从前房到球结膜下的微小瘘管，而植入物周围的组织自然愈合。不需要做虹膜切除，因而使创伤最小化，随后的炎症和纤维化也被最小化，并且可以避免与诸如小梁切除术和引流管植入等更具侵入性的手术相关的许多并发症。

在开发过程中，XEN 凝胶支架的植入器在功能和设计上经历了多次变化；当前型号如图 37-4 所示。它可以用一只手操作，手术医师可以在患者颞侧（图 37-4a）或上方（图 37-4b）进行植入。滑动装置推动包括植入针在内的各种内部部件，以利于植入物的适当放置和操控。该设备采用小型 27 G 针头，植入器被设计用于保护 XEN 支架，并将支架准确放置在正确的解剖位置。它从前房进入（0.5 ～ 1.0 mm），穿过房角到达角膜缘后 2.5 ～ 3.5 mm 的巩膜，并延伸到球结膜下和球筋膜下（2.0 ～ 2.5 mm）。

预装式、一次性植入器是无菌单独包装。在标准眼科手术准备完成后，手术医师将植入器插入周边角膜切口，穿过前房到达对侧房角，巩膜内穿行

的理想长度为 3 mm（图 37-5a）。房角的入口区域较为宽阔，使得手术医师能够灵活地决定是否在手术期间使用前房角镜。其他青光眼微小切口手术（MIGS），一般需要达到房角中特定的解剖结构。针可以从 Schwalbe 线到巩膜突的任何位置进入（图 37-5b）。然后穿过巩膜进入球结膜下、Tenon 囊下的空间。

当针的斜面穿出巩膜（角膜缘后约 3 mm）时，斜面应与球结膜组织接近平行。这可以推开上方的球结膜和 Tenon 囊组织，从而避免球结膜和 Tenon 囊组织被刺穿。手术医师能够通过手术显微镜直接观察到球结膜下空间中整个针的斜面（图 37-5c）。

然后医师通过推动单手植入器上的滑块来展开 XEN 凝胶支架，类似于人工晶状体（IOL）植入过程。在此步骤中，植入物通过植入器的内部结构被缓慢地放置到位（图 37-5d）。一旦滑块推到头，植入手术就完成了，针头完全缩回到套管中，手术医师只需从患者眼内取出植入器（图 37-5e）。在吸除黏弹剂后，支架立即开始将房水从前房分流到球结膜下（图 37-4 和图 37-6）。

随着体液与 XEN 凝胶支架接触，明胶材料变得水润、柔软、富有弹性，并膨胀；当植入物被置于最终位置时，该膨胀过程基本上已经完成。图 37-6

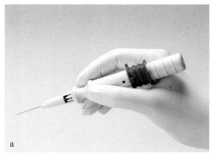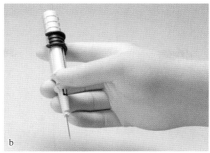

图 37-4　两种握住 XEN 植入器的方法。(a) 植入时手术医师的位置位于患者头部颞侧 (右眼)。(b) 手术时手术医师的位置在患者头部上方 (右眼)。在两种情况下，支架从颞下方向上方推进。通过将蓝色滑块向前推来释放支架

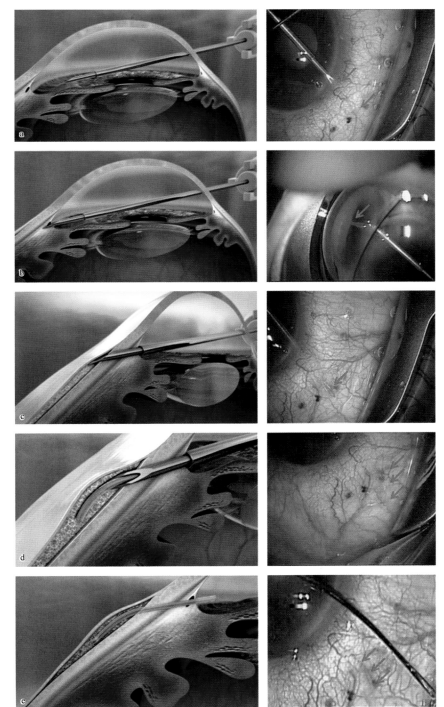

图 37-5　XEN 植入步骤的图示和照片。(a) 通过 1 mm 角膜穿刺口将植入器尖端引入前房。(b) 将尖端对准色素小梁网的位置进入巩膜，并且 (c) 前进，直到可以看到针尖斜面出现在球结膜下 (箭头)。出口部位应在角膜缘后约 3 mm 处。步骤 b 可以在有或没有前房角镜检查的情况下进行。在将植入器的套管向侧面旋转 60° 之后，(d) 将 XEN 凝胶支架释放到 Tenon 囊下 (箭头)。(e) 植入器的自动退出机制保证了 XEN 凝胶支架在 Tenon 囊下和前房之间的正确比例 (箭头)：前房 1 mm，巩膜内 3 mm，Tenon 囊下 2 mm

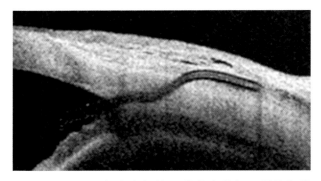

图37-6　XEN 45凝胶支架的眼前段光学相干断层扫描（OCT）图像。在植入之前和植入过程中，植入物是具有相当刚性的，这使得它可以从角膜缘向后插入并达到筋膜下组织。在植入器缩回后，植入物的水合作用立即增加其柔韧性和直径，从而防止其在植入管中的移位。它还可以防止对覆盖的球结膜组织的侵蚀，当使用柔性较小的硅胶管进行植入时，这可能是一个问题。由于其高度的柔韧性，XEN凝胶支架在植入过程中很好地适应了组织的变形，但有时这些植入通路的变化是医师故意造成的。通过压低或提高植入套管的尖端，手术医师可以校正与目标出口部位的偏差。植入期间组织的变形形成S形路径，其可以在OCT图像中很好地观察到

显示了前段光学相干断层扫描（OCT）图像，展示了植入物的位置和弹性。如表37-1所述，植入物膨胀的外壁与穿刺通道紧密贴合，一旦植入器从眼内移除，植入物就将保持在适当位置。植入后就会形成球结膜滤过泡。最初可以观察到弥散的滤过泡，到术后1周，随着房水从球结膜下到各种流出通道排出途径的建立，滤过泡的体积逐渐减小[4, 5]。

由于植入物的尺寸较小和特有的机械属性，房水进入Tenon囊下空间较为温和、容易扩散。这使得XEN凝胶支架产生的功能性滤过泡的形态不同于滤过性手术后看到的滤过泡。XEN凝胶支架所形成滤过泡的长期外观与小梁切除术后的滤过泡外观不同[1]。与小梁切除术后的滤过泡相比，XEN的滤过泡更均匀（有小囊泡，一般无大囊泡）。XEN滤过泡的面积并不大，因此对球结膜伤害很小；并且与较大和较高的滤过泡相比，它们隆起很低，因此不容易引起患者不适[1, 2]。上皮细胞中的微囊，证实了滤过性手术的作用机制，房水是透过球结膜引流的[6, 7]。

在大多数病例中，XEN手术不需要使用抗代谢物，如丝裂霉素C，也能达到长期降低眼压的效果。早期青光眼患者，没有长期青光眼药物使用史，显示出非常低的瘢痕化率，并且在不使用抗代谢物的情况下具有很好的长期功能。然而，使用抗代谢物可以得到更好的结果，因此现在绝大多数XEN植入都采用丝裂霉素C预注射（8～20 μg）。在植入手术开始之前进行注射。将丝裂霉素C液置于拟植入位置之外（图37-7a，b），并使用棉签（图37-7c）将其按摩到拟植入的区域（图37-7d）。丝裂霉素C或5-氟尿嘧啶（5-FU）也可用作术后针拨的辅助药物，以改善支架的滤过功能。这种在术后阶段调整植入物滤过能力是XEN手术的另一个优势（图37-5和图37-7）。

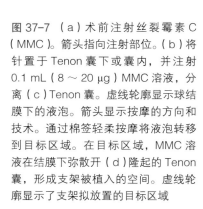
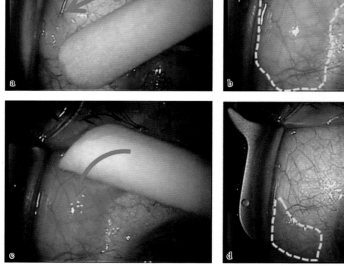

图37-7　（a）术前注射丝裂霉素C（MMC）。箭头指向注射部位。（b）将针置于Tenon囊下或囊内，并注射0.1 mL（8～20 μg）MMC溶液，分离（c）Tenon囊。虚线轮廓显示球结膜下的液泡。箭头显示按摩的方向和技术。通过棉签轻柔按摩将液泡转移到目标区域。在目标区域，MMC溶液在结膜下弥散开（d）隆起的Tenon囊，形成支架被植入的空间。虚线轮廓显示了支架拟放置的目标区域

单独青光眼手术：单独植入

XEN凝胶支架并非设计为白内障手术的附加手术。我们的目标是开发一种安全、高效、用户友好、易于植入且易于方便随访检查的降眼压手术。对开角型青光眼患者进行了前瞻性临床研究，在这些研究中建议患者具有Schaffer 2级或更高的房角开放度以提供足够的空间来进行手术。然而，由于支架的高柔韧性和小直径，XEN手术也允许在比较窄的房角进行植入。基于本中心和其他中心进行的临床观察，我们决定在窄房角和闭角型青光眼患者中进行进一步的研究。单独XEN 45凝胶支架植入的步骤已经在前面进行过详细描述（参见"手术技巧"）。

青光眼-白内障联合手术

白内障摘除术后可轻松进行XEN凝胶支架手术。对于手术医师来说，白内障和青光眼（超声乳化-小梁切除术）的联合手术一直是合意的，因为他们可以在一次手术中完成两个目标。然而，文献中的大量报道表明联合手术在降低眼压方面效果较差，长期随访表明术后4～5年降压疗效降低40%。疗效最显著下降发生在术后第3～10个月，并且一直持续下降，直到随访结束[8]。对所有手术的综合评价发现，对于所有型号的XEN凝胶支架（XEN 140、XEN 63、XEN 45），无论单独XEN植入或XEN-白内障联合手术的疗效均无显著差异。在综合数据中，这两种手术在术后3年内的降IOP方面似乎同样有效。然而，欧洲XEN 45的4期临床试验仍在进行，最终分析将提供更多信息。

并发症的处理

该手术为患者和手术医师提供了极好的安全性。尽管植入过程相对简单，但仍需要仔细规划手术。植入期间的以下步骤对于成功放置XEN凝胶支架很重要，并且每名手术医师都应该考虑。并非所有这些预防措施都只针对XEN凝胶支架手术。其中一些是内路手术都需要考虑的因素：

● 手术医师需要避免在有晶状体眼中接触晶状体。这对于浅前房的眼尤为重要。

● 手术医师应在角膜缘后3 mm处标记支架的目标出口位置。医师用植入器穿过组织时，可以通过控制穿刺深浅来校正植入路径。当针将要穿过巩膜组织并靠近眼球表面时，可以通过巩膜观察针尖和斜面的位置。如果针尖过早穿过巩膜并太靠近角膜缘，则缩回针头并使植入器向下加深穿刺，同时进一步推动套管穿过巩膜。这将使针尖保持在巩膜内并延长植入通道。如果针尖斜面将从目标部位后面的巩膜中穿出，则稍微向后拉针尖，使其留在巩膜通道内。然后将植入器向上浅穿刺并继续植入过程。这将导致套管尖端在更靠前的目标出口穿出。

● 巩膜内血管或出口部位的血管如果被划破，可能会导致球结膜下出血。在这种情况下，血液是否遮盖了关键结构，对于成功植入是至关重要的。如果将针插入巩膜之前出现前房出血，则需要暂停植入并且在进行新的尝试之前清除前房血液。如果球结膜下出血严重且无法清除，手术医师需要选择其他目标位置。

● 如果不使用房角镜进行植入，手术医师需要注意黏弹剂可以向后移动虹膜平面。在这些情况下，相对于角膜缘的定位是重要的，以避免植入时穿过虹膜根部。一旦虹膜返回原始位置，这可能导致虹膜组织阻塞支架的内部开口。

● 如果针尖穿出巩膜的位置离开角膜缘太近，该部位的球结膜移动性较差，这是导致球结膜穿孔的唯一危险因素（0.4%；表37-2），另外也会导致支架植入在Tenon囊上方。如果出口部位位于角膜缘后2.5～3 mm处，球结膜穿孔的可能性要小得多，因为该处的球结膜可以自由移动。植入器的套管也不应进入巩膜太深，这样就限制了球结膜下从巩膜暴露的套管的长度。

● 在推植入器上的滑块之前，手术医师需要确保针尖斜面完全露出巩膜。这对于在Tenon囊下或内部顺利释放XEN凝胶支架非常重要。如果支架释放过早，巩膜表层或Tenon囊的纤维可能会阻碍支架的直接输送。在这种情况下，植入后可以把支架弄直而不会损伤球结膜。

● 在完成XEN凝胶支架的植入后，手术医师应避免在取出植入器期间横向移动。

● 在我们的患者中，与小梁切除术相比，该手术不易发生纤维化瘢痕和包裹。在纤维化或包裹的情况下，建议根据AqueSys标准操作步骤进行处理（见下文）。

● 如果出于任何原因需要在植入通道内调整

表 37-2　XEN 凝胶支架联合手术研究的安全性数据

XEN 凝胶支架 （各种型号，*n*=505）	单独 XEN 手术		联合白内障手术		总　计	
	眼 数	比 例	眼 数	比 例	眼 数	比 例
结膜下出血影响植入时观察	2	0.8%	4	1.7%	6	1.2%
术中前房出血	1	0.4%	5	2.1%	6	1.2%
玻璃体脱出	0	0.0%	0	0.0%	0	0.0%
浅前房	3	1.1%	1	0.4%	4	0.8%
脉络膜渗漏（自限，持续 <30 天）	4	1.5%	1	0.4%	5	1.0%
结膜穿孔	2	0.8%	0	0.0%	2	0.4%
前房黏弹剂	2	0.8%	1	0.4%	3	0.6%
前房积血	8	3.0%	5	2.1%	13	2.6%
结膜下出血（术后 >30 天发生）	1	0.4%	0	0.0%	1	0.2%
IOL 脱位	1	0.4%	0	0.0%	1	0.2%
滤过泡炎（滤过泡感染）	0	0.0%	0	0.0%	0	0.0%
巨大滤过泡伴眼表症状	1	0.4%	1	0.4%	2	0.4%
支架阻塞	3	1.1%	1	0.4%	4	0.8%
支架取出	0	0.0%	1	0.4%	1	0.2%
需要其他青光眼手术	3	1.1%	1	0.4%	4	0.8%

注：AC，前房；IOL，人工晶状体；IOP，眼压。该表显示了最常见的并发症。很多在滤过性手术中可以看到的并发症，在 XEN 手术中很少或根本不发生，例如暂时性视力丧失和视力下降。这使得 XEN 凝胶支架植入成为非常安全的手术。最常见的不良事件是 505 名接受治疗的患者中有 13 名于手术后第 2 天出现前房积血。没有患者由于前房积血不吸收而不得不进行前房冲洗。

支架的位置，可以通过使用钝镊子来隔着球结膜操作。

● 如果支架位置不理想，可能需要取出支架。使用玻璃体视网膜器械可从其通道中取出支架并将其从前房移除。可以在初次植入部位旁植入替换支架。尚未评估眼中可进行多少次植入。从目前的经验来看，健康球结膜的量似乎是限制因素。

术 后 处 理

患者可以在植入的当天出院，局部使用抗生素和类固醇药物。1 周后停用抗生素，每天给予类固醇 4 次，第 6 周后逐渐减少。一般来说，逐渐减少类固醇的速度取决于滤过泡的形态和功能评估。

使用 XEN 45 凝胶支架时，术后不会发生低眼

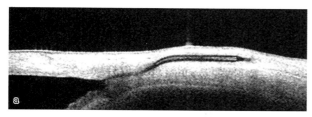

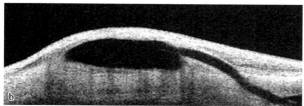

图 37-8　2 名患者植入后 2 个月发生高眼压。（a）XEN 45 凝胶支架瘢痕化，随后进行针拨。（b）XEN 45 凝胶支架形成包裹性滤过泡。该患者未接受针拨治疗，而是使用局部抑制房水生成药物

压。在正常房水生成率下，其内径在术后早期可以提供足够的阻力以避免眼压低于 6 mmHg。

在植入 XEN 凝胶支架后评估滤过泡是容易和直接的。与小梁切除术后的经典滤过泡相比，需要手术医师习惯 XEN 植入后较小的滤过泡。有时仅仅从裂隙灯观察很难判断滤过泡是否有功能。目前尚不清楚为什么滤过泡看起来比经典小梁切除术后的小。但手术失败的原因是相似的——滤过泡纤维化和包裹。如果患者 IOP 升高，要么发生了滤过泡纤维化，要么发生支架包裹。如果在眼部按摩后没有看见滤过泡隆起，则可以确定为纤维化（图 37-8）。

在纤维化的情况下，可以进行针拨。通常，这些针拨需要丝裂霉素 C 或 5-Fu 的辅助。在滤过泡囊性包裹的情况下，建议不要进行针拨。相反，患者需要早期使用抑制房水生成的药物。通过这种治疗可以解决囊性滤过泡包裹，形成正常功能的滤过泡，并且可以避免针拨。如果 3 个月后这种治疗方法不成功，建议改变策略采用针拨，辅以抗代谢药物。

安全性、有效性和临床结果

XEN 凝胶支架的安全性和有效性非常显著。图 37-9 显示了包含 3 种不同型号支架的 638 例植入病例的分析。XEN 支架可显著降低眼压超过 36 个月。尽管该分析未显示全部患者的所有随访数据，但术后 3 年的结果令人印象深刻：眼压降低 41%，青光眼药物数量从 2.7 种减少到 0.7 种，减少了 74%。但是，该样本中的患者中有 5% 必须接受其他青光眼手术以降低 IOP 至治疗水平。如果植入支架之前使用丝裂霉素 C 注射，针拨率在 15% ～ 20%。

表 37-2 显示了 505 例植入 XEN 的疗效数据。XEN 凝胶支架手术最常见的并发症是出血。表中所示的脉络膜渗漏都是老型号、较大内径（XEN 140 和 XEN 63）的 XEN 植入术后出现的早期低眼压所致。采用 XEN 45 支架，我们的患者样本中没有出现这种并发症。

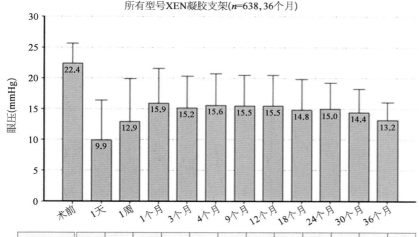

所有型号XEN凝胶支架(*n*=638，36个月)

患者	n=638	n=615	n=542	n=473	n=399	n=267	n=199	n=182	n=77	n=88	n=45	n=26
变化	100%	-56%	-43%	-29%	-32%	-30%	-31%	-31%	-34%	-33%	-35%	-41%
药物	2.7	0.1	0.1	0.3	0.5	0.6	0.6	0.7	0.5	0.5	1.0	0.7

图 37-9　所有不同型号 XEN 凝胶支架的降眼压（IOP）效果。观察期长达 36 个月。36 个月后，26 名患者眼压平均下降 41%，抗青光眼药物平均从 2.7 种减少至 0.7 种

结　论

XEN凝胶支架是一种安全有效的方法，可单独治疗青光眼，也可以与白内障手术联合。未来的发展可能包括药物释放系统和非均匀交联的支架。也就是说，支架直径的变化是可能的。这可以促进全新的术后管理方案，并且可以将疗效和安全性推向更高的水平。我们在许多早期或晚期青光眼患者中使用XEN 45凝胶支架、替代药物以及传统手术，如小梁切除术和引流管植入术。

参考文献

[1] Reitsamer HA, Lenzhofer M, Hohensinn M, et al. Ab interno approach to subconjunctival space: first 567 eyes treated with new minimally invasive gel stent for treating glaucoma. Presented at the American Society of Cataract and Refractive Surgeons annual meeting, San Diego, 2015

[2] Reitsamer HA. Early results of a minimally-invasive, ab-interno gelatin stent in combination with a preoperative Mitomycin C injection for the treatment of glaucoma. Presented at the European Society of Cataract and Refractive Surgeons annual meeting, London, 2014

[3] Lewis RA. Ab interno approach to the subconjunctival space using a collagen glaucoma stent. J Cataract Refract Surg 2014;40:1301–1306

[4] Benedikt O. [The mode of action of trabeculectomy (author's transl)]. Klin Monatsbl Augenheilkd 1975;167:679–685

[5] Yu DY, Morgan WH, Sun X, et al. The critical role of the conjunctiva in glaucoma filtration surgery. Prog Retin Eye Res 2009;28:303–328

[6] Singh M, Chew PT, Friedman DS, et al. Imaging of trabeculectomy blebs using anterior segment optical coherence tomography. Ophthalmology 2007;114:47–53

[7] Picht G, Grehn F. [Development of the filtering bleb after trabeculectomy. Classification, histopathology, wound healing process]. Ophthalmologe 1998;95:W380-7

[8] Lochhead J, Casson RJ, Salmon JF. Long term effect on intraocular pressure of phacotrabeculectomy compared to trabeculectomy. Br J Ophthalmol 2003;87:850–852

38

穿过角膜缘的 SIBS 引流器：InnFocus 微型引流器

Translimbal SIBS Shunt: The InnFocus MicroShunt

Juan F. Batlle Pichardo, Francisco Fantes, Isabelle Riss, Leonard Pinchuk, Rachel Alburquerque, Yasushi P. Kato, Esdras Arrieta, Adalgisa Corona Peralta, Paul Palmberg, Richard K. Parrish II, Bruce A. Weber, Jean-Marie Parel, Brian A. Francis, and Iqbal Ike K. Ahmed

病例：InnFocus 微型引流器治疗青少年开角型青光眼

一名12岁的亚裔美国女孩患有轻至中度的青少年原发性开角型青光眼（POAG），来诊进行手术咨询。她的初始基线眼压（IOP）为右眼25 mmHg和左眼30 mmHg。睡前2只眼使用0.005%拉坦前列腺素，并且每天使用2次2%布林佐胺和0.5%噻吗洛尔固定复方合剂。她的既往病史有指甲-髌骨综合征［也称为遗传性甲状腺发育不良（hereditary onycho-osteodysplasia, HOOD）综合征］，这是一种以指甲、膝盖、肘部和骨盆异常为特征的常染色体显性遗传综合征。它还与IOP升高和肾脏疾病有关。

她最佳矫正视力为双眼20/20，近视矫正为右眼−5.25 D和左眼−5.75 D。药物治疗时眼压为右眼14 mmHg和左眼11 mmHg。她双眼有轻微的后囊下白内障。她的C/D为右眼0.75，具有上方盘沿切迹，左眼0.85，具有上方盘沿变薄。视野显示右眼有上方和下方的鼻侧缺损（MD：−3.09），左眼有鼻下方缺损（MD：−3.61）。角膜厚度为右眼612 μm和左眼619 μm。3个月后，IOP升至双眼26 mmHg，患者用药的依从性有一些问题。在接下来的6个月中，尝试使用了不同的局部用青光眼药物，包括0.01%贝美前列腺素、0.2%溴莫尼定−0.5%噻吗洛尔固定复方合剂、2%多佐胺−0.5%噻吗洛尔固定复方合剂。尽管如此，IOP仍保持在21～26 mmHg的范围内。

患者的左眼接受了小梁消融术，最初眼压控制在15 mmHg左右，但2个月内迅速升至术前水平。医师与患者讨论了其他青光眼手术，包括：小梁切除术、青光眼引流管植入术和较新的研究性结膜下滤过技术。

患者左眼接受了XEN明胶支架（AqueSys Inc., Aliso Viejo, CA；Allergan, Irvine, CA）植入。由于担心瘢痕形成，手术中还联合结膜分离、部分Tenon囊切除术并应用了丝裂霉素。在术后早期低眼压后，IOP在2个月升至25 mmHg左右，虹膜周边前粘连堵塞了引流管内口。用Nd：YAG激光分离粘连，每天使用2次多佐胺−噻吗洛尔固定复方合剂，将IOP稳定在12～13 mmHg。

由于左眼出现的这些问题，右眼接受了InnFocus MicroShunt®（InnFocus, Miami, FL）的手术，也进行了部分Tenon囊切除并应用了丝裂霉素。在术后前6周的低眼压（3～5 mmHg）后，在不用青光眼药物的情况下，IOP稳定在8～11 mmHg。术后5个月，局部类固醇逐渐停用，眼压为10 mmHg，视力为20/25，并形成一个弥散、隆起度较低的滤过泡。

SIBS 的发展过程

InnFocus MicroShunt是一系列产品之一，源于10年来开发一种新型合成生物材料，植入体内后可抵抗生物降解、炎症和包裹。

该支架所用材料的关键是称为聚异丁烯的基础共聚物，如图38-1中三嵌段聚合物的中心区域所示。聚异丁烯是类似口香糖的胶质。三嵌段聚合物，聚（苯乙烯−嵌段−异丁烯−嵌段−苯乙烯）或"SIBS"如图38-1所示，其中 N 大于 M[1-4]。

SIBS 的首次医疗应用是Boston Scientific公司（Natick, MA）的TAXUS®支架[5, 6]。TAXUS是一种小型球囊扩张金属支架（直径2～3 mm，长10～20 mm），带有SIBS涂层，缓慢释放抗增殖药物紫杉醇进入冠状动脉壁，以防止再狭窄。从TAXUS研究中收集的数据证实SIBS不会被生物降解，产生的组织反应也微乎其微[7]。

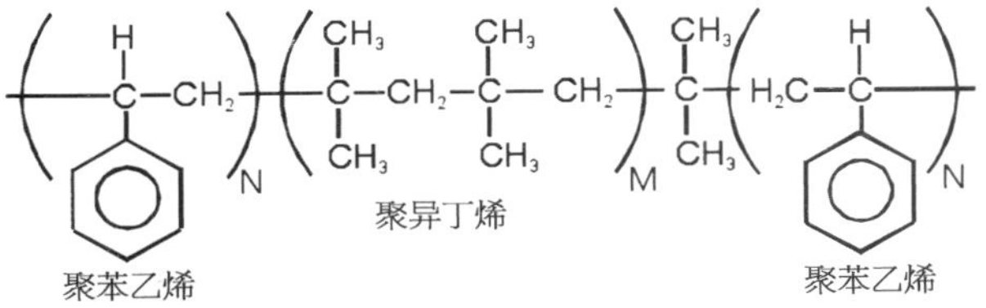

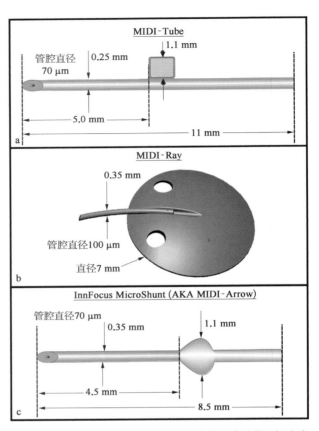

图 38-1　三嵌段聚合物：聚（苯乙烯-嵌段-异丁烯-嵌段-苯乙烯）或"SIBS"，其中中心嵌段是聚异丁烯，顶端是聚苯乙烯的玻璃状链段，用于将聚异丁烯的链保持在一起（$M \gg N$）形成弹性体

青光眼房水引流装置的发展过程

Parel等[8]和Acosta等[9]报道了第一代产品植入兔子后2个月的组织病理学研究结果。他们发现在SIBS盘周围没有肌成纤维细胞或血管生成，也没有完整的纤维包裹。相反，硅橡胶对照显示有血管生成、肌成纤维细胞和附着于滤过盘的显著包裹。总之，这项研究发现SIBS在眼中完全无害。

此后不久，他们发现如果能保持管道内口开放，则可以设计成不带引流盘的青光眼引流装置。这将要求管的内腔大于脱落内皮细胞的直径，为40～50 μm，同时由于内径足够小，可以防止低眼压。管腔尺寸由Hagan-Poiseuille方程近似计算得出。Arrieta等[10]的一系列兔眼植入证实，约70 μm的管腔直径将满足这些要求[11]。

另一个问题是管的放置。似乎将管道放置在结膜和Tenon囊下最合理，就像标准的小梁切除术一样。MicroShunt的优势在于不用切开巩膜并缝合巩膜瓣。缝合巩膜瓣缝线的张力是控制房水流出的关键因素，这一过程需要较高的手术技巧。此外，MicroShunt的流体动力学特性可以通过管腔直径和长度来控制，以最大限度减小术后低眼压。由此，人们开始开发基于SIBS的微型引流装置[12, 13]。

青光眼装置的四次迭代

引流装置设计有三个主要的迭代（图38-2），尺寸各不相同（表38-1）。这三次迭代首先在迈阿密大学Bascom Palmer眼科研究所眼科生物物理中心（Ophthalmic Biophysics Center, OBC）实验室的兔眼慢性研究中进行测试，然后在为期4年的可行性研究中进行测试，以确定最佳设计以及最佳植入

图 38-2　基于 SIBS 的青光眼引流器的前三次迭代。（a）在波尔多 I 和 II 研究中使用的第一代青光眼产品——MIDI-Tube。（b）在多米尼加共和国 I 研究中使用的第二代产品，MIDI-Ray。（c）在多米尼加共和国 II 研究中使用的 InnFocus MicroShunt®（又名 MIDI-Arrow）

技术。所有动物研究均由迈阿密大学动物护理和使用委员会授权。所有人类可行性研究均由相应的政府伦理委员会授权。在法国，AFSSAPS（Agence Française de Sécurité Sanitaire des Produits de Santé）和后来的ANSM（Agence Nationale de Sécurité du Medicament et des Produits de Santé）批准了该项目。在多米尼加共和国CONABIOS（多米尼加共和国国家生物伦理和健康顾问委员会）批准了该项目。同时还获得了当地医院伦理委员会的批准。

表38-2总结了1年时的基线特征、眼压变化和青光眼用药情况。引流管与小梁切除术对比（Tube Versus Trabeculectomy, TVT）研究中采用的标准[14]，就是IOP ≤ 21 mmHg，在用或不用青光眼药物且没有接受进一步手术的情况下，眼压从基线降低≥20%。

第一代产品是SIBS管（图38-2a），在管的一侧有突出1 mm×1 mm SIBS接头。它被称为MIDI-

表 38-1　MIDI-Tube、MIDI-Ray 和 InnFocus MicroShunt®（MIDI-Arrow）3 种型号的比较

装　置	MIDI-Tube	MIDI-Tube	MIDI-Ray	InnFocus MicroShunt®（aka MIDI-Arrow）
研究	Bordeaux Ⅰ	Bordeaux Ⅱ	DR Ⅰ	DR Ⅱ
管外径（μm）	0.25	0.25	0.35	0.35
管内径（μm）	70	70	100	70
总长度（mm）	11	11	12	8.5
限制移动装置类型	标签样	标签样	引流盘	鳍片样
限制移动装置大小（mm）	1×1	1×1	7（直径）	1.1（鳍片间距）
穿刺针型号	27	25～27	27	25～27
植入装置	植入器	植入器	镊子	镊子
MMC［浓度、时间（分钟）］	无	0.2 mg/mL，2	无	0.4 mg/mL，3
MMC 作用范围	无	巩膜表面	无	整个结膜瓣下
是否结扎管子	否	否	是	否

表 38-2　基线特征及术后 1 年临床结果摘要

装　置	MIDI-Tube	MIDI-Tube	MIDI-Ray	InnFocus MicroShunt®（aka MIDI-Arrow）
研究	Bordeaux Ⅰ	Bordeaux Ⅱ	DR Ⅰ	DR Ⅱ
基线特征				
患者数量	24	16	12	23
平均年龄	65.2±18.9	57.1±13.5	56.8±13	59.8±15.3
种族	白种人	白种人	混合	混合
受试眼状态：有晶状体 / 白内障 / 人工晶状体眼	9/1/14	10/0/6	4/7/1	10/11/2
POAG	19	14	12	23
先天性青光眼	3	0	0	0
高褶虹膜	1	1	0	0
激素性青光眼	1	1	0	0
既往结膜手术	12	11	0	0
基线眼压（最大耐受剂量药物下）	24.1±7.8	21.1±5.2	24.4±4.4	23.8±5.3
平均青光眼药物数量	2.9±1.2	1.7±0.9	1.7±0.8	2.4±1.0
1 年后的结果				
眼压（mmHg）	16.2±4.1	12.8±3.3	14.4±3.9	10.7±2.8

（续表）

装　　置	MIDI-Tube	MIDI-Tube	MIDI-Ray	InnFocus MicroShunt® (aka MIDI-Arrow)
青光眼药物数量	1.5 ± 1.3	0.7 ± 0.5	1.2 ± 1.1	0.3 ± 0.8
手术成功率	42%	67%	58%	100%

Tube（微创引流植入物）。设计接头的目的是防止由于眼球旋转和眨眼将引流管移动到前房中。接头连接到引流管的一个壁上而不是对称设计在管的两侧，原因是该装置通过开槽的针式植入器推注，其中突出的接头呈现于针中的狭槽。

Isabelle Riss教授，以前就职于法国波尔多Hôpital Pellegrin，目前在法国 Pôle Ophtalmologique de la Clinique Mutualiste, Pessac, Cedex供职，是第一名于2006年1月将MIDI-Tube植入人体的手术医师。波尔多Ⅰ研究纳入了24名晚期青光眼患者，大约一半患者具有失败的小梁切除术的病史（表38-2）。植入术中未使用丝裂霉素C（MMC），术后1年时条件成功率为42%。此外，有2名高度近视患者（眼轴拉长，结膜拉伸变薄）发生接头的尖角蚀出结膜（都被成功修补）。研究的结论是，在这个患者群体中需要使用MMC来维持滤过泡，并且需要重新设计接头以减少结膜蚀出的问题。另外还发现开槽的针式植入器是不可靠的，因为该装置非常柔软且有些黏，经常会卡在植入器中。使用镊子通过预先制作的针道插入装置比将其推过无润滑管腔更可靠。

第二项临床研究（波尔多Ⅱ研究）采用相同的MIDI-Tube设计，16名患者在结膜/Tenon囊下应用低剂量MMC，作为控制结膜与巩膜粘连而防止滤过泡失败的方法。使用2个或3个Schirmer实验的滤纸条（用于吸收和测量泪液生成量的海绵状条带）将MMC作用在结膜瓣下的巩膜面。MMC的总剂量约0.6 mL（浓度为0.2 mg/mL），作用2～3分钟，并用250 mL无菌盐水冲洗。这些晚期难治性青光眼患者的成功率在1年时增加至67%。这些数据表明，需要使用MMC，同时MIDI-Tube需要重新设计（当波尔多Ⅰ研究中结膜穿蚀的问题引起人们注意时，波尔多Ⅱ研究已经在进行中）。

进入波尔多Ⅱ研究9个月后，InnFocus决定同时测试另一种名为MIDI-Ray的型号（图38-2b），它

是由一个SIBS管（外径350 μm，管腔直径100 μm）和一个7 mm直径的SIBS盘（厚度为350 μm）组成。该装置的外形像黄貂鱼（stingray），因此取了这个名字。该设计的初衷是SIBS盘周围不会形成纤维包裹，这将促进房水从巩膜滤过，同时减少植入大引流盘经常遇到的眼球运动和复视相关的问题[15]。它还可以减少使用MMC的必要性。2007年9月 Juan F. Batlle Pichardo 在多米尼加共和国圣多明各的 Centro Laser 开始了针对12名患者的临床研究。不幸的是，在MIDI-Ray SIBS滤过盘周围缺乏纤维包裹形成导致结膜变薄和形成囊性滤过泡，条件成功率仅为58%。此外，100 μm的内径导致术后急性低眼压的发病率很高（所有病例均自行缓解）。在这种情况下，研究者将管子植入眼内之前，用缝线将管子扎住，直到装置在眼中愈合（这种结扎管子的做法在大型引流管，诸如Baerveldt引流管植入时经常采用）。

根据波尔多Ⅱ研究积累的数据，在使用低剂量MMC的情况下，没有引流盘的型号的成功率为67%，且没有术后低眼压，因此决定继续使用无引流盘的设计，修改接头以使其更具无创伤性，并且使用MMC的范围更大。这些设计被证明是长期安全的[16]。

新设计的微型引流装置最初被称为MIDI-Arrow（图38-2c），因其接头为无创、平面对称的鳍状设计，类似于箭头上的羽毛而得名。MIDI-Arrow 后来改称为 InnFocus MicroShunt®。MIDI-Arrow 的内径保持在70 μm，以便在植入时无须结扎管道。在多米尼加共和国开展的一项可行性试验，纳入23例混合种族（黑种人、白种人和原住民）的POAG患者，他们从未接受过滤过性手术，并且最大耐受剂量药物无法控制眼压。植入时，0.4 mg/mL的MMC应用3分钟。上述这些植入装置和手术过程的改良，使得术后1年的条件成功率为100%，IOP从基线下降50%。

关于MIDI-Tube+不使用MMC（波尔多Ⅰ）、MIDI-Tube+使用低剂量MMC（波尔多Ⅱ）、MIDI-Ray（多米尼加共和国Ⅰ）以及Inn-Focus MicroShunt（多米尼加共和国Ⅱ）的1年可行性研究得到的各组IOP变化见图38-3。根据上述结果，最终确定最佳设计型号为InnFocus MicroShunt，下一步继续积累多米尼加共和国患者的数据，并在法国波尔多的另外一组患者中验证研究结果。

本专题的以下部分讨论了InnFocus MicroShunt的改良手术过程，并总结了上文介绍的多米尼加共和国Ⅱ临床试验的3年随访结果（患者特征见表38-2）。有关此患者人群的更详细报道已在撰写本文时提交出版，因此不能包含在本专题中。

手 术 方 法

在CONABIOS批准植入方案后，Juan F. Batlle Pichardo在多米尼加共和国圣多明各的Centro Laser进行了一项前瞻性研究。主要入选标准包括最大耐受剂量青光眼药物治疗失败的POAG患者。本研究允许患者同时接受白内障手术，但不是必需的。先前具有结膜手术失败病史的患者被排除在研究之外。所有符合条件的患者都有权选择是否加入本研究，如果患者拒绝，那么他将被考虑进行小梁切除术；本研究中，没有患者拒绝，所有人都签署了知情同意书，并按照签署同意书的顺序进行前瞻性登记。

MicroShunt包含在由制造商InnFocus, Inc.（Miami, FL）提供的无菌包装套件中。该套件还包括：① 尺子，以测量进入部位（距角膜缘3 mm）。② 用于标记尺子的标记笔。③ 3个LASIK海绵，用于放置MMC（0.4 mg/mL，3分钟；未提供MMC）。④ 1 mm×1 mm三角刀，用于制作小巩膜瓣。⑤ 27 G或25 G针头，用于在角膜缘到前房形成针道。植入程序如图38-4所示。手术次日使用轻度加压眼罩，随后5天每晚使用。

结果：多米尼加共和国研究

患者基线人口统计特征见表38-2。21名有晶状体眼（11名患有引起视力障碍的白内障）患者和2名人工晶状体眼患者参加了该研究。平均基线眼压为23.8 ± 5.3 mmHg（范围为19 ～ 38 mmHg）。所有23名患者均为POAG，IOP符合入选标准。平均基线最佳矫正视力为20/60（范围为20/20至光感）。两组患者的视野平均偏差值为−20.1 ± 12.1 dB（范围：−1.7 ～−33.9 dB）。研究开始时每名患者的青光眼药物平均数为2.4 ± 1.0种（范围：1 ～ 4种）。

23名患者均随访到术后1年，此后有22名患者坚持随访，1名患者失访。14名患者接受了单独MicroShunt植入，9名患者接受了MicroShunt植入和超声乳化人工晶状体（IOL）植入联合手术。

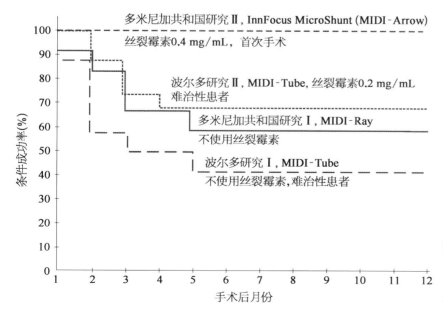

图 38-3 4 种 InnFocus MIDI 型 号 的 1 年手术成功率。第四代 InnFocus MicroShunt 的效果最佳，1 年内成功率达到 100%

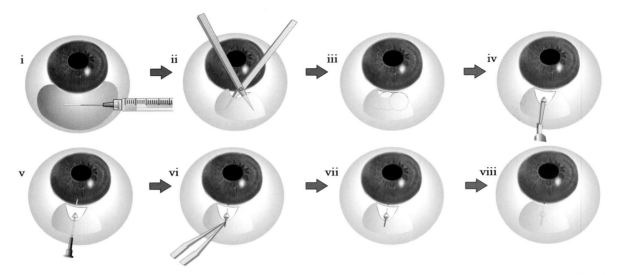

图 38-4 植入手术的步骤: i. 在结膜下注射利多卡因和肾上腺素,撑开 Tenon 囊下空间。ii. 在结膜和 Tenon 囊下制作一个以穹窿为基底的结膜瓣,向两侧分离,并向后分离 8 mm。双极透热电凝烧灼任何出血的血管。iii. 将浸泡了丝裂霉素 C(MMC,0.4 mg/mL)的 3 个 LASIK 海绵于结膜瓣下 3 分钟,然后取出并用 25 mL 平衡盐溶液冲洗结膜瓣。iv. 用 1 mm 宽的刀在巩膜上切一个浅巩膜瓣。v. 通过巩膜瓣在角膜缘下到前房用 25 G 针进行穿刺,角度位于角膜和虹膜之间。vi. InnFocus Micro-Shunt 通过巩膜瓣和针道输送到前房。vii. 微型分流器的鳍片楔入巩膜瓣,以防止管子的移动和渗漏。确认有房水从装置流出。viii. 用 10-0 尼龙缝线间断缝合穹窿为基底的结膜瓣

图 38-5 InnFocus MicroShunt(又名 MIDI-Arrow)植入术后 2 年的平均眼压结果(分别为 1 年 23 名患者和 2 年 22 名患者)。临床数据包括单独植入 MicroShunt(14 名患者)以及 MicroShunt 植入与白内障联合手术(9 名患者)

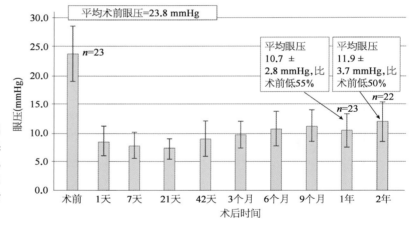

在 1 年和 2 年时,IOP 分别从基线水平平均下降 55% 和 50%。平均 IOP 分别为 10.7 ± 2.8 mmHg 和 11.9 ± 3.7 mmHg。IOP 随时间变化的柱形图见图 38-5 所示。

条件成功率在 1 年(23/23)和 2 年(22/22)时均为 100%。

术前每名患者使用青光眼药物的平均数量为 2.4 ± 0.9 种。术后 1 年和 2 年时的青光眼用药分别为 0.3 ± 0.8 种和 0.4 ± 1.0 种。在 1 年和 2 年时不使用药物控制眼压的患者百分比分别为 87% 和 86%。

在 2 年的随访时间内,单独接受青光眼手术的患者没有视力波动超过 Snellen 视力表 1 行的。在接受 MicroShunt 植入与白内障联合手术的患者中,3 名患者在 1 年时、4 名患者在 2 年时获得 2 行或更多行视力提高。最常见的术后不良事件是第 1 天 IOP<5 mmHg,3 名患者都在联合手术组中[所有病例的 3/23(13%)]并且在第 90 天自行缓解。浅前房的发生率为 3/23(13%),但没有患者需要前房成形或引流脉络膜积液。在联合手术组有 2 名患者(8.7%)发生脉络膜脱离,并自发缓解。没有发生威胁视力的长期不良事件。

图 38-6 和图 38-7 显示了 MicroShunt 植入术后 9 个月和 12 个月的照片。图 38-8 显示了植入后 2 年 Visante OCT 的成像照片。

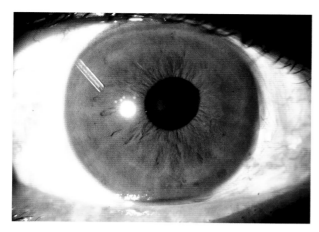

图 38-6　右眼植入术后 9 个月随访的前段照片。该装置位于前房；眼压为 14 mmHg

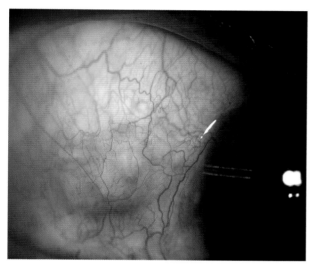

图 38-7　右眼植入术后 12 个月随访的前段照片。该装置位于前房；眼压为 14 mmHg

讨论和结论

Batlle Pichardo 医师在多米尼加共和国的团队成功开展了 InnFocus MicroShunt 植入手术，促使 Riss 医师在法国波尔多进一步开展 MicroShunt 植入；然而，波尔多和多米尼加共和国患者之间的 IOP 结果有所不同。波尔多组的 IOP 值比多米尼加共和国高 2 ～ 3 mmHg。我们花费了大量时间来分析数据以确定差异的原因。多米尼加共和国的患者主要是非洲裔加勒比海后裔，传统上比波尔多高加索人群更难治疗。然而，这种变化应该导致多米尼加共和国的 IOP 数据高于波尔多，事实并非如此。第二个观察结果是波尔多组患者在手术前多数用前列腺素治疗了几年，而多米尼加共和国组患者由于价格原因

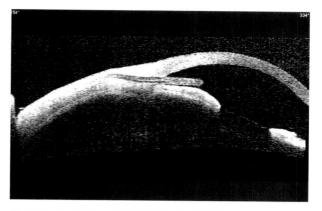

图 38-8　右眼植入术后 2 年眼前段 OCT（Visante OCT）成像照片。该装置位于前房；IOP 为 16 mmHg

很少使用前列腺素。在对两个地方的植入手术进行仔细审查后，发现 MMC 的放置是一个关键因素；多米尼加共和国将 MMC 放置在靠近角膜缘的地方，产生的眼压低于法国将 MMC 置于巩膜瓣下的结果。此外，更宽的结膜/Tenon 囊瓣可以提供更低的眼压。在撰写本文时，波尔多已启动了新的植入研究以确认这些观察结果，并且一旦确认，将公布结果。

InnFocus MicroShunt 的开发是一个历经 10 年的迭代过程。该过程需要解决复杂的化学和工程问题，包括控制 SIBS 的异物反应、无创伤性的引流器、避免术后低眼压的管腔尺寸，以及开发保护结膜免受装置侵蚀的设计和植入手术程序。引流器的鳍片牢固地固定在浅巩膜瓣中，并像软木塞一样将房水转移到装置的内腔中，由于其流体动力学设计，避免了术后低眼压的发生。引流管绕过了房水流出的高阻力部位，这些部位可以在房水流出路径的任何地方，如小梁网、Schlemm 管、集液管通道、房水静脉和巩膜静脉。因此与青光眼治疗金标准的小梁切除术一样，引流管形成结膜滤过泡是非常重要的。

另一个重要因素是手术中要将 MMC 放置在靠近角膜缘的位置。可能的理论解释之一是房水可以通过结膜中的天然微囊泡排出[17]；也就是说，如果通过结膜微囊泡的流出阻力低于巩膜静脉系统的阻力，则房水会通过阻力最小的路径排出。MMC 可以防止纤维化，并促进微囊泡形成，使它们在房水流出中发挥作用。该理论可以解释为什么当 MMC 靠近角膜缘而不是巩膜瓣深处时，可以实现相对较低的 IOP，因为微囊泡更容易在结膜薄的地方形成。它还提供了一个关于为什么更宽的结膜瓣产生更低眼压的解释，因为它使房水暴露于更多的微囊泡。

InnFocus MicroShunt可有效降低眼压50% ～ 55%，并显著减少对青光眼药物的需求，且无长期不良事件。超过80%的患者将眼压控制在14 mmHg以下，这表明治疗后因青光眼而视力丧失的可能性不大[18]。

MicroShunt手术的优点包括：① 无须剖切巩膜。② 无须特殊设备，便于操作。③ 需要的术后干预很少，例如缝线拆除。此外，SIBS材料的柔软、均匀、非致炎性质以及3 mm长的角膜缘针道，无须使用补片覆盖来防止植入物对结膜侵蚀，这一点在大型引流阀植入中是必须的。

InnFocus MicroShunt的预期用途是提供小梁切除术的简单替代方案。一旦其安全性和有效性得到充分确认，预计该装置将用于治疗早期患者，作为长期青光眼药物的替代品。青光眼药物，或者更确切地说药物中的防腐剂[19]，可能造成角膜和结膜损伤，严重限制治疗效果。虽然目前只有个例报道，但手术医师通过在眼中植入第2个MicroShunt，成功治疗了波尔多最初研究失败的患者。InnFocus MicroShunt于2012年1月9日在欧洲得到了CE认证，欧洲正在进行其他一些临床研究，以增加患者数量并观察该装置的局限性。此外，美国食品药品管理局（FDA）于2013年5月批准了美国研究用器械豁免政策（Investigational Device Exemption, IDE），并且正在进行一项多中心临床试验，将MicroShunt与小梁切除术进行比较。

致 谢

作者感谢作为临床协调员的多米尼加共和国的Maria Consuelo Varela和法国波尔多的Shirley Albrespy。我们还要感谢Richard K. Parrish Ⅱ博士和Paul Palmberg博士在设计植入物方案方面的帮助。我们另要感谢John B. Martin建造生产InnFocus MicroShunt的工厂。作者还感谢Wendy Perdomo和Odette Guzman。

Bascom Palmer眼科研究所的团队部分得到了佛罗里达狮子会眼库、美国防盲研究基金会的无限制资助、美国国家卫生研究院（NIH）中心拨款P30-EY014801，以及Henri和Flore Lesieur基金会的多项资助。由佛罗里达州迈阿密的InnFocus公司提供研究和开发工作以及临床研究的资金。作者希望将此出版物献给已故的MicroShunt联合发明人Francisco Fantes博士以及所有为研发MicroShunt贡献灵感的人。悲伤的是，Fantes博士在这项研究的第3年去世了。

参考文献

[1] Pinchuk L. A review of the biostability and carcinogenicity of polyure-thanes in medicine and the new generation of "biostable" polyurethanes. J Biomater Sci Polym Ed 1994;6:225–267

[2] Kennedy JP, Ivan B. Designed Polymers by Carbocationic Macromolecular Engineering: Theory and Practice. New York: Oxford University Press; 1991

[3] Pinchuk L. Biostable elastomeric polymers having quaternary carbons. US Patent 5,741,331, April 21, 1998

[4] Pinchuk L. Method of implanting biostable elastomeric polymers having quaternary carbons. US Patent 6102939, August 15, 2000

[5] Pinchuk L, Wilson GJ, Barry JJ, Schoephoerster RT, Parel J-M, Kennedy JP. Medical applications of poly(styrene-block-isobutylene-block-styrene) ("SIBS"). Biomaterials 2008;29:448–460

[6] Silber S, Colombo A, Banning AP, et al. Final 5-year results of the TAXUS II trial: a randomized study to assess the effectiveness of slow- and moder-ate-release polymer-based paclitaxel-eluting stents for de novo coronary artery lesions. Circulation 2009;120:1498–1504

[7] Strickler F, Richard R, McFadden S, et al. In vivo and in vitro characteriza-tion of poly(styrene-b-isobutylene-b-styrene) copolymer stent coatings for biostability, vascular compatibility and mechanical integrity. J Biomed Mater Res A 2010;92:773–782

[8] Parel JM, Stoiber J, Fernandez V, et al. Optical properties and biocompati-bility of a novel polymer for intraocular implants: comparative study in the rabbit (abstract). Presented at the Ophthalmic Technologies XIV meet-ing, #5314-45, San Jose, CA, January 24-25, 2004

[9] Acosta AC, Espana EM, Yamamoto H, et al. A newly designed glaucoma drainage implant made of poly(styrene-b-isobutylene-b-styrene): bio-compatibility and function in normal rabbit eyes. Arch Ophthalmol 2006;124:1742–1749

[10] Arrieta EA, Aly M, Parrish R II, et al. Clinicopathologic correlations of poly-(styrene-b-isobutylene-b-styrene) glaucoma drainage devices of different internal diameters in rabbits. Ophthalmic Surg Lasers Imaging 2011;42:338–345

[11] Fantes F, Acosta AC, Carraway J, Siddiq F, Pinchuk L, Weber BA. An inde-pendent GLP evaluation of a new glaucoma drain, the MIDI. Invest Oph-thalmol Vis Sci 2006;47:3547

[12] Emi K, Pederson JE, Toris CB. Hydrostatic pressure of the suprachoroidal space. Invest Ophthalmol Vis Sci 1989;30:233–238

[13] Pinchuk L, Parel J-M, Fantes F, et al. Glaucoma drainage device. U.S. Patent 7,431,709, October 7, 2008

[14] Gedde SJ, Heuer DK, Parrish RK II; Tube Versus Trabeculectomy Study Group. Review of results from the tube versus trabeculectomy study. Curr Opin Ophthalmol 2010;21:123–128

[15] Gedde SJ, Schiffman JC, Feuer WJ, Herndon LW, Brandt JD, Budenz DL; Tube Versus Trabeculectomy Study Group. Three-year follow-up of the tube versus trabeculectomy study. Am J Ophthalmol 2009;148:670–684

[16] Wells AP, Cordeiro MF, Bunce C, Khaw PT. Cystic bleb formation and re-lated complications in limbus- versus fornix-based conjunctival flaps in pediatric and young adult trabeculectomy with mitomycin C. Ophthal-mology 2003;110:2192–2197

[17] Morita K, Gao Y, Saito Y, et al. In vivo confocal microscopy and ultrasound biomicroscopy study of filtering blebs after trabeculectomy: limbus-based versus fornix-based conjunctival flaps. J Glaucoma 2012;21:383–391

[18] The AGIS Investigators. The Advanced Glaucoma Intervention Study (AGIS): 7. The relationship between control of intraocular pressure and visual field deterioration. Am J Ophthalmol 2000;130:429–440

[19] Huang C, Wang H, Pan J, et al. Benzalkonium chloride induces subcon-junctival fibrosis through the COX-2-modulated activation of a TGF-β1/Smad3 signaling pathway. Invest Ophthalmol Vis Sci 2014;55:8111–8122

39 联合应用青光眼微小切口手术
Combining Minimally Invasive Glaucoma Surgery Procedures

Mohammad Hamid and Paul Harasymowycz

病　例

一名患有假性剥脱综合征的65岁男性患者因右眼视力逐渐丧失来诊。初步检查显示患者晶状体前囊和瞳孔边缘有典型的剥脱物质（pseudoexfoliative, PXE）沉着（图39-1）。他的右眼患有中度白内障伴有晶状体震颤，虹膜基质上有散在色素沉着，虹膜透照在下方很明显。房角镜检查显示右眼贴附性房角关闭，双侧有虹膜呈双驼峰形状，2～3+级小梁网色素沉着。眼底检查显示双侧视神经凹陷，右眼下方盘沿切迹。虽然患者已经接受青光眼药物治疗，但他的眼压（IOP）仍高于目标水平，视野缺失在不断进展。

患者的诊断为假性剥脱性青光眼，悬韧带损伤所致晶状体震颤，以及由于高褶虹膜和晶状体前移所致的贴附性房角关闭。计划进行ICE三联手术（iStent、白内障摘除术和内镜下睫状体光凝术）和MIGS（青光眼微小切口手术）（图39-2）。患者进行了带有囊袋张力环的飞秒激光辅助白内障摘除术，晶状体摘除后注意到中央前房加深。植入人工

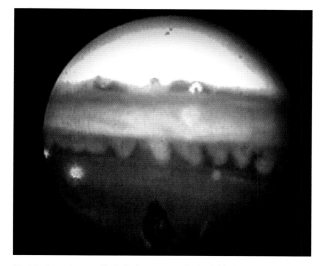

图 39-2　ICE 三联手术（iStent、白内障摘除术和内镜下睫状体光凝术）和 MIGS（青光眼微小切口手术）。白内障摘除以及人工晶状体植入后，使用内镜探针看到的睫状体和鼻侧房角，可以看到 2 个正确放置的 iStent

晶状体（IOL）后，将2个小梁旁路支架插入鼻侧房角，植入位置紧邻小梁网的色素沉着区域并在集液管开口附近。最后，进行内路睫状体成形术以进一步打开房角并减少房水产生。

该病例证明，将MIGS结合起来可以适当地针对导致青光眼的多种机制并最大限度地降低穿透性青光眼手术的风险（表39-1）。

手　术

传统上，青光眼手术医师一般采用为数不多的手术。最值得注意的是小梁切除术，这是一种将房水从前房重新引流到眼球筋膜下和结膜下空间的滤过性手术。另一种广泛使用的手术是植入带阀或不带阀的青光眼房水引流装置，例如Ahmed或Baerveldt引流物。虽然这些手术可以有效降低眼压，但存在明显的术后风险，伤口的过度愈合也可

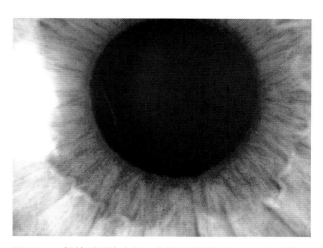

图 39-1　假性剥脱综合征。典型的剥脱物质（PXE）沉积在前囊和瞳孔边缘。可以注意到瞳孔边缘散在的色素沉着，最明显的是在虹膜的下部

表 39-1　现有的青光眼微小切口手术分类

减少房水生成	窄房角	小梁网房水外流	脉络膜上腔房水外流	球结膜下滤过
ECP	晶状体摘除术	小梁消融术	Glaukos G3	AqueSys XEN
	房角分离	iStent G2	CyPass	InnFocus MicroShunt
	内镜下睫状体成形术	Hydrus		
		晶状体摘除术		
		GATT		
		TRAB360		
		ELT		

注：ECP，内镜下睫状体光凝术；ELT，准分子激光小梁造口术；GATT，房角镜辅助下经前房小梁切开术。

能会妨碍手术成功[1]。

最近，一种新的青光眼治疗模式被引入临床并被命名为MIGS[2]。这些新技术正在以类似于小切口超声乳化术改变白内障手术的方式改变青光眼手术，因为MIGS本质上侵入性较小并且使用微切口。新材料、更小的装置和微型仪器已经将传统的外路手术方法改变为内路手术，因此可以不扰动球结膜组织，为未来可能需要的进一步手术创造条件。

常用的MIGS主要针对小梁网流出路径，其中最常用的是iStent小梁网旁路微支架（Glaukos Corp., Laguna Hills, CA）。然而，利用青光眼房水流出途径的其他新的手术方式也在开发中。表39-1对当前的MIGS进行了分类。

按照降低IOP的主要机制不同，对MIGS进行分类，使手术医师能够更有效地将它们组合，以针对患者青光眼疾病的不同机制。

减少房水生成

历史上，药物和经巩膜睫状体光凝术用于减少房水产生以治疗青光眼。然而，随着内镜下睫状体光凝术（ECP）的发展，手术医师现在可以利用这种微创技术来针对睫状体进行治疗。与其他MIGS相比，ECP减少了房水产生。这种方法可以很容易地与其他作用于不同的青光眼通路的MIGS联合使用，这些不同手术最终将IOP降低到所需水平。

ECP通常可用于所有开角型或闭角型青光眼。

然而，在葡萄膜炎患者或易于睫状体休克的患者中，人们可能希望避免使用它。

窄房角

高褶虹膜综合征的特征在于前旋或肥大的睫状突推挤虹膜而使前房角关闭。临床上，激光周边虹膜切开术并不能解决这种综合征。眼科医师开发了内镜下睫状体成形术以缩小睫状突。若结合白内障摘除术，则更有助于开放前房角。

白内障摘除术可被视为首批MIGS之一。有人假设超声乳化术通过降低房水流出阻力来降低眼压[3, 4]。它对闭角型青光眼的影响更为重要[5]。因此，人们可能主张利用晶状体摘除术作为MIGS来治疗急性和慢性闭角型青光眼、晶状体形态异常所致青光眼、高褶虹膜综合征、假性剥脱性青光眼，或任何导致晶状体前移的病变。

最后，房角分离也可以被认为是MIGS，特别是对于以前患有闭角型青光眼急性发作并且最近出现周边虹膜前粘连（PAS）的患者[6]。

小梁网房水外流

与其他手术相比，针对小梁网的MIGS有利用天然房水流出途径的优点。该类别中的手术有小梁旁路支架的iStent和进行内路小梁切开的小梁消融术。利用这种作用机制的其他手术和装置目前正在开发中[7]。这些小梁旁路装置可用于所有原发性或继发性开角型青光眼。人们还可以将它们用于患有混合机制性青光眼的患者，这些患者在晶状体摘除术后房角就已经开放了。然而，应避免将其用于患有上巩膜静脉压升高或远端流出途径病变（无功能的集液管引流系统）的患者。

脉络膜上腔房水引流

前列腺素拟似物滴眼液已广泛用于开放葡萄膜巩膜房水流出途径。虽然它不是房水排出的主要机制，但它构成了降低眼压的第二自然途径。因此，正在开发更新的MIGS装置，例如CyPass Micro-Stent（Transcend Medical Inc., Menlo Park, CA）和iStent Supra，就是利用脉络膜上腔引流房水。与前房相比，脉络膜上腔这个潜在的空间具有负压，从而产生房水流出的压力梯度[8]。

这种替代手术方式可用于小梁网外流通路功能障碍、球结膜下组织瘢痕或球结膜组织完整性差的患者，以及瘢痕体质的患者。与小梁旁路装置相似，这类MIGS不适用于疑似上巩膜静脉压升高的患者。

经球结膜滤过

当眼的房水自然流出通路不能正常运作时，最终需要创建一条替代途径。多年来，眼科医师一直依赖小梁切除术和房水引流装置植入来降低眼压。目前，正在开发新的有希望的MIGS，例如AqueSys XEN（AqueSys, Aliso Viejo, CA）和InnFocus MicroShunt（InnFocus, Miami, FL），可以有效地将房水排出到球结膜下空间。与传统的外路手术相比，这些手术具有内路操作、侵入性较小和不扰动球结膜组织的优点，同时具有显著降低IOP的作用。这些装置可用于控制不良的开角型青光眼患者。针对这种降低眼压的机制对于上巩膜静脉压升高的患者尤其有益。与小梁切除术相似，球结膜下组织瘢痕形成或组织完整性差的患者不是好的候选者。此外，对于戴隐形眼镜且患有中至重度眼表疾病的患者，应谨慎使用球结膜滤过装置。

手术的合理性

无论何时与患者讨论外科手术，都应始终描述并评估风险和益处。当考虑MIGS的组合时也同样如此。联合MIGS总体好处如下：

- 更大程度地降眼压幅度。
- 减少青光眼药物的数量。
- 提高依从性。
- 更少的后续随访。
- 术后并发症少。
- 更低的花费。
- 针对多种青光眼发病机制。

降低眼压

联合MIGS的主要原因是IOP降低幅度更大。对于需要12 mmHg左右眼压的晚期青光眼患者，一次MIGS可能不足以达到所需的眼压。联合MIGS可以提供足够的眼压降低幅度，同时比传统的穿透手术具有更低的并发症发生率。因此，通过联合互补的MIGS，可以实现理想的IOP，同时最小化患者的风险。

减少青光眼药物数量

眼药水不是无害的。过敏、不耐受、副作用、眼睛干涩和苯扎氯铵（BAK）相关的毒性是使用青光眼降眼压药物的几个问题。一次MIGS再辅助局部青光眼药物足以控制青光眼患者的IOP。然而，联合MIGS可能会将眼压降低到不需要或减少对青光眼药物的依赖[9]。

提高依从性

在青光眼治疗中降眼压药物治疗的依从性是一个严重的问题。最近一项使用计算机化设备的研究表明，约50%的患者不能依从青光眼药物治疗方案[10]。与传统的切口性手术相比，依从性不佳而病情又有进展的患者可能是联合MIGS的理想候选人。MIGS有助于控制眼压，控制术后风险、减少使用眼药水的负担。

更少的后续随访

外路滤过性手术通常需要频繁的后续随访。通常需要辅助激光断线、眼部按摩和球结膜下注射抗纤维化药物或抗血管内皮生长因子（VEGF）药物来调节滤过泡功能，以确保手术成功。这需要患者多次就诊。相比之下，MIGS对患者来说不那么费力，需要较少的术后干预，并提供更快的恢复时间。对存在行动限制的患者和那些获得医疗保健设施有困难的患者，这些优点很重要。

术后并发症较少

认为MIGS优于传统青光眼手术的主要原因之一是其安全性。与穿透性外部手术相比，严重和损害视力的并发症，如眼内炎、脉络膜上腔出血、脉络膜渗出、低眼压、复视和角膜内皮失代偿的情况显著减少[2, 11]。因此，在高风险患者中，包括老年患者、正在使用抗凝药物的患者、全身高血压控制不良的患者，可能更适用MIGS。

更低的花费

在医师开出的每一种治疗中，成本问题都是相关的。MIGS也不例外。经济研究是多因素的，很难获得长期结果。然而，一项加拿大研究调查了植入2个iStent或小梁消融术或进行ECP与药物治疗的费用比较。在6年时，与青光眼药物的成本相比，所有3种手术都显示出适度的成本节约[12]。尽管没有研究涉及MIGS与传统手术的费用比较，但需要考虑某些因素。联合MIGS可能需要大量的初始费用，但它可能减少额外的药物治疗、额外的MIGS和额外的外路青光眼手术的需要。需要进一步研究患者和社会的直接和间接成本，以更好地回答这一问题。

针对多种青光眼机制

传统的滤过手术依赖于球结膜滤过，作为一种"万金油"的方法来降低眼压。然而，随着MIGS的出现，人们可以针对疾病特定病理生理学问题选择手术方式。因此，人们可以利用并联合不同类别MIGS作为青光眼治疗的有力武器。

联合白内障摘除术

现代微小切口超声乳化术可被认为是降低IOP的第一个MIGS。最近在高眼压症治疗研究（OHTS）中进行的一项大型调查，研究了接受白内障摘除术的高眼压症患者的IOP变化。经过3年的随访，患者IOP显著降低了16.5%[13]。尽管IOP降低的确切机制尚不确定，但仍有一些有趣的因素需要考虑。术前眼压较高的眼有较高的眼压降低幅度[13]。术前房角狭窄的眼超声乳化术后的眼压降低更多，从而促使人们提出了一个简单的机械理论，即狭窄

的房角变得更加开放[3]。但是，在Mansberger等的研究[13]中，所有患者都有开放房角。该报道引出了这样的假设：超声乳化和晶状体植入通过增加晶状体悬韧带的机械张力，扩大了小梁间隙，从而改善了房水流出阻力。

由于上述原因，晶状体摘除术也应被视为MIGS，并且可以容易地与1个或2个额外的MIGS联合以实现较低的目标IOP。随着MIGS技术的进步，传统的外路手术很可能将不会那么频繁地进行。

特定手术的并发症

MIGS通常具有与标准超声乳化术相似的并发症[7]，但可能出现特定的并发症。包括在涉及小梁网的手术（iStent和小梁消融术）后出现罕见但显著的IOP高峰。由于类固醇分子更容易进入Schlemm管和流出系统，术后可能发生显著的类固醇升高眼压反应。在小梁消融手术后也观察到PAS和血管纤维膜在小梁网裂隙上生长，并且可能需要YAG膜切开术[14]。ECP[15]后也会发生葡萄膜炎、色素播散和低眼压。

联合MIGS可能会导致特定的并发症。例如，在ICE三联手术中，为了避免睫状体光凝引起的葡萄膜炎，如果与小梁消融术或iStent手术联合使用，更高的剂量和更长时间的类固醇使用可能会导致更多的IOP高峰发作。此外，ECP手术中的色素脱落可能会阻塞较小的小梁旁路装置，并且术后炎症的增加可能会促进更强烈的内部愈合，同时PAS和炎症膜形成增加。因此，可以提倡使用较弱的皮质类固醇和较快的药物减量。当联合MIGS时，可能需要在术后早期使用非甾体抗炎药（NSAID）和降眼压治疗，并且可能需要仔细的局部类固醇减量和IOP监测。

当将小梁消融术或小梁旁路手术与球结膜滤过装置相联合时，也可能发生其他特定的并发症。来自集液管通道的血液回流，来自小血管的前房出血，色素颗粒和炎症介质堵塞球结膜下滤过装置，并且还可以进入球结膜下并产生额外的炎症和瘢痕。来自ECP或小梁手术的炎症介质和色素也可进入脉络膜上腔，可能增加瘢痕和炎症膜形成的速率。

虽然在单次MIGS中很少见，但是当联合MIGS

时，低眼压也可能成为潜在的并发症，特别是如果小梁或脉络膜上腔手术引起睫状体解离，然后再与球结膜下滤过装置（AqueSys XEN）或ECP联合时。

识别并发症

并发症是手术的固有部分。即使手术顺利进行也有一些必然发生，因此手术医师应该有所预计并制订管理计划。至于联合MIGS，建议彻底了解患者的全身和眼部检查结果，以确定严重并发症的任何风险因素。术前应评估以下相关的因素及其手术意义：

- 控制不良的动脉高压→增加脉络膜上腔出血的风险。
- 抗凝药物→血液反流风险增加，脉络膜上腔出血。
- 皮肤色素沉着增加→球结膜滤过泡瘢痕形成的风险增加。
- 酒糟鼻，严重的睑缘炎→球结膜瘢痕形成的风险增加。
- 长期使用缩瞳剂→增加球结膜瘢痕形成的风险。
- 葡萄膜炎的病史→低眼压、炎症、眼压高峰的风险增加。
- 高度近视→低眼压、脉络膜上腔出血的风险增加。
- 高度远视，闭角型青光眼→浅前房、恶性青光眼的风险增加。
- 巩膜上血管压力升高→血液反流风险增加。
- 玻璃体切割术的眼→低眼压的风险增加。
- 类固醇高反应的病史→眼压高峰的风险增加。

一旦注意到，如果可能，需要解决这些因素。可以咨询患者的全科医师关于控制生命体征的信息。对于MIGS，抗凝药物通常无须停用，但在与患者讨论手术时应考虑这些药物。术前需要治疗睑缘炎，如米诺环素100 mg，每天2次，持续1个月，第2个月时逐渐减少至每天1次。术前1周加用外用皮质类固醇也可以帮助减轻睑缘炎。长期使用缩瞳剂和含BAK的青光眼药物与滤过泡失败有关[16]。因此，需要在术前停止缩瞳，并在可能的情况下转为无防腐剂的青光眼药物。停止拟交

感神经药物并接受1个月的局部皮质类固醇治疗被证实有助于结膜炎好转[8]。有葡萄膜炎病史的患者术前应至少控制3个月。无论如何，手术医师对风险的认识和准备对于降低严重并发症的风险至关重要。

术 后 处 理

通常考虑潜在的青光眼发生机制、眼科病史、目标眼压和手术类型，为每名患者量身定制术后管理。但是，对于所有患者，需要考虑一些一般性因素。

当使用小梁网旁路装置［例如iStents、Hydrus（Ivantis, Irvine, CA）］或小梁消融进行手术时，可以使用较弱的局部皮质类固醇，如0.5%的氯替泼诺（Lotemax, Bausch 和 Lomb, Bridgewater, NJ），以及更快的减量：每天4次，持续4天，然后根据观察到的炎症每4天逐渐减量，或者根本不考虑类固醇滴眼液。在炎症严重的情况下，可以使用短期口服皮质类固醇以减少显著的类固醇反应。有趣的是，当植入小梁旁路装置时，可以在手术当天和晚上睡前口服250 mg乙酰唑胺。在术后1个月使用奈帕芬胺NSAID滴眼液（Nevanac, Alcon, TX）也被提倡作为控制炎症同时是尽量减少类固醇反应的手段。

前房角镜检查是MIGS术后管理的重要环节。应该在术后常规进行以验证房角的状态和装置的放置位置是否正确，控制可能妨碍植入物功效的任何膜的形成，以及确定PAS的存在。

在手术前，应确定目标眼压，以指导术后青光眼药物的选择。虽然没有普遍规则适用于所有患者，但最初可以停止使用任何前列腺素拟似物药物，如果IOP在连续2次就诊时低于目标，则可以进一步减少药物治疗。

结 论

MIGS的出现正在改变我们治疗许多青光眼患者的方式。通过将单个MIGS与超声乳化白内障摘除术相联合，或与另一种通过不同机制降低IOP的MIGS相联合，我们可以更好地降低IOP并减少对青光眼药物的依赖。

参考文献

[1] Gedde SJ, Schiffman JC, Feuer WJ, Herndon LW, Brandt JD, Budenz DL; Tube versus Trabeculectomy Study Group. Treatment outcomes in the Tube Versus Trabeculectomy (TVT) study after five years of follow-up. Am J Ophthalmol 2012;153:789–803.e2

[2] Saheb H, Ahmed II. Micro-invasive glaucoma surgery: current perspectives and future directions. Curr Opin Ophthalmol 2012;23:96–104

[3] Shrivastava A, Singh K. The effect of cataract extraction on intraocular pressure. Curr Opin Ophthalmol 2010;21:118–122

[4] Wang N, Chintala SK, Fini ME, Schuman JS. Ultrasound activates the TM ELAM-1/IL-1/NF-kappaB response: a potential mechanism for intraocular pressure reduction after phacoemulsification. Invest Ophthalmol Vis Sci 2003;44:1977–1981

[5] Hayashi K, Hayashi H, Nakao F, Hayashi F. Effect of cataract surgery on intraocular pressure control in glaucoma patients. J Cataract Refract Surg 2001;27:1779–1786

[6] White AJ, Orros JM, Healey PR. Outcomes of combined lens extraction and goniosynechialysis in angle closure. Clin Experiment Ophthalmol 2013; 41:746–752

[7] Craven ER, Katz LJ, Wells JM, Giamporcaro JE; iStent Study Group. Cataract surgery with trabecular micro-bypass stent implantation in patients with mild-to-moderate open-angle glaucoma and cataract: two-year follow-up. J Cataract Refract Surg 2012;38:1339–1345

[8] Broadway DC, Grierson I, Stürmer J, Hitchings RA. Reversal of topical antiglaucoma medication effects on the conjunctiva. Arch Ophthalmol 1996;114:262–267

[9] Fea AM, Belda JI, Rękas M, et al. Prospective unmasked randomized evaluation of the iStent inject (®) versus two ocular hypotensive agents in patients with primary open-angle glaucoma. Clin Ophthalmol 2014;8: 875–882

[10] Nordmann JP, Baudouin C, Renard JP, et al. Measurement of treatment compliance using a medical device for glaucoma patients associated with intraocular pressure control: a survey. Clin Ophthalmol 2010;4:731–739

[11] Gedde SJ, Herndon LW, Brandt JD, Budenz DL, Feuer WJ, Schiffman JC; Tube Versus Trabeculectomy Study Group. Postoperative complications in the Tube Versus Trabeculectomy (TVT) study during five years of follow-up. Am J Ophthalmol 2012;153:804–814.e1

[12] Iordanous Y, Kent JS, Hutnik CM, Malvankar-Mehta MS. Projected cost comparison of Trabectome, iStent, and endoscopic cyclophotocoagulation versus glaucoma medication in the Ontario Health Insurance Plan. J Glaucoma 2014;23:e112–e118

[13] Mansberger SL, Gordon MO, Jampel H, et al; Ocular Hypertension Treatment Study Group. Reduction in intraocular pressure after cataract extraction: the Ocular Hypertension Treatment Study. Ophthalmology 2012;119:1826–1831

[14] Wang Q, Harasymowycz P. Goniopuncture in the treatment of short-term post-Trabectome intraocular pressure elevation: a retrospective case series study. J Glaucoma 2013;22:e17–e20

[15] Kaplowitz K, Kuei A, Klenofsky B, Abazari A, Honkanen R. The use of endoscopic cyclophotocoagulation for moderate to advanced glaucoma. Acta Ophthalmol (Copenh) 2014

[16] Lavin MJ, Wormald RP, Migdal CS, Hitchings RA. The influence of prior therapy on the success of trabeculectomy. Arch Ophthalmol 1990;108: 1543–1548

40 将青光眼微小切口手术纳入临床实践
Incorporating Minimally Invasive Glaucoma Surgery Procedures Into One's Practice

Iqbal Ike K. Ahmed and Manjool Shah

青光眼微小切口手术（MIGS）为青光眼患者的手术治疗提供了一条新途径。MIGS可以单独进行或与白内障手术相联合，以提供额外的眼压（IOP）下降或减少局部降压药的数量，而不是等到患者病情严重，需要更为复杂的手术。在将MIGS纳入您的手术技能之前，充分的准备和练习很重要。

决定青光眼微小切口手术方式

采用哪一种MIGS很大程度上取决于患者选择、疾病类型以及伴随MIGS的其他手术计划。此外，相关设备的资金成本可能在某些设备或手术选择中起作用。考虑青光眼的类型和所需的眼压目标也有助于确定为给定患者选择手术装置或方式。尽管本书描述了许多属于"MIGS"标题的装置和手术，但下面的讨论主要关注小梁消融术和iStent之间的选择。

小梁消融术

小梁消融™（NeoMedix, Tustin, CA）是一种一次性双极电灼装置，具有冲洗和抽吸功能，使手术医师能够进行内路小梁切开术（图40-1和图40-2）。它用于治疗开角型青光眼，但也被用于房角分离、晶状体摘除术后的一部分闭角型青光眼患者。鉴于小梁消融术的IOP降低幅度较为适中，该技术主要用于轻至中度青光眼患者[1]。该技术可单独进行或通常与透明角膜切口白内障超声乳化联合进行；研究表明，与单独的超声乳化术相比，联合手术可以增加眼压降低幅度。

学习小梁消融术的关键在于熟悉房角手术以及在术中正确使用房角镜。对前几个病例进行适当的患者选择，将有利于手术医师快速提升术中房角观察和操作的细微差别的能力。

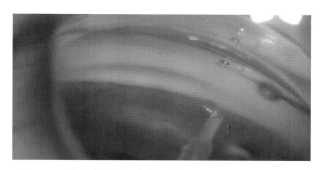

图 40-1　直接房角镜观察小梁消融装置正在接近鼻侧房角

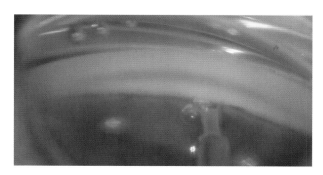

图 40-2　小梁消融术进行鼻侧小梁网电灼和消融的照片

如果想要开展小梁消融手术，需要相关的资金成本。必须购买小梁消融系统，以及适当的房角镜和一次性套包。

iStent

iStent® 小梁微型旁路支架（Glaukos, Laguna Hills, CA）是世界上最小的人用植入物。它是一个1 mm的钛微型支架，通过直接植入Schlemm管，从而使房水能够绕过高阻力的小梁网邻管组织（图40-3和图40-4）。iStent适用于治疗原发性开角型青光眼，并可以联合白内障摘除术。与其他MIGS一样，建议用于轻至中度青光眼患者[2,3]。已有报道，使用iStent植入术以增强白内障手术在闭角型青光眼患者中的疗效。一些手术医师已经将iStent植入作为单独手术在闭角型青光眼患者中

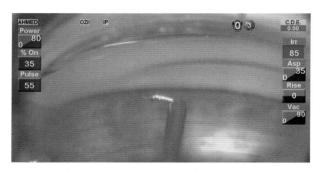

图 40-3　直接前房角镜观察下朝左的 iStent 支架。对于右利手手术医师，朝左的支架采用"正手"技术植入，这种技术通常更容易

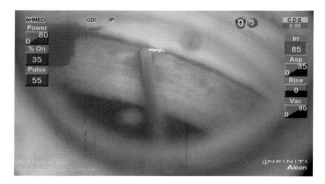

图 40-4　直接前房角镜观察下朝右的 iStent 支架。对于右利手手术医师，朝右的支架的植入需要"反手"技术，这可能在技术上稍微具有挑战性

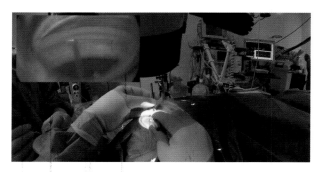

图 40-5　用于植入朝左的 iStent 支架的手部位置和前房角镜照片。注意用左手轻轻握住房角镜，用右手轻轻握住 iStent 植入器的"雪茄"形握把。这种抓握角度有利于手和手腕转动，以便于插入支架

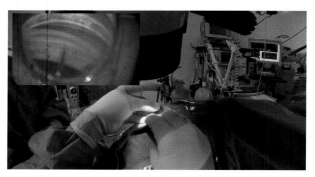

图 40-6　用于植入朝右的 iStent 的手部位置和前房角镜照片。同样，房角镜保持在非主导左手，注意避免施加在角膜上的不适当压力。手的位置和抓握导致植入器更倾斜，便于手腕弯曲和手指旋转，这是成功插入所需的

应用。

手术医师注意到 iStent 有一个陡峭但相对较短的学习曲线。除了熟悉术中房角镜检查外，成功的手术还包括手指和手腕的精细运动和角度控制，以实现植入并保持清晰的术野观察（图 40-5 和图 40-6）。患者头部定位和显微镜定位对于获得 iStent 放置的正确视角至关重要，并且对于这些技能的熟悉是快速掌握该手术的一部分。

与 iStent 相关的资金成本很小。除了能够倾斜显微镜外，iStent 植入所需的主要资金投入是高质量的术中房角镜。直接房角镜，如 Swan-Jacobs 镜头是理想的，因为高放大倍数是有益的。眼前段显微手术器械可在 iStent 植入位置不佳时使用。

患 者 选 择

在将 MIGS 纳入您临床实践的早期阶段，严格的患者选择将有助于更好地学习该技术。在选择理想患者以使用任何上述 MIGS 装置或手术时，需要考虑几个关键点。

患者选择应从患者的行为开始。由于所有这些治疗方式和手术方法对您来说都是新的，因此选择合适的患者至关重要。患者应该是合作的，并且能够遵循手术医师的指示，因为对相关解剖结构的良好观察可能需要患者的某些头部或眼睛运动。此外，您的早期病例可能比常规手术需要更多的手术时间，因此，选择注意力专注和合作的患者是关键。

对于这些 MIGS，为了更好地观察房角，需要患者的头部和眼睛远离手术医师（图 40-7）。因此，在早期病例中避免选择颈椎活动受限的患者或背痛的患者是重要的。

更重要的是，熟悉前房角、虹膜和睫状突的解剖是绝对必要的。选择具有良好解剖标志的患者是最大化 MIGS 早期经验的关键。小梁消融术或 iStent 手术的早期病例应限于具有良好着色小梁网的开角型青光眼，以便在术中前房角镜检查期间识别靶组

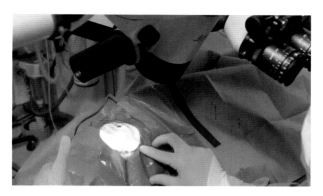

图 40-7　基于房角手术的头部和显微镜定位。患者的头部转离手术医师约 30°，而显微镜倾斜 30° ～ 40°，以通过直接前房角镜观察到房角

织。应避免有虹膜周边前粘连的患者。存在角膜瘢痕或其他前部屈光介质混浊的患者也不是您理想的早期手术病例。

由于早期的手术 IOP 降低结果可能因您的技术改善而有所不同，建议您选择轻度或中度青光眼患者。理想的候选人是视力受损很小的患者，他们希望通过手术减少一些局部用药负担。早期将 MIGS 与计划白内障摘除术相联合也是可取的。白内障摘除术似乎可以协同降低眼压[2]，您的患者更有可能从手术中获得切实的益处。随着对手术的熟悉程度逐渐增高，手术医师可能希望将患者入选标准稍微扩展到稍晚期的青光眼患者或更多术前药物治疗的患者。

知 情 同 意

在从患者获得知情同意之前，应首先与患者讨论手术的作用。重要的是要明确进行 MIGS 的目的是减少但不一定消除患者对青光眼长期局部用药的需求。有证据支持这样的说法，即这些 MIGS 比单独的白内障手术更能降低眼压，但它们并不一定会将眼压降低到与传统的、更具侵入性的青光眼手术相似的水平。因此，如果患者的青光眼病情继续发展，或者如果这些装置并不能将 IOP 控制到目标水平，则重要的是跟患者讨论将来进行额外青光眼手术的可能性。幸运的是，如有需要，MIGS 后可附加传统的青光眼手术，这也是其优点之一。

患者常常被"最新和最好"的手术方式所吸引，作为一名医师，在某种程度上缓解这种兴奋是很重要的。新的并不一定意味着更好，并且在青光

眼手术的范围内，MIGS 装置不能比传统手术提供更好的眼压下降。不应让患者认为青光眼手术中的"下一个伟大的事情"将治愈他们的疾病，恢复先前的视野缺损，或实现其他幻想主张。

合适的患者是了解新型手术意味着什么的人，即你正在将这些新技术纳入你的实践中。告知患者你已经通过阅读、讨论、操作教学实验室和相关课程为这种新手术做了充分准备，这将增强你们对于手术的信心。隐瞒这些信息却被患者发现可能会导致严重失信并且治疗关系难以维持，因此最好先解决这些问题。

准 备 手 术

准备 MIGS 第一次尝试似乎是一项艰巨的任务。这些手术常涉及观察和操作一些通常不被重视的眼部结构。熟悉一些关键的技巧将有助于获得手术成功。

首先，至关重要的是：解剖学标志的知识是关键。请务必花时间在你第一个基于房角的 MIGS 前熟悉房角结构。在诊室，你可以练习你的房角镜检查技巧，轻轻接触角膜，以减少角膜皱褶。在小梁消融术或 iStent 病例中，此技能将非常宝贵。开始熟悉术中前房角镜检查的一个好机会是在结束常规的透明角膜切口超声乳化手术后，改变患者头部和显微镜的位置以满足 MIGS 需要。可以使用术中房角镜，通过颞侧透明角膜切口插入套管或 Sinskey 钩以获得接近小梁网所需的方法和感觉。这种循序渐进的步骤为手术医师提供了熟悉手、头和显微镜精确定位的机会，这是 MIGS 成功的另一个关键。

围绕你正在实施的新 MIGS 安排你的手术日。为了优化和加速你的学习曲线，将一系列进行相同手术的患者安排在同一手术日是理想的。没有比重复和回顾更好的方法，来整合知识和发展 MIGS 的本体感受和精细动作技能。然而，学习和实施一套新的技术或技能可能会很累人，所以一定不要让你的日程安排负担过重；要习惯与标准白内障摘除术相比明显延长的 MIGS 时间，至少在早期是这样。

考虑你将进行的 MIGS 部分与白内障摘除术的顺序。经验丰富的手术医师对于 MIGS（小梁消融术和 iStent）应该安排在超声乳化术之前或之后意

见不一。支持首先执行MIGS的论点是：眼球更坚硬，角膜更清晰，以及患者和手术医师的状态更好，这些特点适合于最佳的观察和表现。支持首先进行白内障摘除术的论据是：手术医师能够用他们熟悉的技术"热身"，并且在一些眼中，超声乳化术后房角可能变得更加开放。但理想情况下，这样的眼不是良好的MIGS初始手术患者。

在进入手术室之前，有必要提醒患者他们的合作对于成功完成手术是必要的。确保患者舒适，定位良好，并了解他们的动作和姿势是至关重要的。一些手术医师在进入手术室之前检查基于房角的手术所需的头部和眼睛转动。务必与麻醉师进行讨论，以确保患者不会被过度镇静，并能够理解手术医师的命令。

最后，除了熟悉手术技术本身之外，还要注意可能出现的潜在困难和障碍，并配备相关的手术工具来处理它们。制作切口时避开角膜缘血管以减少出血影响视野观察的机会。注射更多黏弹剂（通常是内聚性黏弹剂）有利于提高房角手术期间的可视性。在基于房角的手术期间通常会发生一些血液反流，并且血液反流通常被认为是确定远端房水流出系统功能良好的征象（图40-8）。明智地使用更多的黏弹剂可以确保尽管有血液反流仍可保持清晰的视野。微型手术器械，比如眼内镊，可用于调整错误放置的iStent。

报　销

在准备进入MIGS的实践时，了解报销流程很重要。通常，新的设备和手术不会在国家和私人保险的既定报销范围内。因此，可能无法提供账单代码，或者公司或政府可能决定不支付食品药品管理局（FDA）批准的或通过CE认证的手术，除了成本控制之外没有明显的理由。手术医师需要做好准备让患者签署高级受益人通知，该通知确认患者需要自付政府或其保险未报销的任何费用。在未来，使用多个MIGS装置，例如使用多个iStent[4]，或使用1个或2个基于Schlemm管的支架或脉络膜上腔支架，将进一步使报销问题复杂化，但将使手术医师更好地给予每名患者个性化的

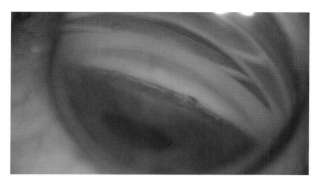

图40-8　成功进行小梁消融后的血液反流，表明房水远端流出系统功能良好。成功插入 iStent 后，通常会注意到类似的血液反流。黏弹剂可用于填塞出血以确保在手术期间清晰的手术野

治疗。

小梁消融术

不幸的是，小梁消融术的报销并不是非常简单。目前在美国，小梁消融术或内路小梁切开术没有现行手术代码（Current Procedure Terminology, CPT），因此，保险公司使用房角切开CPT代码进行报销。将来小梁消融手术是否能获得特定的CPT代码还不得而知。

iStent

单一iStent植入使用CPT代码0191T，由当地医疗保险承包商设定专业报销率。报销是全包括的，意味着支付植入物的费用。在美国，自2015年1月1日起，新的CPT代码0376T用于植入多个支架。但是，Medicare为此代码设定的费用为0美元[5]。目前，需要额外iStent植入的患者通常会按照手术医师确定的费率自付这项额外服务。当地医疗保险承包商可能会为其他iStent植入设置专业费用。然而，在此之前与医疗保险患者签订高级受益人通知可能需要谨慎一些。此外，由于目前多个支架仍处于"标签外"状态，因此修改标准知情同意文件和讨论相关规定可能是明智之举。重要的是要注意iStent植入仅在与白内障摘除术联合时才能报销，并且仅在轻至中度开角型青光眼中适用。目前，单独的iStent植入或植入其他类型的青光眼引流器可能被认为是实验性或研究性的，因此可能无法报销。

参考文献

[1] Minckler D, Mosaed S, Dustin L, Ms BF; Trabectome Study Group. Trabectome (trabeculectomy-internal approach): additional experience and extended follow-up. Trans Am Ophthalmol Soc 2008;106:149–159, discussion 159–160

[2] Samuelson TW, Katz LJ, Wells JM, Duh YJ, Giamporcaro JE; US iStent Study Group. Randomized evaluation of the trabecular micro-bypass stent with phacoemulsification in patients with glaucoma and cataract. Ophthalmology 2011;118:459–467

[3] Craven ER, Katz LJ, Wells JM, Giamporcaro JE; iStent Study Group. Cataract surgery with trabecular micro-bypass stent implantation in patients with mild-to-moderate open-angle glaucoma and cataract: two-year follow-up. J Cataract Refract Surg 2012;38:1339–1345

[4] Belovay GW, Naqi A, Chan BJ, Rateb M, Ahmed II. Using multiple trabecular micro-bypass stents in cataract patients to treat open-angle glaucoma. J Cataract Refract Surg 2012;38):1911–1917

[5] iStent Trabecular Micro-Bypass Stent Reimbursement Guide. Laguna Hills, CA: Glaukos; revised April 29, 2014